现代临床儿科学

主　编　耿香菊　孙　岩　陈志衡
副主编　魏　宁　文艳丽　于杜娟

U0325470

江西科学技术出版社

江西·南昌

图书在版编目（CIP）数据

现代临床儿科学 / 耿香菊, 孙岩, 陈志衡主编. --南昌：江西科学技术出版社, 2018.11（2023.9重印）

ISBN 978-7-5390-6572-4

Ⅰ.①现… Ⅱ.①耿… ②孙… ③陈… Ⅲ.①儿科学Ⅳ.①R72

中国版本图书馆CIP数据核字（2018）第236981号

国际互联网（Internet）地址：

http://www.jxkjcbs.com

选题序号：ZK2018453

图书代码：B18206-102

现代临床儿科学　　　　　　　　　　　耿香秋　孙 岩　陈志衡　主编

出版 发行	江西科学技术出版社
社址	南昌市蓼洲街2号附1号
	邮编：330009　电话：（0791）86623491　86639342（传真）
印刷	永清县晔盛亚胶印有限公司
经销	全国各地新华书店
开本	787 mm×1092 mm　1/16
字数	314千字
印张	12.75
版次	2018 年11月第1版　2023年9月第2次印刷
书号	ISBN 978-7-5390-6572-4
定价	94.00元

赣版权登字-03-2018-376

前　　言

　　临床儿科学涉及范围广泛,如儿童保健、新生儿、血液、心血管、呼吸、消化、肾脏、神经和传染等学科内容,因而要求儿科临床医师掌握全面且丰富医学知识。这包括掌握儿童生长发育的一般规律,不同时期儿童预防保健的重点,掌握儿童常见病和多发病的临床诊断、鉴别诊断要点和治疗原则,尤为重要的是需要掌握正确的儿童疾病诊断和鉴别诊断临床思维方法。

　　本书共分为五章,内容涉及小儿各系统临床常见疾病诊治、护理及临床检验,包括新生儿危重症、小儿危重症、小儿神经系统疾病、小儿心血管系统疾病、小儿呼吸系统疾病。

　　对于涉及的各种儿科疾病,书中均进行了详细叙述,包括病因病理、诊断检查、鉴别诊断、内科治疗方法、护理技术以及相关预防措施。

　　为了进一步提高儿科医护人员诊疗水平,本编委会人员在多年儿科临床诊治经验基础上,认真编写了此书,望谨以此书为广大儿科临床医护人员提供微薄帮助。

　　本书在编写过程中,借鉴了诸多儿科相关临床书籍与资料文献,在此表示衷心的感谢。由于本书编者均担负着儿科一线临床工作,故编写时间仓促,难免有错误及不足之处,恳请广大读者见谅,并给予批评指正,以更好地总结经验,达到共同进步、提高儿科临床诊治水平的目的。

《现代临床儿科学》编委会

2018 年 11 月

目录
CONTENTS

第一章　新生儿危重症

第一节　胎粪吸入综合征

胎粪吸入综合征(meconium aspiration syndrome,MAS)多发生于足月儿和过期产儿。是指胎儿在宫内或产时吸入混有胎粪的羊水导致呼吸道和肺泡机械性阻塞和化学性炎症,出生后出现以呼吸窘迫为主,同时伴有其他脏器受损的一组综合征。

一、病因

引发胎粪吸入综合征的原因现在仍不很清楚,急、慢性缺氧和(或)感染可导致宫内排泄胎粪,此时胎儿或新生儿喘息会吸入粪染羊水。产前或产时吸入胎粪可阻塞气道,影响气体交换,引起严重呼吸窘迫。

1.过熟儿　胎粪吸入综合征的发生和胎儿的成熟度有明显的相关性。怀孕周期超过42周的胎儿,有30%的机会发生羊水胎粪染色。而怀孕周数在37周以下的新生儿则羊水胎粪染色极少发生。

2.子宫内胎儿窘迫　胎儿在子宫内若监测到心跳在宫缩时有不规律的下降或下降过慢,脐带动脉的血液流动在舒张期消失或逆流,或胎儿心跳过慢等与胎儿子宫内窘迫有关的迹象时,发生胎粪吸入综合征的机会都会增加。

3.家族内有过敏性的体质　母亲有气喘问题的发生 MAS 的比例明显增加。

4.母亲吸烟或使用特殊药物　抽烟对胎儿的影响是大家所熟知的,抽烟可以造成胎儿在子宫内的生长迟滞,胎儿处于一种不适当的环境下,胎粪自然就容易排出体外,加上胎盘功能不足,所以容易发生胎粪吸入综合征。使用一些禁药如安非他命、可卡因等会引起血管收缩或血管发炎,胎儿容易发生窘迫的状况导致胎粪吸入综合征。

二、临床表现

1.分娩时可见羊水混胎粪。患儿皮肤、脐窝和指(趾)甲床留有胎粪痕迹。口、鼻腔吸引物中含有胎粪。气管内吸引物中见胎粪可确诊。

2.出生后即有呼吸困难、发绀、前胸隆起,伴有三凹征等呼吸窘迫表现,症状的轻重与吸入羊水的物理形状(混悬液或块状胎粪等)有关,少数患儿也可出现呼气性呻吟。早期两肺有鼾音或粗湿啰音,以后出现中、细湿啰音。如呼吸窘迫突然加重和一侧呼吸音明显减弱,应怀疑发生气胸。

3.重症 MAS 患儿多伴有(PPHN)，主要表现为持续而严重的发绀。

三、X 线检查

1.轻型　肺纹理增粗，呈轻度肺气肿，横膈轻度下降，诊断需要结合病史及临床，常仅需吸入低于40％氧，吸氧时间<48h。

2.中型　肺野有密度增加的粗颗粒或片状、团块状、云絮状阴影；或有节段肺不张及透亮充气区，心影常缩小，常需吸入>40％氧，持续吸氧时间>48h，但无气漏发生。

3.重型　两肺有广泛粗颗粒阴影或斑片云絮状阴影及肺气肿现象，有时可见肺不张和炎症融合形成大片状阴影，常并发气胸或纵隔积气，需机械通气治疗，持续通气时间常超过48h，常伴肺动脉高压。

四、诊断要点

要诊断胎粪吸入综合征首先要有羊水胎粪染色的发生，患者的皮肤、脐带及指甲通常会因为长期的胎粪浸泡而出现染色，声带也会因为胎粪的吸入而染上颜色，如果能将声带下方的气管内容物抽出来，也会抽出胎粪。胸部 X 线片上的典型变化也有助于诊断(图1-1)。

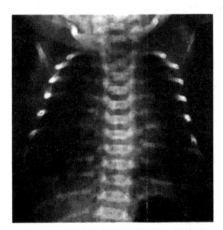

图1-1　胎粪吸入综合征胸部 X 线表现

五、治疗

是否需要插管抽出声带以下呼吸道内的胎粪，取决于新生儿的临床表现及医务人员的处理时间。若是胎粪在羊水中很稀，只有当胎儿在产前出现窘迫迹象、明显窒息或产科医护人员未能清除口咽内胎粪的时候，才需要插管来抽除胎粪。若是羊水中的胎粪浓度很高，甚至有胎粪的颗粒，那么应该插管抽出胎粪。如果新生儿的临床表现正常，无须任何处置便非常活跃，可以不必插管处理。

1.一般处理及监护

(1)注意保温,将患儿置于合适的中性环境温度中。

(2)有呼吸系统症状者应进行血氧监测,可做血气或以经皮测氧仪或脉搏血氧饱和度仪监测氧合状态,及时处理低氧血症,如有严重低氧血症疑并发持续肺动脉高压时,如条件许可应做脐动脉插管。

(3)严重窒息者应每隔2h监测血压1次,当有低血压、灌流不足及心搏出量不足表现时,可输入生理盐水,必要时可考虑血浆或5%白蛋白;对于严重窒息患儿尚需精确记录尿量,为防止脑水肿及肾衰竭,需限制液体,出生后第1d给予液量为60mL/kg,第2d根据尿量可增加至60~80mL/kg,有代谢性酸中毒者应以碳酸氢钠纠正。

(4)监测血糖及血钙,发现异常均应及时纠正。

2.氧疗　物理治疗过程中需同时供氧,证实有低氧血症时应给予头罩湿化、加温吸氧,随时调整吸入氧浓度,使血氧分压保持在6.65kPa以上,因持续低氧会造成肺血管痉挛并发持续肺动脉高压。

3.清理呼吸道

(1)出生后2h内,每30min行胸部物理治疗及吸引一次,如有呼吸道症状出现,胸部X线片有斑片阴影时,以后每隔3~4h做胸部物理治疗及吸引1次。

(2)见到胎粪污染羊水时,于婴儿胸部娩出前清理口、鼻、咽分泌物,用大口径吸管吸出含胎粪的黏液、羊水,窒息及无活力婴儿出生时立即在喉镜下用胎粪吸引管做气管内吸引,然后再按复苏步骤处理,必要时需再次气管插管吸引。

(3)如自主呼吸有力可拔除气管插管,继续观察呼吸症状,同时摄胸片了解肺部吸入情况。

4.机械通气

(1)当吸入氧浓度增加至60%,而PaO_2<6.65kPa或$PaCO_2$>7.98kPa时需机械通气治疗,为防止空气进一步滞留于肺内不能用太高呼气末正压,推荐用0.196~0.39kPa,可用较高吸气峰压2.94~3.43kPa(30~35cmH_2O),呼吸频率20~25次/min,吸气时间0.4~0.5s,应有足够呼气时间;也可将呼吸机开始设置为:吸入氧浓度0.8,呼吸频率60次/min,吸气峰压2.45kPa,呼气末正压0.29kPa。

(2)某些患儿对较快的通气频率及较短的吸气时间(每次0.2s)反应良好,常规呼吸机治疗失败或并发气漏时,改用高频振荡通气常能取得良好效果。

(3)呼吸机应用过程中如有躁动需同时用镇静药或肌肉松弛药,胎粪吸入综合征患儿在机械通气时,应随时警惕气胸发生,需准备好抽气注射器及排气设备。

5.药物治疗　胎粪会加速细菌生长,故当X线胸片显示肺部有浸润变化时应常规给予广谱抗生素治疗,必要时做气管分泌物细菌培养。

6.其他　严重低氧血症病例经上述处理不能使低氧改善时,常并发持续肺动脉高压。

六、经验心得

1.胎粪吸入综合征的临床表现缺乏特异性,但一般均有明确的羊水胎粪污染史,胸部影像学检查有特异表现,不难诊断。

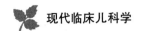

2.胎粪吸入综合征主要发生于足月儿,但是并非早产儿就不会发生。虽然发生的概率并不高,但是其合并发生的问题却很严重,特别是新生儿持续性肺动脉高压症的发生,死亡率可高达50%。我们的建议是只要掌握气管插管的技术,所有羊水内有胎粪染色的新生儿,在出生之后均应插管抽出胎粪,即使是在出生后4h以内仍应执行,以将患者的伤害降到最低。

3.对于分娩过程中发现胎粪污染羊水,应迅速作出评估,尽早进行气管插管吸引,尽量清除气道内胎粪,避免或减轻MAS的发生。

4.确保胎粪吸入综合征患儿的血氧维持在正常范围,避免因缺氧而合并或加重PPHN,使治疗困难。

第二节　新生儿呼吸窘迫综合征

新生儿呼吸窘迫综合征(neonatal respiratory distress syndrome,NRDS)又称肺透明膜病,多见于早产儿,临床以出生后不久即出现进行性呼吸困难为主要表现。该症如未经特殊治疗,24h内即可死亡。

一、病因

1.早产儿肺表面活性物质的产生、释放不足　肺表面活性物质在胎儿22～24周产生,于35～36周时活力明显增加,故疾病发生率与胎龄呈反比。

2.低氧、酸中毒　此时肺呈低灌流状态,抑制表面活性物质的产生及释放。围生期窒息,急性产科出血如前置胎盘、胎盘早剥、双胎中的第二个婴儿及母亲低血压等时,肺透明膜病的发生率均显著增高。

3.高胰岛素血症　糖尿病母亲的婴儿,常有胰岛细胞增生现象,产生高胰岛素血症,由于胰岛素拮抗肾上腺皮质激素对卵磷脂的合成作用,使胎儿肺延迟成熟。

4.剖宫产儿　剖宫产执行在分娩发动前时NRDS发生率亦可明显增高,此类婴儿常为晚期早产儿。

5.家属倾向　曾患过NRDS婴儿的孕妇,以后分娩NRDS婴儿的机会高达90%～95%。

6.人种、性别关系　白种人及男婴的发生率相对较高。

7.肺表面活性物质产生及代谢方面缺陷病　包括表面活性蛋白B及C基因突变及AB-CA3基因突变(其产物位于Ⅱ型肺泡上皮板层体内的ABC转运蛋白)所致的严重NRDS。

二、临床表现

一般于出生后6h内出现呼吸困难,但症状亦可发生在分娩室内。呼吸困难症状可逐渐加剧,典型的有气促、呼气呻吟、吸气凹陷、鼻翼扇动及发绀等。病情严重时有呼吸暂停、肌张力低下、低血压等表现,严重肺不张时胸廓塌陷,没有适当呼吸支持者往往在出生后2～3d因呼吸衰竭死亡。轻症者发病晚,呼吸困难轻,偶有呼气呻吟声,经3～4d后随表面活性物质的合成而好转。常有以下并发症:

1.急性期并发症

(1)气漏:NRDS急性期突然恶化,发绀加重,呼吸困难或呼吸暂停,血压降低或出现心动过缓时常可能并发气胸、纵隔积气及心包积气等,肺间质气肿(图1-2)常发生在张力气胸之前。

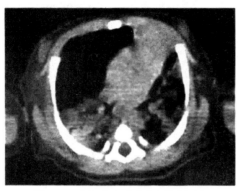

图1-2　新生儿肺透明膜病伴肺气肿

(2)感染:常因应用呼吸机及各种损伤性监测设备引起医源性感染如肺炎、败血症等。怀疑时应采血及分泌物培养后用抗生素治疗。

(3)脑室内出血(IVH):<1.5kg的早产儿IVH的发生率为40%,NRDS患儿由于低氧、酸中毒及正压通气的影响使IVH的发生率增加,严重的IVH可出现呼吸暂停、发绀、血细胞比容迅速下降及酸中毒现象。

(4)动脉导管开放(PDA):病情好转,肺血管压力下降时常并发PDA,发生率30%～50%。表现为PaO_2下降、$PaCO_2$上升及呼吸暂停发作,尚未撤离呼吸机者则难以撤离呼吸机。体征有心率增快,心前区强有力的抬举搏动,心音亢进,胸骨左缘3～4肋间可闻及Ⅲ级收缩期杂音,常可触及水冲脉,严重病例有心力衰竭症状。X线胸片有心脏扩大及肺血增多现象,二维超声可直接探得开放的导管,体重<1.5kg的症状性PDA应以吲哚美辛关闭导管,每次0.2mg/kg,1个疗程为2～3次,对有肾衰竭、出血倾向、血小板低于$80×10^9$/L者不用,体重较大的无血流动力学改变的PDA通常限制液体即能使导管关闭。

2.远期并发症　远期并发症包括支气管肺发育不良(BPD)、晶体后视网膜病(ROP)、神经系统损害等。

三、辅助检查

1.X线检查　典型的X线表现有肺容量缩小,肺野透亮度普遍降低,全肺具有均匀的小网状颗粒状阴影及支气管充气症等,严重肺透明膜病全肺野一致性密度增高,心影轮廓及横膈不清称"白肺"。围生期缺氧有急性应激者除典型的X线表现外,在出生后第1～2d胸片尚可见胸腺肿大现象,此现象常于出生第3d后消失(图1-3)。

5

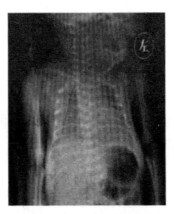

图1-3　新生儿肺透明膜病

2.血生化检查　严重低氧血症,早期PCO_2可能正常,轻度代谢性酸中毒、血乳酸增高。

四、诊断

(一)围生期高危因素

1.出生时影响肺成熟的因素　包括早产、母亲糖尿病(IDM)、遗传因素(白种人、同胞RDS史、男性)。可导致肺发育不良的胸廓畸形,如膈疝,也会增加PS缺乏的危险性。PS产生及代谢异常的遗传因素包括PS蛋白B缺陷、PS蛋白C基因突变、ABCA3基因突变,其产物是ATP转运载体,定位在肺泡Ⅱ型细胞板层小体。这些罕见疾病导致严重NRDS样表现,常见于足月儿,如不进行肺移植一般有生命危险。

2.PS生成、释放、功能异常的因素　包括早产儿围产窒息,无产兆剖宫产。无产兆剖宫产没有分娩时释放的肾上腺素、皮质激素来增加PS的生成与释放的作用。结果在晚期早产儿及足月早期剖宫产儿出现NRDS。

(二)产前预测

1.胎肺成熟度(FLM)评估　产前羊水穿刺实验预测肺成熟度。

(1)US:用薄层色谱仪测定US。各实验室方法不同,可能影响结果。一般US>2时,RDS危险性低,例外情况包括IDM、产时窒息、红细胞增多症。可能例外情况包括IUGR、胎盘早剥、先兆子痫和胎儿水肿。如有血液、胎粪污染会影响结果。血液和胎粪往往会提高早产儿的US,降低足月儿的US。因此,在污染的样本中,US>2可能是足月儿,US<2可能是早产儿。

(2)TDX-FLMⅡ:用荧光偏振技术测定PS白蛋白比。预测临床明显的NRDS,以>45mg/g作为成熟结果。血液、胎粪污染标本会影响实验结果,不过影响程度及方向不明。

(3)板层小体计数:羊水板层小体计数也是一种快速廉价的测定方法。板层小体是肺泡Ⅱ型细胞磷脂"包",随胎龄增长其羊水中含量增加。有一项研究认为板层小体>50 000/mL提示肺成熟。

2.产前激素治疗　用在胎龄24～34周、胎膜完整或有胎膜早破(ROM)但无绒毛膜羊膜炎妊娠女性,她们在以后 7d 内有早产的危险。胎龄<24 周的治疗还存在争议。激素可介导 PS 生成、促进胎肺及其他组织成熟,确实降低了 NRDS、IVH、NEC 和围产死亡率。足疗程治疗包括倍他米松 12mg 肌内注射,2 剂,间隔 24h;或地塞米松 6mg 肌内注射,4 剂,间隔 12h,不过不完整疗程也会改善结局。禁忌证包括绒毛膜羊膜炎及其他需立即分娩指征。用地塞米松者发生脑室周围白质损伤危险性升高,故选择倍他米松更合适。NICHD 新生儿研究显示,产前用倍他米松者较用地塞米松者新生儿死亡率明显下降,有更少的 IVH 及严重早产儿视网膜病变(ROP)趋势。

（三）出生后诊断

RDS 早产儿在出生后不久即出现临床症状,包括:呼吸急促、三凹征(＋)、鼻翼扇动、呻吟和发绀。其胸片典型表现为肺体积缩小、肺野弥漫模糊、支气管充气征。

五、治疗

治疗关键包括:①预防低氧血症、酸中毒(维持正常组织代谢,完善肺表面活性物质的产生,防止右向左分流)。②合适的液体治疗(避免低血容量、休克及水肿,尤其肺水肿)。③防止肺不张。④减少高氧及机械通气所致的肺损伤。

（一）肺表面活性物质替代治疗

肺表面活性物质替代治疗为 NRDS 主要治疗手段,能改善 NRDS 的转归。肺表面活性物质治疗后氧合改善,呼吸机支持降低,可持续数小时甚至数天。减少气漏发生率及死亡率。常用制剂有牛肺或猪肺浸出液制成的肺表面活性物质。国外常用的有 Survanta、Infasurf 及猪肺磷脂注射液(固尔苏,Curosurf),国内常用的除固尔苏外,还有国产的注射用牛肺表面活性剂(珂立苏)。

1.给药时间　预防性治疗效果常优于肺损伤后的营救性治疗,可在产房内经气管插管给药。经治疗后气漏发生率及死亡率均可降低,并可减少脑室内出血的危险性。一旦诊断 NRDS 后,在充分氧合、通气、灌注和监测建立后,早期治疗用药,一般在 1h 内用药。

2.用药方法　所用肺表面活性物质剂量为 50～200mg/kg,由于不同制剂每毫升所含磷脂量不同,故每千克所需注入的药液毫升数不同。当所需要的药液量较多时,可将其分为不同体位分次给药,如所需毫升数较少时,一次性注入即可。用药过程需密切观测婴儿即时的耐受情况,如注药引起的心动过缓、暂时性的低血氧饱和度及呼吸暂停等。

3.注意事项　注药后需密切观察氧合改善情况,及时调低呼吸机压力,以防气胸产生。

治疗后,应将血氧饱和度(SpO₂)维持在 88％～95％,对<1 250g 的婴儿将 SpO₂ 维持在 85％～92％。

（二）氧疗

1.吸氧　吸氧应充分,维持 SaO₂88％～95％,一般此范围足以满足代谢需要。在最小(<1 250g)患儿可更低(85％～92％)。因可能发生早产儿肺损伤、视网膜病变,应避免高于必需的吸氧浓度。所用氧应加温加湿,并通过混合氧通道供给,可准确调整氧浓度。对急性 NRDS 婴儿,应直接测定吸入气道的氧气浓度,而不是凭流量估算,至少每小时监测 FiO₂ 1 次。应密切监测,使 SaO₂ 在适当范围。当气道吸痰,气管插管,呼吸暂停,需用麻醉囊通气

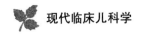

时,吸氧浓度应与气囊通气前相同,以避免一过性高氧,并根据持续监测做出相应调整。

2.血气监测 在疾病急性期,可能需要频繁取样以维持动脉血气在适当范围。在改变机械通气参数(如 FiO_2、压力、频率)后 30min 需查动脉血气(PaO_2、$PaCO_2$ 和 pH)。我们使用动脉留置针行血气监测,用脉搏测氧仪持续监测氧合趋势。在稍稳定的婴儿,温暖足跟毛细血管血足以监测 PCO_2 和 pH。

(三)持续气道正压通气(CPAP)

CPAP 可预防肺不张,减少机械通气导致的肺损伤,维持肺表面活性物质的功能。

1.指征 有轻度 NRDS 的婴儿尽早使用 CPAP。早期用 CPAP 可减少机械通气,并可降低慢性肺部疾病的发生。

2.使用方法 在气管内注入肺表面活性物质后即可用 CPAP 支持,开始压力为 0.5～0.7kPa,流量应设于 6～10L,可逐渐增加压力,每次为 0.1～0.2kPa,直至压力达 0.8kPa。常用鼻塞或鼻咽插管法。治疗时必须置胃管以排除吞入胃中的气体。当病情稳定,能维持目标的 SpO_2 后可慢慢降低压力及吸入氧浓度。当吸入氧浓度降至 30%,及压力降低至 0.4～0.5kPa 时,如无呼吸窘迫、X 线肺容量正常时可撤离 CPAP。

(四)机械通气

1.指征 $PaCO_2 \geq 7.3kPa$,并迅速上升或 $PaO_2 < 6.6kPa$ 及所需吸入氧浓度(FiO_2)>50% 时,或有严重呼吸暂停时。

2.通气模式 常用的有同步间歇正压通气(SIMV)或压力支持容量保证模式(PRVC)通气。

3.使用方法

(1)呼吸机开始设置:一般吸气峰压(PIP)为 0～2.5kPa,呼气末正压(PEEP)为 0.4～0.6kPa,呼吸频率为 30～40 次/min,吸气时间为 0.3～0.4s。NRDS 早期肺时间常数很短,故可用短吸气时间较快频率进行通气。

(2)机械通气期间,$PaCO_2$ 一般维持于 6～7.3kPa 间,称为相对性的高碳酸血症,以减轻肺损伤。当 $PaCO_2$ 持续上升时,需考虑并发气漏、肺不张及 PDA 等。

(3)病情改善后,可根据血气变化降低 PIP、PEEP 及 FiO_2。当 $FiO_2 < 30\%$ 时,呼吸频率 20 次/min,PIP 1.8kPa 可考虑拔管,拔管后继续用 CPAP 治疗以稳定肺容量。

4.紧急情况

(1)疑似原因:气管插管阻塞或位置不良、气漏、呼吸机功能不良。

(2)治疗措施:应立即脱开呼吸机,以皮囊行手控通气,检查两侧呼吸音,并快速吸引气管插管以确保气道通畅,必要时以喉镜检查插管位置或重新插管。当突然低氧、低血压时应高度怀疑气胸,立即观察胸廓运动是否对称,呼吸音是否对称,可做透光试验及胸部 X 线片以证实气胸,并可做试验性胸腔穿刺,证实后立即置胸腔闭式引流管排气。严重脑室内出血时病情可突然恶化。

(五)支持疗法

1.温度控制 对所有 LBW 婴儿控制体温至关重要,尤其有呼吸疾病患儿。为减少氧的消耗,应将患儿置于中性环境温度的暖箱或辐射床内。

2.液体及营养　多数 NRDS 患儿需静脉给液。

(1)一般第 1d 给 70mL/kg,用 10%葡萄糖液(<1 000g 者,肾糖阈低,对葡萄糖的耐受性差,血糖正常时可改用 5%葡萄糖液)。

(2)第 2d 起可增加液量至 80～100mL/kg,并加钠 2mmol/(kg・d),钾 1mmol/(kg・d),必要时给钙剂[10%葡萄糖酸钙 1～2mL/(kg・d)],有代谢性酸中毒时用等渗碳酸氢钠纠正酸中毒,应用湿化正压通气时不显性失水量减少,在以后的数天内给液量一般不大于 120mL/(kg・d),过多给液促使动脉导管开放并造成肺水肿。数天内不能口服喂养者可考虑开始静脉应用氨基酸及脂肪乳剂。

3.维持循环、纠正贫血　严重 NRDS 患儿会发生低灌流及低血压,必须密切监测心率、血压及周围灌注,当有毛细血管充盈时间延长、血压偏低等灌流不足症状时可用生理盐水扩容及正性肌力药[多巴胺 2.5～5μg/(kg・min)静脉输注]支持循环功能。血细胞比容应维持在 40%～50%,有贫血时应及时输注鲜血或浓缩红细胞。

4.抗感染　对所有 NRDS 婴儿进行血培养,全血细胞计数及分类,在血培养未报告前需用广谱抗生素治疗。

六、治疗心得

1.本病是早产儿呼吸衰竭最常见的病因之一,预防性治疗效果常优于肺损伤后的营救性治疗,可在产房内经气管插管给药。经治疗后气漏发生率及死亡率均可降低,并可减少脑室内出血的危险性。

2.本病需与 B 族溶血性链球菌肺炎相鉴别,如感染发生在分娩过程中,X 线表现均类似于肺透明膜病,可做血培养、胃液涂片找中性粒细胞,末梢血查未成熟中性粒细胞/白细胞总数比例来鉴别。

3.本病尚需与新生儿湿肺鉴别,新生儿湿肺是一种自限性疾病,多见于足月儿,症状很快消失,预后好,X 线检查见两侧肺野透明度较低,肺纹理增多增粗及斑点状浓度增深的阴影,有时可见叶间或胸腔积液,因代偿性肺气肿而于肺野出现广泛而散在的小透明亮区(图 1-4)。

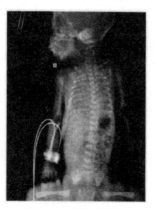

图 1-4　新生儿湿肺

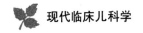

第三节　早产儿呼吸暂停

早产儿呼吸暂停为呼吸停止 20s 以上伴心动过缓(心率＜100 次/min)及发绀。心动过缓及发绀常在呼吸停止 20s 后出现,30～40s 后出现苍白、肌张力低下,此时婴儿对刺激反应可消失。

一、病因

（一）呼吸中枢发育不成熟

1. 与脑干神经元的功能有关　胎龄越小,中枢越不成熟,脑干听觉诱发反应示传导时间延长,随着胎龄增加传导时间缩短,呼吸暂停发作亦随之减少。

2. 与胎龄大小及对 CO_2 的敏感性有关　胎龄越小中枢越不成熟,对 CO_2 升高的反应敏感性低,尤其低氧时化学感受器对 CO_2 的刺激反应更低易使呼吸抑制。

3. 与快速眼动相睡眠有关　早产儿快速眼动相睡眠期占优势,此期内呼吸不规则,肋骨下陷,肋间肌抑制,潮气量降低,肺容量降低 30％,PaO_2 下降后呼吸功增加,早产儿膈肌的氧化纤维数量少,易疲劳而产生呼吸暂停。

（二）呼吸肌

上气道呼吸肌,如颏舌肌,能起着吸气时保持咽部开放的作用,早产儿颏舌肌张力低下,快速眼动相期常可引起梗阻性呼吸暂停发作。

（三）化学感受器

早产儿神经递质儿茶酚胺量低,致使化学感受器敏感性差,易造成低通气及呼吸暂停。

（四）反射异常

由于贲门、食管反流或其他因素所致的咽部分泌物积聚,通过喉上神经可反射性抑制呼吸,吮奶时奶汁刺激迷走神经,＜32 周龄者吞咽常不协调及放置胃管刺激咽部时均可引起呼吸暂停。

（五）其他

如低氧血症、早产儿贫血、感染、代谢紊乱、相对高的控制环境温度、颈部过度屈曲或延伸时因上气道梗阻可引起呼吸暂停,镇静药用量太大、速度太快时可引起呼吸暂停。

二、临床表现

婴儿出生时皮肤常覆盖胎粪,指(趾)甲及脐带为胎粪污染呈黄、绿色,经复苏,建立自主呼吸后不久即出生呼吸困难、青紫。当气体滞留于肺部时,因肺部过度扩张可见胸廓前、后径增宽呈桶状,听诊可闻粗大啰音及细小捻发音;出生时有严重窒息者可有苍白和肌张力低下,由于严重缺氧可造成心功能不全、心率减慢、末梢循环灌注不足及休克表现。少数患者可伴有气胸及纵隔积气,严重病例当并发持续胎儿循环障碍时呈严重青紫。

三、诊断

早产儿特发性呼吸暂停往往在出生后第 2～6d 发生,出生后第 1d 或 1 周后出现呼吸暂停发作者常有原因可以找到,在作出早产儿特发性呼吸暂停诊断时必须排除可能存在的继发因素,应从病史、体检着手考虑,出生第 1d 发生呼吸暂停常示肺炎、败血症或中枢缺氧缺血性损害;根据不同情况考虑行动脉血气、血糖、血钙、血电解质、血细胞比容、胸片(图 1-5)、血培养及头颅 B 超检查以明确病因诊断。

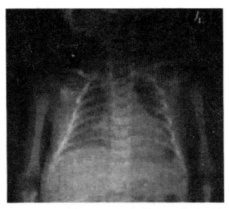

图 1-5　早产儿肺

四、治疗

频繁、持续时间长的呼吸暂停(即每小时 2～3 次)或频繁需要复苏囊复苏时,为避免损伤及危险应开始治疗。

(一)一般治疗

1. 呼吸暂停时,先用物理刺激如弹拍足底、摇动肩胸部等,并可置振荡水袋于患儿背部,定时加以振荡刺激(给予前庭及本体感受刺激)以减少呼吸暂停发作。

2. 置于低限的中性环境温度中,保持皮肤温度于 36.2℃ 可减少发作,俯卧位可改善肺的通气功能,可减少呼吸暂停发作。避免寒冷刺激面部,面罩或头罩吸氧均需加温湿化,避免咽喉部用力吸引,摆好头位勿屈颈及过度延伸头颈部,以免引起气道梗阻。

3. 反复发作有低氧倾向者在监测 PaO_2 情况下(可用经皮测氧分压、脉搏血氧饱和度仪及血气)可给低浓度氧,一般吸入氧浓度不超过 25%,将 PaO_2 保持在 6.65～9.31kPa。SpO_2 保持在 85%～95%,轻度低氧引起呼吸暂停发作者给氧可减少呼吸功和(或)可减少中枢因低氧所致的抑制反应。

(二)甲基黄嘌呤类药物(茶碱、氨茶碱、咖啡因)

1. 氨茶碱　负荷量为 4～6mg/kg,隔 6～8h 后用维持量每次 1.4～2mg/kg,疗程 5～7d。

2. 枸橼酸咖啡因　负荷量为 20mg/kg,口服或静脉注射,应用负荷量 24h 后用维持量 5～

10mg/kg,1 天 1 次(或可分为 1 天 2 次),有条件时应做血药浓度监测,将浓度维持在 10～20μg/mL。

(三)持续气道正压(CPAP)

反复发作的呼吸骤停对药物治疗无效时可用鼻塞 CPAP 治疗,压力为 0.4～0.6kPa,流量为 1～2.5L/min。

(四)机械通气

上述治疗无效者,严重反复发作持续较长时间者可用机械通气。

五、治疗心得

所有小于 34 周龄的婴儿出生后的第 1 周内,条件许可时必须以呼吸暂停监护仪监护,或以心、肺监护仪监测心率及呼吸,并设置好心率的呼吸暂停时间报警值,当心率小于 100 次/min 出现报警时应检查患儿有无呼吸运动,是否存在有呼吸运动而无气流进入,每个有呼吸暂停发作的婴儿均应详细记录呼吸暂停发作的时间、发作时的严重情况及处理经过等。

第四节　新生儿肺出血

新生儿肺出血又称出血性肺水肿,是指病理检查在气道恶化肺间质出现红细胞。间质出血主要发生于出生 24h 以上的婴儿,主要见于出生体重小于 1 500g 发生 PDA 的早产儿。可表现为点状肺出血、局灶性肺出血及弥漫性肺出血三种病理类型。

一、病因

1.缺氧性肺出血

(1)低体温/寒冷损伤(硬肿症):为导致肺出血的最常见病因。

(2)各种围生期缺氧:常见疾病有吸入性肺炎、青紫型复杂心脏畸形、呼吸窘迫综合征,少见疾病有缺氧性颅内出血、破伤风喉痉挛致严重窒息、重度新生儿窒息。

(3)孕母患妊娠期高血压疾病:常引起胎儿缺血缺氧、宫内窘迫,并形成恶性循环,最终引起胎儿/早期新生儿肺出血。

2.感染性肺出血　常见感染有感染性肺炎、败血症、坏死性小肠结肠炎、腹膜炎,少见感染有化脓性脑膜炎、中毒型细菌性痢疾、坏死性咽峡炎等。

二、临床表现

1.肺出血前　临床表现随不同的原发病而异,一般多有全身症状:低体温、皮肤苍白、发绀、活动力低下甚至呈休克表现;常伴有呼吸障碍:呼吸增快、呼吸暂停、呼吸困难、吸气性凹陷或呻吟。

2.肺出血时　临床表现可突然加重,肺部听诊呼吸音降低或有粗大湿啰音。且病理检查发现仅 26.78%(211/788)于鼻腔、口腔流出或喷出血性液,或于气管插管后流出或吸出血性液。三种不同病理类型的肺出血,临床表现无差异,但在数天内仅反复小量肺出血者,多为点状或小局灶性肺出血,大量肺出血者,80.5%于肺出血12h内死亡。

三、辅助检查

1.X线检查　典型肺出血胸部X线表现为:①广泛分布的斑片状影,大小不一,密度均匀,有时可有支气管充气征。②可见肺血管淤血影:两肺门血管影增多,两肺或呈较粗网状影或伴斑片影。③大量出血时或呈"白肺"征。④可见到原发性肺部病变(图1-6)。

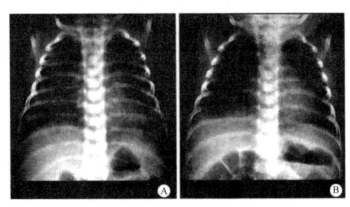

图1-6　新生儿肺出血
A.新生儿肺出血急性期;B.新生儿肺出血恢复期

2.实验室检查　主要反映心肺失代偿情况。①血气分析可见PaO_2下降,$PaCO_2$升高;酸中毒多为代谢性,少数为呼吸性或混合性。②外周血红细胞减少。

四、诊断

当突发心肺动能失代偿、呼吸道出现血性液体时临床诊断肺出血。新生儿肺出血,一向以病理诊断为标准,即肉眼见肺出血总面积占全部肺面积的两叶以上,镜下能见到大片肺出血者,亦称为弥漫性肺出血。为避免误诊及减少漏诊,临床诊断标准应"以气道内有血性液流出而食管内无血性液者为诊断依据",胸片和实验室检查可协助诊断。

五、治疗

病因不明,故多支持性治疗。治疗上必须针对四个环节:①抗失血性低血容量性休克。②抗内窒息引起的血气交换障碍。③抗导致肺出血的有害因素。④PVEC的修复。目前肺出血的治疗手段除抗休克外,主要仍是抗内窒息所引起的血气交换障碍。

1.常规治疗

(1)注意保暖,保持呼吸道畅通,输氧,限制输液量为60mL/(kg·d),滴速为3~4mL/(kg·h)。

(2)碳酸氢钠应用:早期应用碳酸氢钠静注,使血pH≥7.25,既可纠正严重酸中毒,亦可

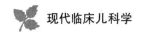

降低肺动脉高压。

2.补充血容量 对肺出血致贫血的患儿可输新鲜血,每次 10mL/kg,维持血细胞比容在 45%以上。

3.抗失血性低血容量性休克 弥漫性肺出血常致失血性低血容量性休克,可做抗休克治疗。对部分败血症休克伴轻度肺出血患儿,做双倍量交换输血或有一定疗效,既治疗原发病,亦控制了肺出血。对弥漫性肺出血,无论是输血或换血,均无多大效果。

4.抗内窒息治疗

(1)常规机械通气(CMV)。呼吸机参数可选择 FiO_2(吸氧浓度)0.4~0.6,PEEP(呼吸末正压)0.6~0.8kPa,RR(呼吸次数)35~45 次/min,PIP(最大吸气峰压)2.5~3.0kPa,I/E(吸呼比)1:1~1:1.5,FL(气体流量)8~12U/min,早期每 30~60min 测血气 1 次,以作调整呼吸机参数的依据,在肺出血发生前,如发现肺顺应性差,平均气道压(MAP)高达 1.5kPa,应注意肺出血可能,在肺出血治疗期间,当 PIP<2kPa,MAP<0.7kPa,仍能维持正常血气时,常表示肺顺应性趋于正常,肺出血基本停止。若 PIP>4kPa 时仍有发绀,说明肺出血严重,患儿常常死亡。呼吸机撤机时间,必须依据肺出血情况及原发病对呼吸的影响综合考虑。

(2)高频振荡通气(HFOV)。HFOV 使用指征:在 CMV 治疗后,PEEP 仍≥0.8kPa,a/APO$_2$<0.2,和(或)有呼吸性酸中毒(PaCO$_2$≥8kPa,pH<7.25)。若原 FiO_2≤0.4,HFOV 的 MAP 应比停用 CMV 前高 0.2kPa,若原 FiO_2>0.4,则 MAP 直接调为 1.4kPa。在上述 MAP 基础上临时加 0.4kPa,构成叹息压,然后连续给予 3~4 次、每次<1s 的叹息呼吸后,若 PaO$_2$ 升高,则原 FiO_2≤0.4 者,MAP 在原有基础上再增加 0.2kPa(即共增加 0.4kPa),并维持到病情稳定。若原 FiO_2>0.4 者,MAP 再加 0.2kPa,即达 1.6kPa,当氧合改善后,可再行叹息试验,若有效,MAP 可再升至 1.8kPa(通常不大于 1.8kPa)并维持此水平。

(3)外源性肺表面活性物质(exPS):国外认为 exPS 可降低肺泡表面张力,防止肺泡萎陷,改善通气/血流比例;增加组织氧供,减少酸中毒;补充 PS 不足及清除 OFR,抑制局部炎症介质而治疗肺出血。对肺出血儿采用 CMV 或 HFOV 的同时气管内滴入 exPS;Survanta 4mL/kg 每 6h 1 次,最大剂量为 4 次,均取得良效。

六、经验心得

肺出血往往是疾病的晚期表现,预防原发病的发生是最有效的预防方法,窒息及早产、低出生体重、新生儿呼吸窘迫综合征、感染、低体温等均为肺出血的高危因素。因此,对于极低或超低出生体重儿,尤其在出生后 1 周内,需注意给予积极有效的复苏。积极治疗 NRDS,注意保暖,纠正低氧血症,预防酸中毒,以预防肺出血的发生。

第五节 新生儿心力衰竭

新生儿心力衰竭是指由于心肌收缩力减弱,不能正常排出由静脉回流的血液,以致动脉系统血液供应不足,静脉系统发生内脏淤血所出现的一系列临床症状。新生儿心力衰竭是新生儿常见的危重急症之一,病情发展迅速,临床表现不典型,与年长儿的表现也有很大不同,易与其他疾病相混淆,较难及时诊断而贻误病情,因此必须提高对此病的认识和警惕,早期诊断和积极治疗。

一、病因

(一)新生儿易患因素

1.新生儿心肌结构未发育成熟,心肌肌节数少,肌细胞较细,收缩力弱,心肌结构未成熟,心室顺应性差,代偿能力差。

2.新生儿心肌中交感神经未发育成熟,心肌中交感神经纤维少,儿茶酚胺含量低,去甲肾上腺素在心肌内储存少,因此,周围小动脉收缩不明显,易发生低血压。

3.出生后心排血量增加,初生儿为300mL/kg(青少年为100mL/kg),左室压力和容量负荷均增加,但新生儿心肌储备力低,代偿能力不足,易致心力衰竭。

4.新生儿早期常因窒息、感染、肺表面活性物质减少而肺萎陷,致肺气体交换障碍,处于低氧状态下,使动脉导管可重新开放,使血液左向右分流,肺血增多,导致心力衰竭。

5.新生儿易发生低血糖、低血钙、代谢性酸中毒,也是引起心力衰竭的重要因素。

(二)循环系统因素

1.前负荷增加　前负荷即心脏在收缩之前所面临的负荷,又称容量负荷。前负荷增加可见于左向右分流性先天性心脏病如房间隔缺损、室间隔缺损、动脉导管未闭等,二尖瓣、三尖瓣反流以及医源性输血、输液过多等也可使前负荷增加。

2.后负荷增加　后负荷即心室肌开始收缩后才遇到的负荷,又称压力负荷。使后负荷增加的疾病包括:主动脉瓣狭窄、主动脉缩窄、肺动脉狭窄、肺动脉高压等。

3.心肌收缩力减弱　心肌收缩力是指与心室负荷无关的心肌本身的收缩力,影响心肌收缩力的疾病有心肌病、心肌炎、心内膜弹力纤维增生症等。

4.严重心律失常　心率过快、过慢都可影响心室充盈,影响心排血量。严重心律失常如阵发性室上性及室性心动过速、心房扑动、心房颤动及二度以上房室传导阻滞等。

5.心室收缩、舒张运动协调性失调　心肌炎症、缺血性心脏病引起的室壁运动失调,以及心房颤动、心室颤动引起的心肌收缩紊乱均可影响心脏功能。

(三)呼吸系统因素

新生儿窒息等引起的心肌缺血缺氧可导致心内膜下心肌坏死是新生儿心力衰竭的重要原因。新生儿肺透明膜病、肺不张、肺出血等可引起新生儿心力衰竭。

(四)感染性疾病

如败血症、肺炎等可影响心肌收缩力而引起新生儿心力衰竭。

(五)严重贫血

如Rh血型不合引起的溶血,或大量的胎盘输血或双胎间输血等,输血或输液过量或速度过快,皆可引起新生儿心力衰竭。

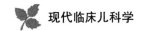

（六）中枢神经系统因素

颅内出血、缺氧缺血性脑病、肺水肿等。

二、临床表现

根据原发病的不同，新生儿可首先出现左心衰竭或右心衰竭的表现。但是新生儿左、右心力衰竭的区别不像成人那样明显，常常迅速发展为全心衰竭。

（一）心功能减退的表现

1.心动过速或过缓　心率加快是一种代偿的表现，安静时心率持续大于160次/min，为心力衰竭早期表现之一。严重心力衰竭或心力衰竭晚期也可表现为心动过缓，心率＜100次/min。

2.心脏扩大　也是心脏泵血功能的代偿机制，心脏可表现扩大或肥厚。新生儿胸廓狭小，心界不易叩出，主要靠胸片、心电图及超声心动图来确定心脏大小。

3.奔马律　心功能受损易出现舒张期奔马律。心力衰竭控制，奔马律即消失。

4.喂养困难及大量出汗　心力衰竭患儿易疲劳，多有吸吮无力、拒乳、呛奶等喂养困难的症状。同时，由于肾上腺素能物质分泌的增加，出汗较多，尤其是喝奶后睡眠时明显。

（二）肺循环淤血的表现

1.呼吸急促　为心力衰竭的早期表现，安睡时呼吸频率持续超过55次/min而无呼吸系统疾病时，应警惕早期左心衰竭，晚期可有呼吸困难、发绀、呻吟、鼻翼扇动、三凹征。

2.水泡音　左心衰竭常表现为喘憋，早期肺部多闻及干啰音，晚期可闻及水泡音。血性泡沫痰不多见。

3.发绀　当经皮氧饱和度＜85％，或氧分压＜5.3kPa时即可出现发绀。

（三）体循环淤血的表现

1.肝脏肿大　在短期内进行性肿大，常在肋下3cm以上，压痛不明显。为右心衰竭的主要表现。

2.水肿　新生儿心力衰竭时水肿常不明显，但可表现为短期内体重骤增，有时可见手背、足背、眼睑轻度水肿、食欲缺乏、尿少等。

3.头皮静脉扩张　新生儿颈静脉怒张不明显，但在竖抱时可见头皮静脉明显扩张。

三、诊断标准

1.1993年全国新生儿学术会议制定的新生儿心力衰竭诊断标准

（1）存在可能引起心力衰竭的病因。

（2）提示心力衰竭：①心动过速＞160次/min。②呼吸急促＞60次/min。③心脏扩大（X线和超声心动图）。④湿肺（肺部有湿啰音，轻度肺水肿）。

（3）确诊心力衰竭：①肝脏肿大≥3cm，短期内进行性肿大，治疗后肝脏缩小，为右心衰竭的主要特征。②奔马律。③明显肺水肿，为急性左心衰竭的表现。

具备以下条件者诊断心力衰竭：1项＋2项中4条，多为左心衰竭的早期表现；2项中4

条+3项中任何一条;2项中2条+3项中2条;1项+2项中3条+3项中1条。

2.Ross心力衰竭评分标准　Ross提出小于6个月大、非母乳喂养婴儿的心力衰竭分度标准(表1-1),可供新生儿心力衰竭诊断参考。

表1-1　Ross心力衰竭评分标准

项目		0分	1分	2分
喂养	奶量(次)	>100mL	70～100mL	60mL
	时间	每次<40min	每次>40min	—
体检	呼吸	<50次/min	50～60次/min	>60次/min
	心率	<160次/min	160～170次/min	>170次/min
呼吸形式		正常	异常	
末梢充盈		正常	异常	
第三心音		无	存在	
肝脏增大		<2cm	2～3cm	>3cm

总分:0～2分,无心力衰竭;3～6分,轻度心力衰竭;7～9分,中度心力衰竭;10～12分,重度心力衰竭

四、治疗

(一)病因治疗

病因治疗是解除心力衰竭的重要措施,复杂心脏畸形、先天性心脏病应尽早手术。如有低血钙、低血糖及贫血应及时纠正。心律失常应尽快用抗心律失常药物控制。肺炎、败血症引起的心力衰竭选择适当的抗生素控制感染。

(二)一般治疗

1.体位　肺水肿时取半卧位,以减少回心血量。

2.供氧　心力衰竭均需供氧,呼吸障碍明显者做气管插管机械通气。对于依赖动脉导管开放而生存的先天性心脏病患儿供氧应慎重,因血氧增高可使动脉导管关闭。监测血气,纠正酸碱紊乱,必要时应用人工辅助呼吸。

3.补液　控制输液量及滴速。输液量限制在60～80mL/(kg·d)。补液量一般为80～100mL/(kg·d),有水肿时减为40～80mL/(kg·d),钠1～4mmol/(kg·d),钾1～3mmol/(kg·d)。最好根据测得的电解质浓度决定补给量。

4.纠正代谢紊乱　如低血糖、低血钙、低或高钾血症。

(三)洋地黄类正性肌力药物

1.用药剂量　过去应用剂量偏大,后来发现新生儿红细胞内有较多地高辛受体,新生儿尤其早产儿的药物半衰期较成人长(早产儿为57～72h,足月儿为35～70h),加上新生儿肾功能不成熟,肾脏廓清率低,故现已改为偏小剂量。对重症心力衰竭,地高辛24h静脉注射全效量(饱和量)为:早产儿0.02mg/kg、足月儿0.03mg/kg,首剂用全效量的1/2,余量分2次,每6～8h给予1次。如需用维持量,则在用全效量后12h开始给予,剂量为全效量的1/4,分2次,每12h给予1次。地高辛口服制剂除片剂外,尚有酏剂(50mg/L)。口服全效量较静脉注

射全效量增加 20%。对轻症心力衰竭或大的左向右分流、肺动脉高压而有慢性心力衰竭者，可每日用全效量的 1/4 口服，口服后 1h 即可达血药浓度高峰，半衰期为 32.5h，经 5～7d 即可达全效量及稳定的血药浓度。如疗效不佳，可适当增量。地高辛用药维持时间视病情而定，一般可于心力衰竭纠正、病情稳定 24～48h 后停药。治疗过程中不宜静注钙剂，尤其当 $K^+ <$ 3mmol/L 时。如血钾、血钙均低，应先纠正低血钾，再在心电图监测下用 10% 葡萄糖酸钙 0.5～1mL/kg 静脉缓注。洋地黄可加强心肌收缩力，减慢心率，心搏量增加，心室舒张末期压力下降，尿量增加，改善心排血量及静脉淤血。对轻、中度心力衰竭疗效较好，对重度心力衰竭疗效差，应用地高辛以口服和静脉为宜，不宜肌注，因吸收不稳定，注射部位可坏死。

2. 地高辛血药浓度的监护　地高辛血药浓度对指导临床应用剂量是否恰当有重要的参考价值。地高辛口服 5～6h 后心肌组织和血清地高辛浓度呈恒定关系。可以用血清地高辛水平作为反映心肌的药物浓度指标。新生儿体内有内源性的洋地黄类药物，故应用地高辛前应测地高辛基础值。地高辛有效浓度为 0.8～2ng/mL，新生儿超过 4ng/mL 时，则可出现毒性反应，在 3.5ng/mL 以下时，很少发生洋地黄中毒。但注意有时中毒量和有效量可交叉。

3. 洋地黄中毒的表现及处理

(1)临床表现：新生儿洋地黄中毒症状不典型。主要表现为嗜睡、拒奶、心律异常，用药过程中如出现心率<100 次/min，或出现早搏则为常见的中毒表现。早产、低氧血症、低钾血症、高钙血症、心肌炎及严重的肝肾疾病均易引起洋地黄中毒。

(2)洋地黄中毒处理：立即停药，监测心电图。血清钾低或正常，肾功能正常者，用 0.15%～0.3% 氯化钾点滴，总量不超过 2mmol/kg，有二度以上房室传导阻滞者禁用。窦性心动过缓、窦房阻滞者可用阿托品 0.01～0.03mg/kg 静脉或皮下注射，二度或三度房室传导阻滞者可静脉注射异丙肾上腺素 0.15～0.2μg/(kg·min)，必要时用临时心内起搏器，有异位节律者选苯妥英钠 2～3mg/kg，3～5min 静脉缓慢注射。利多卡因用于室性心律失常，缓慢静脉注射每次 1～2mg/kg，必要时 5～10min 重复 1 次，总量不超过 5mg/kg。也可用抗地高辛抗体，1mg 地高辛需要 1 000mg 地高辛抗体。

(四)β受体激动药

此类药有增强心肌收缩力、增加心输出量的作用。新生儿多用多巴胺和多巴酚丁胺。

1. 多巴胺　选择性的作用于多巴胺受体，使肾、肠系膜、脑及冠状动脉等血管扩张，尤其是肾血管。使心排血指数增加，周围血管阻力降低，肾小球滤过率、肾血流量增加而利尿。不同剂量作用不同，小剂量 2～5μg/(kg·min)具有正性肌力和扩张血管作用。大剂量>10μg/(kg·min)时，血管收缩，心率加快，心排血量反而降低。

2. 多巴酚丁胺　有较强的正性肌力作用，对周围血管作用弱，无选择性血管扩张作用。剂量 5～10μg/(kg·min)。

(五)磷酸二酯酶抑制剂

此类药物增加心肌和血管平滑肌细胞内环磷酸腺苷(cAMP)浓度，使细胞内钙离子浓度增加，心肌收缩力增加。亦可扩张周围血管，减轻心脏前后负荷。

用法：氨力农静脉注射，开始用 0.25～0.75mg/kg，2min 内显效，10min 达高峰值效应，可持续 1～1.5h，以后用 5～10μg/(kg·min)。

（六）血管扩张药

血管扩张药减轻心泵负荷，从而增加心排血量，并可使心室壁张力下降，致心肌耗氧量有所减少，心肌代谢有所改善。血管扩张药按其作用于周围血管的部位可分为三类：第1类药物扩张静脉血管，有硝酸甘油、硝酸异山梨醇等。第2类药物主要作用于小动脉，松弛动脉血管床，减少心脏排血阻抗，增加心排血量，有酚妥拉明、酚苄明、硝苯地平等。第3类药物动、静脉皆扩张，有硝普钠、哌唑嗪等。

（七）血管紧张素转化酶抑制药

此药可与地高辛合用，适用于轻度至重度心力衰竭及左向右分流型先天性心脏病所致的心力衰竭。

1. 卡托普利 可抑制血管紧张素转化酶活性，使血管紧张素Ⅱ生成减少，小动脉扩张，后负荷减低。还可使醛固酮分泌减少，水钠潴留减少，降低前负荷。新生儿口服剂量为每次 0.1mg/kg，每日 2～3 次，然后逐渐增加至 1mg/(kg·d)。本药对严重心力衰竭疗效明显，副作用有血钾升高、粒细胞减少和蛋白尿等。

2. 依那普利 作用与卡托普利相似，但其分子结构不含巯氢基结构，无卡托普利的副作用，用药后起效慢，但持续时间长，一天服 1～2 次即可。用药后血压下降较明显，用药要从小剂量开始。开始剂量 0.1mg/(kg·d)，逐渐增加，最大量不超过 0.5mg/(kg·d)，分 2 次服。

（八）利尿药

利尿药作用于肾小管的不同部位，可减轻肺水肿，降低血容量、回心血量及心室充盈压，达到减低前负荷的作用。需长期应用利尿药者宜选择氯噻嗪或双氢氯噻嗪，加服螺内酯（安体舒通），前者利尿的同时失钾较多，后者有保钾作用，故二者合用较为合理。

1. 呋塞米 作用于肾脏 Henle 襻，可抑制钠、氯重吸收。静脉注射后 1h 发生作用，持续 6h，剂量为 1mg/kg，每 8～12h 1 次；口服剂量为 2～3mg/(kg·d)，分 2 次给予。副作用为低血钾、低血钠、低氯性酸中毒及高尿酸血症。

2. 氢氯噻嗪 作用于肾脏远曲小管皮质稀释段，口服剂量为 0.5～1.5mg/kg，每日 2 次。

3. 螺内酯 作用于肾脏远曲小管远端，为保钾利尿药，尚有抗醛固酮作用。剂量为 1mg/kg，每 8～12h 1 次，静脉注射；口服剂量为 1～3mg/(kg·d)，分 2～3 次给予。副作用为高血钾、低血钠，故与呋塞米（可排钾）合用更为合理。

4. 布美他尼 作用于肾脏 Henle 襻，可抑制氯重吸收。作用迅速，疗效优于呋塞米，已广泛用于临床。可用 0.015～0.1mg/kg 静注，5～10min 起效；或 0.01～0.025mg/(kg·h)静滴。副作用为低血压、呕吐、低血糖等。

在小儿心力衰竭治疗方面，近年来出现了不少新疗法，包括采用介入疗法治疗左向右分流的先天性心脏病所致心力衰竭，血管紧张素受体拮抗药（ARBs）、β 受体阻滞药、醛固酮拮抗药、钙增敏药、内皮素－1 受体拮抗药、基质金属蛋白酶抑制药、生长激素药物等，均已试用于临床并取得较好疗效，但离实际应用，尤其在新生儿应用尚有一段距离。

（九）其他辅助治疗措施

1. 心肌能量代谢赋活剂 如 1,6－二磷酸果糖（FDP），剂量为 100～250mg/(kg·d)，静脉滴注，每日 1 次，5～7d 为 1 个疗程。

2.其他　动脉导管依赖性发绀型先天性心脏病如主动脉缩窄或闭锁、主动脉弓断离、大动脉移位、左心发育不良综合征、三尖瓣狭窄等，可用前列腺素 E_1（PGE_1）$0.02\sim0.05\mu g/$（kg·min）静脉滴注，本药可使动脉导管开放而使缺氧症状得以改善，从而争取了手术时机。副作用为呼吸暂停、心动过缓、低钙抽搐等。

未成熟儿动脉导管开放，可用吲哚美辛促使其关闭，以改善肺动脉高压。剂量为 $0.2mg/$kg，静脉注射或口服，大多一次即见奏效，必要时每 8h 再给予一次，总量不超过 3 次。副作用为肾衰竭、骨髓抑制、胆红素代谢受干扰，对有胃肠道出血或血胆红素$>171mmol/L$ 者勿用。

有心律失常者用抗心律失常药；国外对难治性心力衰竭用体外膜肺（ECMO）。

亦有对心力衰竭伴甲状腺激素分泌失衡者（T_3 下降、T_4 下降或正常、rT_3 上升而 TSH 正常），采用甲状腺素钠片剂口服治疗。

五、治疗心得

新生儿心律失常多为功能性及暂时性，但也有少数严重心律失常。阵发性室上性心动过速多发生在无器质性心脏病的婴儿，但发作时心率达 $230\sim250$ 次/min，可引起急性充血性心力衰竭，如不及时救治，可致死亡。因此，被称为"需要急救处理的良性心律失常"。阵发性室性心动过速、心室扑动及颤动、窦性停搏、窦房阻滞及严重房室传导阻滞等可见于严重器质性心脏病或严重全身性疾病的终末期，也可见于严重缺氧、酸中毒、电解质紊乱或药物（如洋地黄）中毒。有人报道，新生儿猝死综合征中 10% 为心律失常引起。因此，对新生儿心律失常不可掉以轻心，应密切观察，积极治疗。

第六节　新生儿心律失常

新生儿出生时心脏的传导系统尚未发育成熟，生后继续发育并逐步完善其生理功能。在新生儿期以及以后的婴儿期，此传导功能的变化及其成熟过程，是导致新生儿心律失常发生的解剖生理学基础。新生儿心律失常是指心肌自律性、兴奋性和传导性发生变化引起的心率过快、过慢或节律失常。其发病特点有三：一是传导系统紊乱发生率高；二是功能性、暂时性居多；三是常可自行消失。

一、病因

新生儿出生后，处于发育过程中的心脏传导系统和心肌容易受到各种因素的影响，引起心律失常。

1.心脏本身因素

（1）先天性心脏病：多见于右向左分流型先天性心脏病。

（2）心肌病：肥厚型及扩张型心肌病，心律失常发生率高达 30%。可见于柯萨奇病毒感染引起的病毒性心肌炎。

（3）传导障碍：窦房结功能不良、预激综合征等。

（4）原发性心脏肿瘤：常伴心律失常的新生儿心脏肿瘤有横纹肌瘤、纤维瘤及心肌错构瘤等。

2.心脏外部因素

(1)缺氧:是引起新生儿心律失常最常见因素。①围产因素:脐带绕颈、头盆不称、窒息缺氧以及从胎儿循环过渡到新生儿循环的血流动力学改变。其中以窒息缺氧最常见(43.75%)。②孕母因素:孕母患糖尿病、妊娠期高血压疾病、红斑狼疮等,可引起心脏自主神经及其传导系统受损而致心律失常。

(2)感染:宫内和生后感染,包括病毒感染(多为宫内感染)引起的心肌炎、心内膜炎、心包炎及重症肺炎、败血症等细菌感染(多为出生后感染)引起的中毒性心肌炎,也是引起心律失常的主要原因。

(3)水、电解质及代谢紊乱:低血钙、低血钠、高血钾、脱水、低血糖及酸碱紊乱,可引起心脏电生理变化而导致心律失常。

(4)全身性疾病:硬肿症、颅内出血、各种中枢神经系统疾病。

(5)药物:母亲孕期由于本身疾病而使用的一些药物,包括麻醉药、引产药、抗心律失常药。新生儿用的一些药物包括洋地黄、氨茶碱,甚或抗惊厥时用的利多卡因、治疗胃食管反流用的西沙必利等。

(6)新生儿心脏手术或心导管检查。

3.其他　部分原因不明,可能与其传导系统发育不成熟有关。

二、临床表现

正常新生儿心率波动较大,心率随日龄的增加而增加。一般足月新生儿心率,生后24h为135～140次/min,7d内为110～175次/min,7d以上为115～190次/min,早产儿心率波动范围更大。临床表现与病因、失常类型及程度有关,既可毫无症状,亦可表现为哭声弱、烦躁、拒乳、呕吐、出汗、体温不升、面色苍白、发绀、气促,听诊心率快、慢或节律失常,心音低钝或强弱不一。三度房室传导阻滞及室性心动过速尚可导致心源性脑缺血综合征,而致抽搐与昏迷。心脏听诊心率快而整齐为各类型心动过速、心房扑动伴规则房室传导;心率快而不整为心房颤动、心房扑动伴不规则房室传导;心率慢而整为窦性心动过缓、有规律的二度房室传导阻滞、三度房室传导阻滞;心率慢而不整齐为窦性心动过缓伴不整或伴期前收缩、二度房室传导阻滞;心率正常而不整齐为窦性心率不整、期前收缩、二度房室传导阻滞。

三、辅助检查

1.物理诊断　物理检查所见:①心率快而整:为室上性心动过速(SVT)、室性心动过速(VT)、心房扑动(AF)伴规则房室传导。②心率快而不整:为心房颤动(Af)、心房扑动伴不规则房室传导。③心率慢而整:为窦性心动过缓、有规律的二度房室传导阻滞、三度房室传导阻滞(CAVB)。④心率慢而不整:为窦性心动过缓、期前收缩、二度房室传导阻滞。⑤心率正常而不整:为窦性心率不整、期前收缩、二度房室传导阻滞。

2.心电图检查　新生儿心律失常以室上性心动过速及传导阻滞最常见。常规12导联体表心电图检查,是诊断心律失常的基本方法,绝大多数心律失常可以此作出正确诊断。但它只能记录短时间内的变化,不能观察到多种生理或病理状态下的心电图改变,24h 动态心电图监测可弥补其不足。体表信号平均心电图(SA-ECG)可检测新生儿心室晚电位,而食管心电图可探查 SVT 的发病机制,两者合用效果更好。

3.心脏电生理检查 创伤性的心内心电检查,可准确地判断各类心律失常的发病机制,评价抗心律失常药物疗效。非创伤性的经食管心房调搏的心电检查,可做窦房结功能测定及各种快速心律失常诊断。

4.其他 超声心动图亦能及早发现心律失常,并能对心脏结构异常及血流动力学变化作出诊断;程控刺激(PES)可用于鉴别 SVT 类型;希氏束电图亦可用作心律失常的诊断。

四、治疗

新生儿心律失常大多无临床症状,尤为一过性者,如房室结紊乱、异位搏动、一度房室传导阻滞等。若非器质性病变所致,常于出生后 1 周至 3 个月自然消失,不必治疗。另一些暂时性心律失常,如电解质紊乱所致者,亦可通过病因治疗而消除。如确需用抗心律失常药,必须辨明心律失常的严重程度,严重程度由重至轻是:VT>CAVB>AF 或 Af>SVT>频发性期前收缩。性质越严重,处理越要积极、及时。此外,尚需全面了解各种治疗方法的作用、副作用,以权衡利弊、选择应用。

(一)手法治疗

潜水反射法可作为 SVT 首选的初期治疗。即用 5N 15℃冰袋或浸过 0~4℃冰水的湿毛巾放在患儿的面部或口周 5~10s,给予突然的寒冷刺激,以提高迷走神经张力,可迅速纠正心率。一次无效,可每隔 3~5min 重复 1~2 次。也可用压舌板压新生儿舌根部以引发恶心反射而终止发作。新生儿禁用压迫眼球法或压迫颈动脉窦法。

(二)病因治疗

病因治疗十分重要,大多数情况下仅作病因治疗,心律失常即可控制。亦须针对诱发因素进行处理,如对中毒性心肌炎,可用大剂量维生素 C、1,6-二磷酸果糖、肾上腺皮质激素等。

(三)药物治疗

抗心律失常药物选择应首选高效、速效、低毒、安全的药物,一般不联合使用两种或两种以上抗心律失常药。

1.用于快速异位心律失常(各类期前收缩、SVT、VT、AF)药物 目前抗心律失常药仍按 Vaughan Williams 分类方法,根据其电生理作用不同,分为 I 类钠通道阻滞药、II 类 β 受体阻滞药、III 类钾通道阻滞药及 IV 类钙通道阻滞药四大类。以下仅介绍目前多在新生儿中应用的、有代表性的药物。

(1)I 类:钠通道阻滞药(为膜抑制剂)。又可按其动作电位时间、QRS 时限、有效不应期长短,分成 3 组。

①I a 组:有奎尼丁、普鲁卡因胺等,因副作用较大,疗效不理想,新生儿已不用。

②I b 组:常用有利多卡因、莫雷西嗪,用以纠正 VT。利多卡因能降低心肌应激性,延长有效不应期,抑制浦氏纤维自律性。用法:1.0~2.0mg/kg+10%葡萄糖 10~20mL 静脉缓

注,每 10～15min 1 次,有效后用 20～50μg/(kg·min)静脉滴注维持,总量≤5mg/(kg·d)。莫雷西嗪 4～5mg/kg,每日 3 次口服。

③Ⅰc组:常用有普罗帕酮、氟卡尼,用以纠正 SVT 及 VT。能降低浦氏纤维、心室肌与房室旁路传导,但有负性肌力作用,禁用于有心力衰竭、心源性休克、传导阻滞者。副作用为心动过缓、传导阻滞及消化道症状。

普罗帕酮:是广谱高效抗心律失常药,作用好、副作用少、复发率低,可长期服用。用法:1～1.5mg/kg+10％葡萄糖 10～20mL,5min 以上静脉缓注,如无效,20～30min 可重复一次,连续用药应少于 3 次,无效则应换药。复律后以 5～10μg/(kg·min)维持,或于复律 8h 后改 3～5mg/kg 口服,每日 3～4 次。由于用药剂量有个体差异,即使同一患儿,在不同时期心功能状态也可不同,有效剂量也会有所不同,因此稳定后应逐渐减至最低有效量,维持 3～4 个月,并应定期动态观察心电图。也可一开始即用 5～7mg/kg 口服,每日 3～4 次,稳定后减量维持。

氟卡尼:常于使用腺苷有效后改用氟卡尼,该药亦为高效、强效、广谱抗心律失常药,剂量为 2mg/kg,10min 以上静脉注射,接着 6mg/(kg·d)口服;或 1.0～2.5mg/kg 口服,每日 3 次,从小剂量开始。为预防新生儿 SVT 复发,常用药 6～12 个月。

(2)Ⅱ类:β受体阻滞药。常用有普萘洛尔,为非选择性肾上腺素受体阻滞药,能降低心肌自律性、延缓房室传导、延长房室结不应期,用于交感神经兴奋引起的期前收缩(尤为房性期前收缩)及其他药物治疗无效的 SVT,禁用于哮喘、心力衰竭、传导阻滞及使用洋地黄期间。用法为 0.05～0.15mg/kg+10％葡萄糖 10～20mL,5～10min 静脉缓注,必要时 6～8h 重复一次;或 1～5mg/(kg·d)分 3 次口服。为预防预激综合征所致 SVT,亦可用 1～2mg/(kg·d)分次口服。

(3)Ⅲ类:钾通道阻滞药物。常用有胺碘酮及索他洛尔。

①胺碘酮:是最强的抗心律失常药,能阻滞钠、钙及钾通道,有非竞争性 α 及 β 肾上腺受体抑制作用,能延长房室结、心房和心室肌纤维的动作电位时程和有效不应期,减慢传导,因无负性肌力作用,即使用于患有危及生命的持续性心动过速患儿,仍安全而有效,故适用于器质性心脏病及心功能不全患儿,是良好的广谱、高效、速效抗心律失常药。用法:1～3mg/kg,10min 以上静脉缓注,有效后 10mg/(kg·d)静脉维持;或 10mg/(kg·d)分 3 次口服,连用 10d 后,改为 3～5mg/(kg·d)维持,服 5d,停 2d。副作用为恶心、呕吐、便秘、肝功能损害、甲状腺功能紊乱、高血钾等,不作为一线药物,仅用于普罗帕酮无效者,且剂量要小、疗程要短。对新生儿 SVT 者,可用负荷量 5～10mg/kg 静脉滴注 1h(常于 30min 后复律),也可先使用腺苷,有效后直接改用本药,维持量为 3mg/(kg·d)口服,为预防复发,需要用药 6～12 个月。本药禁用于病态窦房结综合征、高度传导阻滞与肝功能不良。长时间应用最好监测其血药浓度,以调整用药剂量。

②索他洛尔:为新型抗心律失常药,兼有第Ⅱ类及第Ⅲ类抗心律失常药物特性,是非心脏选择性、拟交感活性类 β 受体阻滞药,有 β_1 及 β_2 受体阻滞作用。用法:0.5～1.5mg/kg,5～10min 静脉缓注或 2～3mg/(kg·d)分次口服。

(4)Ⅳ类:为钙通道阻滞药,小儿常用有维拉帕米。因本药可致低血钾、心源性休克、传导

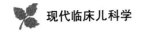

阻滞,新生儿禁用。

（5）其他药物

①地高辛：该药能增强迷走神经张力、延长房室结不应期、减慢传导时间、终止顺向性房室旁路折返,用于 SVT、AF、Af 等,但如用药过程中出现新的心律失常,应立即停药。禁用于有预激综合征及 QRS 波增宽者,用法见新生儿心力衰竭的治疗。

②三磷腺苷（ATP）及腺苷：可强烈兴奋迷走神经、减慢房室传导、终止房室折返,用于 VST,以大剂量腺苷更优。用法：三磷腺苷 $0.4\sim0.5mg/kg$,腺苷 $0.1mg/kg$,均于 $2\sim5s$ 快速静注,如无效,$3\sim5min$ 后加倍剂量重复 $1\sim2$ 次。房室结功能不全、传导阻滞者慎用。注意事项：应在上肢血管输注,小剂量开始,弹丸式快推,心电监护下进行,准备好抢救拮抗药物。

2.用于慢速心律失常

（1）异丙肾上腺素：能增加窦房结及房室结自律性、改善心脏传导功能、提高心率。用法为 $0.05\sim0.2\mu g/(kg\cdot mm)$ 静脉滴注。

（2）阿托品：能解除迷走神经对心脏的抑制,加速心率。以 $0.01\sim0.03mg/kg$ 口服、皮下或静脉注射,每 4h 1 次。

（四）起搏与电复律术

如药物无效,可采用以下方法。

1.经食管心房调搏　用于 SVT。给予超过 SVT 速率的超速起搏,此起搏抑制了引起 SVT 的异位节律点,然后停止起搏,窦房结恢复激动并下传,窦性心律恢复。

2.同步直流电击复律　乃利用高能脉冲直接或经胸壁作用于心脏,使心脏各部位心肌在瞬间同时除极,从而中断折返,由窦房结重新控制心律,使异位心律立即中断并转为窦性心律的方法。新生儿一般用电能量为每次 $5\sim10J$,从每次 1J 开始,一次电击无效,可略加大电能量再次电击,一般不超过 3 次。术前应停用洋地黄 $1\sim2d$。

3.右心房起搏　用于 SVT 或 VT、AF、CABV。方法为电极导管经贵要静脉或大隐静脉进入右心房,给予脉冲刺激,刺激电流 $1\sim3mA$。

（五）心脏手术

经心房标测探明旁道部位后,手术治疗心动过速。亦可为 CABV 的新生儿安放心室抑制型起搏器（VVI 型）。

五、不同类型的新生儿心律失常

新生儿时期比较常见的心律失常有：窦性心动过速、窦性心律不齐（以上两种心律失常临床病理意义不大,故多不统计在内）、窦性心动过缓、房性及结区性早搏、阵发性室上性心动过速、室性早搏、房室传导阻滞等。

（一）窦性心律失常

1.窦性心动过速　新生儿窦房结发放激动过速,频率超过正常范围上限称为窦性心动过速。一般认为足月儿窦性心率上限为 $179\sim190$ 次/min,早产儿上限为 195 次/min。新生儿窦性心动过速时心率可达 $200\sim220$ 次/min。新生儿窦性心动过速多为交感神经兴奋性增高,体内肾上腺素活性增强的结果,常见于：健康新生儿于哭叫、活动、喂奶后；新生儿发热、贫血、各种感染、休克、心力衰竭及某些药物如阿托品、肾上腺素等应用后;某些器质性心脏病如病毒性心肌炎、先天性心脏病等。

(1)心电图:①P波按规律发生,为窦性P波,即在Ⅰ、Ⅱ、aVF导联直立,aVR导联倒置。同一导联P波形状相同。②P-R间期不短于0.08s(新生儿正常P-R间期最低限)。③同一导联各P-P间隔之间的差异不应超过0.12s,即<0.12s。

(2)治疗:新生儿窦性心动过速多见于健康儿,一般不需治疗,如为某些疾病引起者应治疗原发病。

2.窦性心动过缓 新生儿窦房结发放激动过缓,频率低于正常范围下限称为窦性心动过缓。一般认为足月儿窦性心率下限为90次/min,如低于此值或足月儿心率70～90次/min,早产儿心率50～90次/min则为窦性心动过缓。

(1)病因:新生儿窦性心动过缓多为副交感神经兴奋性增高所致,也可由窦房结异常引起,如正常新生儿的某些生理活动如打嗝、呵欠、排便等可引起窦性心动过缓,小的早产儿甚至鼻饲时也可有明显的窦性心动过缓。刺激副交感神经如压迫前囟、眼球、刺激鼻咽部、颈动脉窦及夹住脐带等都可引起窦性心动过缓,心率可慢至80次/min左右,但对这些新生儿应进行监护或24h动态心电图记录,以排除其他严重心律失常。新生儿呼吸暂停发生时或发生后、胎儿宫内窘迫、新生儿窒息、低体温、严重高胆红素血症、颅内压升高(见于颅内出血、颅内感染等)以及某些药物如洋地黄、利多卡因、奎尼丁等皆可引起窦性心动过缓。某些器质性心脏病如病毒性心肌炎、先天性心脏病等病变影响窦房结时,或新生儿窒息缺氧影响窦房结,心内直视手术损伤窦房结时都可引起窦性心动过缓。窦性心动过缓是窦房结功能不良的临床表现之一。

(2)治疗:新生儿窦性心动过缓的治疗主要应针对原发病。严重者(心率<70次/min),可给阿托品、异丙肾上腺素等提高心率,用法见房室传导阻滞。

3.窦性心律不齐 新生儿窦房结发放激动不匀齐称为窦性心律不齐。分为四种类型:呼吸性、室相性、窦房结内游走性及早搏后性。

(1)病因:新生儿窦性心律不齐多发生于心率缓慢时,随心率增快而减少。窦性心律不齐的发生多与呼吸有关,吸气末心率加速,呼气末减慢,但也有与呼吸无关者。窦性心律不齐主要由副交感神经张力增高所致。

(2)心电图:心电图应具备窦性心律的特点,同一导联P-P间期不等,各P-P间隔之间的差异大于0.12s。

(3)治疗:窦性心律不齐不需要治疗,或仅作病因治疗。

4.窦性停搏和窦房阻滞

(1)窦性停搏:窦房结在较长的时间内不产生激动称为窦性停搏,其心电图表现为在窦性心律的心电图中出现一个较长时间的间歇,其间无心电图波形。如果患儿房室交界区功能正常,多出现逸搏及逸搏心律,否则将出现心源性脑缺血,甚至死亡。窦性停搏应与二度Ⅱ型窦房阻滞鉴别。

(2)窦房阻滞:窦房结产生的激动在向心房传导的过程中发生阻滞称为窦房阻滞。由于窦性激动本身在体表心电图上无波形可见,只有当窦性冲动传至心房,产生P波,才能在心电图上表现出来,因此在体表心电图上窦房阻滞是通过推理的方法认识的。窦房阻滞分为三度:①一度为传导延迟,心电图上表现不出来。②二度为部分不能下传,类似房室传导阻滞,又分Ⅰ型和Ⅱ型。其中Ⅱ型应与窦性停搏鉴别,两者在心电图上皆表现一个长间歇(无波形),但窦房阻滞者长 P－P 间期与短 P－P 间期有倍数关系,而窦性停搏没有此关系。③三度窦房阻滞为窦房结的激动完全不能下传,心搏停止。如患儿房室交界区有逸搏代偿功能,则以逸搏心律代偿,否则患儿因心搏停止而死。

窦性停搏和窦房阻滞皆为新生儿严重心律失常,常为新生儿窦房结功能不良的表现之一,也可见于药物如洋地黄、奎尼丁等中毒及电解质紊乱如高血钾等。窦性停搏和窦房阻滞如无交界区逸搏代偿可致心源性脑缺血综合征,甚至死亡,应重视。

5.新生儿窦房结功能不良　窦房结功能不良(sinus node dysfunction,SND)是指窦房结因某些病理的原因或由于自主神经功能紊乱不能正常发出冲动或冲动传出受阻而发生的一系列临床表现,如窦性心动过缓、窦性停搏、窦房阻滞、心动过缓－过速综合征、昏厥、呼吸暂停、心搏骤停等。

(1)病因:新生儿窦房结功能不良分为两类,一类为症状性 SND,另一类为非症状性SND。症状性者指是由于新生儿尤其是早产儿、低体重儿窦房结暂时发育不完善,某些疾病如新生儿窒息、缺氧、呼吸暂停、肺透明膜病、肺炎、血液黏滞易使其缺血、缺氧而出现的一系列症状。非症状性者是指由于窦房结先天性发育异常(如窦房结先天缺如)、器质性心脏病如先天性心脏畸形致窦房结结构异常、病毒性心肌炎等心肌炎症致窦房结变性、坏死以及心外科手术损伤窦房结等引起的一系列临床表现。

(2)临床表现:新生儿 SND 主要的症状为发绀、呼吸急促、心律改变,以心率缓慢为主。可有漏搏,也可有慢－快心率交替,严重者有惊厥、昏迷、心搏骤停等。

(3)心电图:主要表现为反复出现窦性心动过缓、P 波形态异常、窦性停搏、窦房阻滞、慢－快综合征(即在过缓心律的基础上间断出现室上性的快速异位心律,如室上性心动过速、心房扑动、颤动等)等。

(4)新生儿窦房结功能检测:主要为阿托品试验和经食管心房调搏测窦房结功能。

①阿托品试验:试验前描记仰卧位心电图,然后静脉注射阿托品 0.02mg/kg,注射后即刻、1、3、5、7、10、15、30min 各记录Ⅱ导联心电图,如注射后心率不增加或增加不超过原有心率的 25%,或出现新的心律失常如原为窦性心动过缓,试验后出现窦房阻滞、窦性停搏、结区逸搏等支持本病的诊断。

②食管心房调搏测窦房结功能:检查在喂奶前进行,先用 10%水合氯醛 0.5mL/kg 灌肠使新生儿安静,经鼻腔插入 5F 双极电极导管,定位于食管心电图最大正副双相 P 波处,导管插入深度为 15～20cm,平均为 16.5cm,调搏前描记 12 导联心电图。如患儿测值超过正常高限(均值加两个标准差)即应考虑有窦房结功能不良的可能。

(5)治疗:积极治疗原发病,同时给予氧疗、心肌营养药物如维生素 C、1,6－二磷酸果糖、辅酶 Q_{10}、三磷腺苷等。对过缓的心率、窦房阻滞、窦性停搏等可给阿托品、异丙肾上腺素等提高心率。严重者应给予起搏器治疗。

（二）过早搏动

过早搏动简称期前收缩，是新生儿心律失常中最常见的一种。在健康足月新生儿中也有发生。在新生儿各种心律失常中，期前收缩占的比例最大。在期前收缩中，房性最多见，其次为交界性及室性。

1.病因　新生儿期前收缩可发生于健康儿，早产儿更多见。健康新生儿发生期前收缩多在1个月内消失。器质性心脏病患儿期前收缩可发生如病毒性心肌炎、先天性心脏病和各种非心脏疾病如窒息缺氧、上呼吸道感染、肺炎、败血症等。新生儿电解质平衡紊乱、药物如洋地黄中毒、孕妇产前用药都可引起期前收缩。期前收缩还可由心导管检查和心外科手术引起。部分期前收缩可发生在宫内，其原因为宫内窘迫、宫内感染等。

2.临床表现　一般无症状，亦可有烦躁、拒奶，甚至血压下降与惊厥。听诊可闻及在原有心脏节律基础上出现一突然提前的心脏收缩，继之有较长的代偿间隙，提前的收缩常有第一心音增强，第二心音减弱。期前收缩既可偶发、散发，也可频发；既可不规则，也可规则呈二联律、三联律。

3.心电图　新生儿期前收缩根据其起源于心房、房室交界区和心室而分为房性、交界性及室性，其心电图特点如下：

（1）房性期前收缩：①P波提前，形态与窦性P波不同。②P－R间期＞0.10s。③期前出现的P波后可继以正常的QRS波或不继以QRS波（未下传），或继以轻度畸形的QRS波（室内差异传导）。④不完全性代偿间歇。

（2）交界性期前收缩：①QRS提前出现，形态与正常相同。②QRS前后无P'波或有逆传P波（P'－R间期＜0.10s，R－P'间期＜0.20s）。③完全性代偿间歇。

（3）室性期前收缩：①提前出现的QRS波，其前无P波。②QRS波宽大畸形，时限＞0.10s，T波与主波方向相反。③完全性代偿间歇。

4.治疗　期前收缩有原发病者，应治疗原发病。期前收缩本身多无症状，一般不需要治疗。但如期前收缩频发，有发展为心动过速倾向者，应给抗心律失常药物治疗，常用药物普罗帕酮，用法为每次5mg/kg，每日3～4次，口服。

（三）阵发性室上性心动过速

阵发性室上性心动过速是新生儿常见的心律失常，是新生儿期的临床急症之一。

1.病因　多见于无器质性心脏病的新生儿，半数以上合并预激综合征。也可见于器质性心脏病如病毒性心肌炎、合并心房肥大的先天性心脏病如三尖瓣闭锁、下移畸形、房间隔缺损等。感染性疾病如上呼吸道感染、肺炎、腹泻等多为发病的诱因，合并感染性疾病者约占30％。此外，药物中毒（如洋地黄）、心导管检查及心外科手术也可引起阵发性室上性心动过速。

2.临床表现　阵发性室上性心动过速可发生在宫内或出生后。宫内发生的阵发性室上性心动过速，因其过速的心率常被误诊为宫内窘迫。出生后发生的阵发性室上性心动过速多突然起病，患儿表现呼吸急促、口周发绀、面色苍白、烦躁不安、拒奶、肝大等，心率快而匀齐，一般230～320次/min。发作时间超过24h易发生心力衰竭。

3.心电图（图1－7）　三个或三个以上连续而快速的室上性（房性或交界性）期前收缩，R

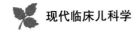
－R 间期规则,房性者可有 P′波,结性者无 P′波或有逆传的 P′,但因心率过速,P′波常不易辨认,故统称为阵发性室上性心动过速。QRS 形态多数正常,但可因室内差异传导而变形。发作时心动过速可造成心肌供血不足,致 ST 段降低,T 波低平或倒置。

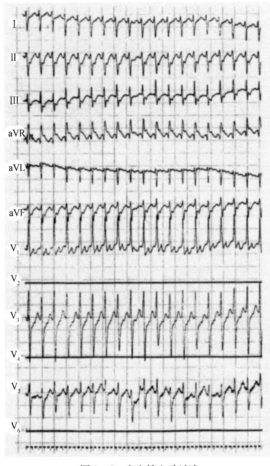

图 1－7　室上性心动过速

4.治疗　阵发性室上性心动过速亦称为"需紧急治疗的良性心律失常",故仍需积极治疗。治疗方法如下:

(1)刺激迷走神经:对于新生儿常用潜水反射法,即用冰水浸湿的毛巾或冰水袋(用薄的橡皮囊做成)敷盖于患儿整个面部 10～15min,给以突然的寒冷刺激,通过迷走神经反射而终止发作,一次无效间隔 3～5min 可再试一次。

(2)药物治疗

①地高辛:是常用的药物,对合并心力衰竭者也有效。用快速饱和法,足月儿饱和剂量

0.03mg/kg，早产儿 0.02mg/kg，静脉给药。首次剂量为 1/2 饱和量，余量分 2 次，8h 内进入。

②普罗帕酮：是广谱高效抗心律失常药，可静脉给药用于治疗室上性阵发性心动过速，用量每次 1mg/kg，加于 5%～10% 葡萄糖 20mL 中缓慢静脉注射，如无效，20min 后可再重复 1 次。

③普萘洛尔：为 β 肾上腺素受体阻断药，更适用于室上性心动过速伴有预激综合征或 QRS 波增宽者。用量每次 0.1mg/kg 加于 10% 葡萄糖 20mL 中，缓慢静脉注射。

④三磷腺苷（ATP）：快速静脉注射有兴奋迷走神经作用，可停止心动过速发作，每次 50～250μg/kg 静脉注射，于 5s 内快速推入。

以上药物静脉注射时必须同时做心脏监护，如无监护条件也应一边推注一边做心脏听诊，一旦心率突然下降转为窦性心律，则应即刻停止推药，以防发生心搏骤停。刺激迷走神经可以与药物，尤其是洋地黄配合进行，有时刺激迷走神经无效，给予注射洋地黄后，再进行刺激则能转律成功。对有严重传导阻滞的患儿，以上药物要慎用。

（3）超速抑制：药物治疗无效者，可给患儿放置食管电极进行食管心房调搏。给予超过室上性心动过速速率的超速起搏，此起搏抑制了引起室上性心动过速的异位节律点，然后停止起搏，窦房结恢复激动并下传，窦性心律恢复。

（4）电击复律：药物治疗无效者也可采取电击复律，即用体外同步直流电击术，剂量为 5～15 瓦/（秒·次），在心电监护下进行，术前应停用洋地黄 1～2d。转律后，为防复发，可用地高辛维持治疗 6 个月至 1 年。

（四）心房扑动和颤动

心房扑动和心房颤动在新生儿期少见，但它们是比较严重的心律失常。

1.病因　心房扑动和颤动少数为生理性，器质性心脏病见于病毒性心肌炎，伴有心房扩大的先天性心脏病如三尖瓣下移、肺动脉闭锁、室间隔缺损等，心脏术后，传导组织未成熟的暂时性缺陷，钠通道依赖折返。

2.临床表现　心房扑动心房率可达 300 次/min 以上，因常合并 2∶1～4∶1 下传阻滞，心室率约 200 次/min。多为阵发性，也可为持续性，一般无症状，严重者可有心力衰竭，听诊心律不齐，心音强弱不一。

3.心电图

（1）心房扑动时 P 波消失，代之以锯齿状扑动波，频率 300 次/min，其间无等电位线，房室传导比例为 2∶1～8∶1，以 2∶1 者多见，QRS 波形多与窦性心律相同（图 1-8）。

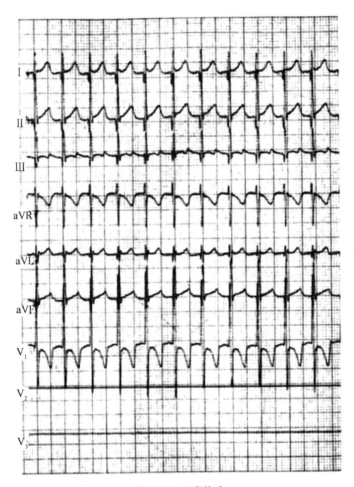

图 1-8 心房扑动

(2)心房颤动时 P 波消失,代之以大小不等、形态不同、间隔不均匀的颤动波,频率 400～700 次/min。心室节律绝对不匀齐,R-R 间期不等,QRS 形态多正常(图 1-9)。

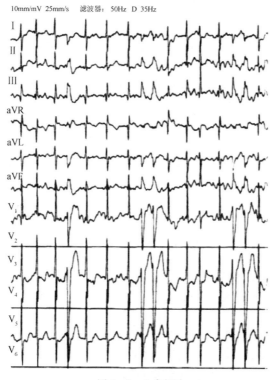

10mm/mV 25mm/s　滤波器：50Hz D 35Hz

图1-9　心房颤动

4.治疗　药物转律以地高辛快速饱和法为主,用法见室上性心动过速。如无效则可选用食管心房调搏超速抑制复律(仅用于心房扑动)或直流电转复治疗,电转复剂量 5～10 瓦/(秒·次)。

(五)阵发性室性心动过速

阵发性室性心动过速新生儿少见,但它是严重的心律失常。

1.病因　①多见于严重的器质性心脏病如病毒性心肌炎、先天性心脏病、心肌病等。②某些严重全身性疾病的终末期,或某些药物如洋地黄中毒、严重电解质紊乱。③心导管检查、心外科手术等。

2.临床表现　病情多较严重,有原发病的临床表现。可有发绀、烦躁、拒奶、呕吐、气促等。患儿面色苍白、心音低钝、血压下降、末梢循环不良。也可出现心源性脑缺血,致惊厥、昏迷等。心室率一般在 200 次/min 以下。

3.心电图　3 个以上连续的室性早搏,QRS 波宽大畸形,T 波与主波方向相反。可见与 QRS 波无关的窦性 P 波,心室率 150～200 次/min。

4.治疗　首先为病因治疗。抗心律失常药物可用利多卡因,每次 1mg/kg,加入 5%～10%葡萄糖 20mL 中静脉缓慢推注,必要时 5～10min 可重复 1 次。转律后静脉点滴维持,按每分钟 0.02～0.05mg/kg。也可用苯妥英钠,尤其对洋地黄中毒引起者,每次 2～4mg/kg,溶于生理盐水 20mL 中缓慢推注,如无效 5～10min 后可重复 1 次。还可用普罗帕酮或普奈洛尔静脉注射(用法见室上性心动过速)。如药物治疗无效,也可用直流转复。

(六)房室传导阻滞

房室传导阻滞也是新生儿期较常见的心律失常,根据传导阻滞的严重程度分为一度、二度、三度房室传导阻滞。

1.病因 新生儿房室传导阻滞可分为先天性和后天性者。先天性者多为三度房室传导阻滞(完全性房室传导阻滞),系由于胚胎发育异常及孕妇患自身免疫性疾病,免疫抗体损伤胎儿传导系统所致。后天性者多由器质性心脏病如病毒性心肌炎、心肌病及感染、缺氧、电解质紊乱、药物如洋地黄中毒等所致。一度及二度Ⅰ型房室传导阻滞还可由迷走神经张力增高所致,亦见于正常新生儿。

2.临床表现

(1)一度房室传导阻滞及二度房室传导阻滞的漏搏不多者,临床多无症状。听诊可有心尖部第一心音低钝,可闻及漏搏。

(2)二度房室传导阻滞的漏搏多者及三度房室传导阻滞的心室率缓慢者导致心排血量减少,患儿可有呼吸困难、气急、面色苍白、四肢凉、血压下降、脉弱,可因心源性脑缺血致惊厥、昏迷。

(3)先天性三度房室传导阻滞可在宫内发病,一般在妊娠后期或分娩时发现胎儿心动过缓,常常误诊为宫内窘迫而行紧急剖宫产。出生后心率如在 56～80 次/min 可无症状,如心率慢至 30～45 次/min 则出现症状。三度房室传导阻滞患儿心脏听诊时第一心音强弱不等,系因完全性房室分离房室收缩不协调致每搏心输出量不等所致。听诊于胸骨左缘可闻及Ⅱ～Ⅲ级收缩期喷射性杂音及心尖区舒张期第三心音,系由心脏每搏输出量较高引起。先天性三度房室传导阻滞约 40%伴有先天性心脏病,此时可听到先天性心脏畸形所引起的杂音。

3.心电图

(1)一度房室传导阻滞:表现 P－R 间期延长,正常新生儿 P－R 间期最高值为 0.12s,超过此值可考虑为一度房室传导阻滞。

(2)二度房室传导阻滞:分为Ⅰ型及Ⅱ型。Ⅰ型:P－R 间期逐渐延长,最后窦性激动完全受阻,QRS 脱落,以后又再下传,周而复始。Ⅱ型:P－R 间期恒定,QRS 成比例脱落,呈 3:1、2:1、4:3 等。

(3)三度房室传导阻滞:P 波与 QRS 波互不相关,心室率慢而规则,40～60 次/min。QRS 波形状取决于次级节律点的位置,次级节律点位置越低,QRS 越宽大畸形,预后越差。

4.治疗

(1)针对原发病进行病因治疗。

(2)如心率过慢或有自觉症状者,加用改善房室传导、增快心率的药物。

①异丙肾上腺素:0.1mg 加入 5%～10%葡萄糖 50～100mL 中静脉点滴,0.15～0.2μg/(kg·min),或根据心率调整滴数。

②阿托品:每次 0.01～0.03mg/kg,肌内或静脉注射。

(3)后天性三度房室传导阻滞:如由心肌炎引起可加用激素治疗。若异丙肾上腺素、阿托品等提高心率无效,可考虑经导管临时心脏起搏,待炎症消退,阻滞减轻或消失后停用。先天性三度房室传导阻滞如无症状不需治疗,但如出现下列情况即应安装永久性人工心脏起搏器:①新生儿心室率过慢<50 次/min,尤其是出现心源性脑缺血综合征者。②三度房室传导阻滞 QRS 时限延长并出现心力衰竭者。三度房室传导阻滞由心肌炎症引起者,经抗炎、对症治疗后多能恢复。

第七节　新生儿持续肺动脉高压

新生儿持续肺动脉压力是由于出生后肺血管阻力的持续增加,阻止由胎儿循环过渡至正常新生儿循环,当肺血管压力高至超过体循环压力时,使大量血液经卵圆孔和(或)动脉导管水平的右向左分流,称为新生儿持续肺动脉高压(persistent pulmonary hypertension of newborn,PPHN)。

一、病因

1.肺血管发育不全　为气道肺泡及肺小动脉数量减少,肺血管横截面积减少,使肺血管阻力增加。常见病因为肺发育不全及先天性膈疝等。

2.肺血管发育不良　肺内平滑肌自肺泡前生长至正常无平滑肌的肺泡内动脉,肌型动脉比例增多,但肺小动脉数量正常。因血管内平滑肌肥厚,管腔弯窄,使血管阻力上升。宫内慢性缺氧可使肺血管重构,中层肌肉肥厚。此外如孕母曾应用过阿司匹林及吲哚美辛等药,使胎儿动脉导管早闭和继发肺血管增生,导致肺动脉高压。

3.肺血管适应不良　指肺血管阻力在出生后不能迅速降低。常见于围生期窒息、低氧、酸中毒等因素,占 PPHN 发生原因的大部分,如围生期胎粪吸入综合征导致的 PPHN。在上述病因中,第一类、第二类治疗效果差,第三类治疗效果较好。

4.其他因素　某些先天性心脏病,如左及右侧梗阻性心脏病可导致 PPHN;心肌功能不良也可导致 PPHN;肺炎、败血症可导致 PPHN(可能由于氧化氮的产生抑制作用,内毒素抑制心肌功能,同时血栓素、白三烯等释放,导致肺血管收缩)。此外,某些代谢问题如低血糖、低血钙亦有可能引起肺动脉高压。红细胞增多症,血液高黏滞状态易致肺动脉高压等。

二、临床表现

多见于足月儿、过期产儿,早产儿常见于肺透明膜病合并 PPHN。

足月儿或过期产儿有围生期窒息,胎粪吸入史者于出生后 24h 内出现全身性、持续性发绀,发绀与呼吸困难不平行。吸高浓度氧多数不能好转。虽发绀重,但没有明显的呼吸困难。临床上与紫绀型先天性心脏病不易区别。肺部无明显体征。心脏听诊无特异性,部分患儿心前区搏动明显,肺动脉第二音亢进分裂。围产窒息者胸骨下缘有时可闻及粗糙的收缩期杂音。心功能不全者可有心音低钝、循环不良和低血压。

三、辅助检查

当新生儿于初生 24h 内发生持续而明显的发绀,其发绀又与呼吸困难程度不相称时应高度怀疑本病,需做如下检查:

(一)针对低氧

1.高氧试验 吸 100%氧 10min 后患儿发绀不缓解,此时取左桡动脉或脐动脉血(动脉导管后血)做血气分析,如 $PaO_2<6.65kPa$,则表示有右向左分流,可排除由于呼吸道疾病引起的发绀。

2.动脉导管前、后 PaO_2 差异试验 同时取右、左桡动脉(或右桡动脉、脐动脉)血,前者为导管前血,后者为导管后血,如两份血 PaO_2 差异≥1.99kPa,且导管前高于导管后者,说明在动脉导管水平有右向左分流,但仅有卵圆孔分流者差异不明显。

3.高氧通气试验 用呼吸器吸 100%氧,以 100~150 次/min 的呼吸频率,吸气峰压为 4~5.3kPa,使 $PaCO_2$ 下降至 2.66~3.32kPa,pH 上升至 7.5 左右时,则肺血管扩张,阻力降低,右向左分流逆转,PaO_2 明显上升。此方法可用于鉴别 PPHN 和先天性心脏病,后者 PaO_2 不上升。

(二)排除先天性心脏病

1.胸部 X 线片 有助于鉴别肺部疾病。PPHN 患儿心影多正常或稍大,肺血减少(图1—10)。

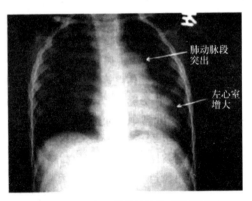

图 1—10 新生儿持续性肺动脉高压

2.心电图 表现为与新生儿时期一致的右心室占优势的心电图,如有心肌缺血可有ST—T改变。

3.超声心动图 主要用于鉴别有无先天性心脏畸形。PPHN 患儿在 M 型超声心动图上可表现为左、右心室收缩时间间期延长,如右室射血前期与右室射血期比值>0.5,左室射血前期与左室射血期比值>0.38,可参考诊断本病。用二维超声心动图可检查心房水平的右向左分流,方法是用生理盐水或 5%葡萄糖做对比造影。彩色多普勒检查也可确定动脉导管及卵圆孔的右向左分流,并可测定动脉导管的直径。多普勒超声心动图还可以估测肺动脉压力和肺血管阻力,根据三尖瓣反流压差推测肺动脉收缩压,根据肺动脉瓣反流压差估计肺动脉舒张压及平均压。

4.心导管检查　可以证实肺动脉压力情况,但它是侵入性检查方法,有一定危险性,一般不做。

四、治疗

(一)治疗原则

1.纠正引起血管阻力增加的任何生理异常,使用镇静药和(或)肌肉松弛药,有利于机械通气的患儿一般情况的稳定。

2.使用高通气和血管扩张药降低肺动脉压。

3.使用扩容药和(或)加强心肌收缩力的药物,维持体循环血压或纠正体循环低血压,逆转右向左分流。

(二)治疗方法

1.治疗原发病　积极治疗引起 PPHN 的各种原发病,解除引起肺动脉高压的各种原因,如纠正缺氧酸中毒,治疗 RDS、MAS、肺炎、红细胞增多症、低体温等。

2.插管及机械通气　是降低肺动脉压力的主要手段之一。传统的治疗方法是采用高氧、高频、高通气,提高 PaO_2 至 10.6kPa,降低 $PaCO_2$ 至 2.7～3.3kPa,pH 上升至 7.5 左右,造成一个呼吸性碱中毒的条件,使血管扩张,肺动脉压下降,右向左分流停止。目前推荐用高通气维持适当的氧合,维持 SpO_2 大于 95%,使 PaO_2 升至 10.6kPa,$PaCO_2$ 维持在 4.7～5.3kPa,使 pH 保持在 7.45～7.50。

(1)无肺实质疾病可用低压、短吸气时间的通气方式,呼吸频率 60～120 次/min,PIP 2～2.5kPa,PEEP 0.2～0.4kPa,吸气时间 0.2～0.4s,气流量 20～30L/min。重症 PPHN 常伴发表面活性物质缺乏和肺水肿,若呼吸机治疗的通气效果不佳,在密切监护血气和临床表现的情况下,适当调高 HP,可能有助于改善通气。

(2)有肺实质疾病合并 PPHN 的机械通气,应根据肺部的本身疾病作相应的调整,可用稍低频率、较高 PIP 及较长吸气时间通气。此外,HFPV 又可为吸入一氧化碳提供有效的递送手段。待氧合稳定 12h 后逐渐降低呼吸机参数,每降一次参数,需观察半小时。

3.一氧化氮(NO)吸入疗法　吸入 NO 经弥散入肺泡后,能选择性地降低肺动脉压力,能松弛肺血管平滑肌,使生物性失活,而对体循环压力无影响,缺氧引起的肺动脉高压吸入 NO 尤为有效。

治疗 PPHN 的 NO 吸入剂量开始用 20ml/L,可在 4h 后降为 5～6ml/L 维持;一般持续 24h,也可以用数天或更长时间。

因 NO 与氧结合产生的 NO_2 与水结合形成的化合物对肺泡上皮细胞有损伤作用,且其本身也对肺有损伤,致肺功能减退。应用时要持续监测吸入气 NO 和 NO_2 浓度。长期应用有可能导致高铁血红蛋白血症及其有潜在的毒性反应,故在用 NO 治疗时,需要监测高铁血红蛋白。吸入 NO 可影响血小板功能,致出血时间延长,对有出血倾向者,尤其是早产儿,应

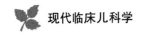

密切观察。吸入 NO 后,氧合好转,NO 的吸入剂量不能下降太快,否则会导致低氧反跳,必须逐渐下降,当 iNO 下降至 1mg/L 时,才能撤除吸入。

4.体外膜肺(ECMO)治疗　用于最大限度呼吸机支持加药物治疗无效者,可提高存活率至 83%。膜肺治疗指征:①肺部疾病应是可逆性的。②无颅内出血及出血性疾病。③体重>2kg。④机械通气时间应<7～10d。在进行体外膜肺前,应先行高频通气加 NO 吸入治疗,观察是否有效。

5.镇静治疗　患儿在机械通气时应给吗啡镇静,静脉注射 0.1mg/(kg·h),2h 后持续静滴 25mg/(kg·h)。如果患儿的自主呼吸对气体交换不利,给予神经肌肉松弛药泮库溴铵0.1mg/kg,每 3～4h 一次。

6.维持轻度代谢性碱血症状态　纠正酸中毒治疗 PPHN 患儿,是仅次于提高氧合的重要手段,轻度碱血症可使肺血管阻力下降,可用温和的高通气方法,或谨慎地应用碳酸氢钠,使 pH 维持在 7.35～7.45。

7.提高体循环血压,逆转右向左分流　血容量不足时应给等张晶体液、胶体液(5%白蛋白、新鲜血浆或全血)等,以增加心搏出量。正性肌力药物常用的有多巴胺和多巴酚丁胺,剂量为 3～5μg/(kg·min),以增加心脏搏出量及维持血压;剂量不宜太大,如超过 10μg/(kg·min),不利于降低肺动脉压力。

8.药物扩张肺血管

(1)硫酸镁:是一种血管扩张药、肌肉松弛药和镇静药。负荷量 200mg/kg,以 10%的浓度静脉点滴,速度不应过快,一般要半小时以上滴完,以后维持点滴速度为 20～50mg/(kg·h),血镁浓度保持在 3.5～5.5mmol/L。副作用是低血压、腹胀、一过性心率减慢等。但只要血镁浓度控制在 5～6mmol/L 以下,应用是安全的。

(2)前列环素:开始剂量为 0.02μg/(kg·min)。于 4～12h 逐渐增加到平均剂量 0.06μg/(kg·min),可用 3～4d。

9.纠正代谢异常　如同时存在低血糖、低血钙必须纠正。PPHN 同时伴有多血症时,必须用部分换血治疗,使血细胞比容维持在 50%～55%。

五、治疗心得

1.PPHN 的治疗关键是明确呼吸衰竭的病因,即有无肺实质疾病,以决定治疗策略。高频通气和 iNO 是治疗 PPHN 的有效手段,并可减少 ECMO 的应用,严重、持续低氧血症会导致多器官损伤,影响预后。

2.当足月新生儿出现与呼吸困难程度不一致的青紫时,应首先考虑 PPHN,尽早行胸 X线及心脏超声检查,明确诊断。

3.肺循环对氧分压变化非常敏感,应尽量维持血氧分压正常,避免严重并发症的发生。

4.PPHN 病死率高,随着 iNO 及 ECMO 等的应用,其预后已明显改善。

第八节　新生儿急性肾衰竭

新生儿急性肾衰竭(acute renal failure of newborn,ARF)是指肾功能突然受到严重损害,出现少尿或无尿、体液紊乱、酸碱失调以及血浆中需经肾排出的代谢产物(尿素、肌酐等)蓄积而致浓度升高,是新生儿危重的临床综合征之一。

一、病因

新生儿出生前、出生时及出生后的各种致病因素,均可引起 ARF。按肾损伤性质及部位的不同,可将病因分成肾前性、肾性和肾后性三大类。

1.肾前性

(1)低血容量:围生期出血、脱水、腹泻,手术并发症。

(2)心力衰竭。

(3)低血压,如败血症、凝血缺陷、出血、体温过低引起。

(4)低氧血症,如窒息、呼吸窘迫综合征、肺炎所致。

上述原因均可使肾血循环障碍,以致肾血流量减少、肾小球有效滤过压降低、肾小球滤过率减少,从而导致急性肾衰竭。

2.肾性

(1)先天性:肾畸形、肾发育不全、肾病综合征、肾炎。

(2)获得性:肾静脉或肾动脉血栓形成、肾皮质坏死、肾毒素、DIC、创伤、未经治疗的肾前性原因。

3.肾后性　主要为尿路梗阻引起的 ARF,见于各种先天泌尿道畸形,如后尿道瓣膜、尿道憩室、包皮闭锁、尿道狭窄、输尿管疝等。也可见于肾外肿瘤压迫尿道或医源性手术插管损伤致尿道狭窄。

二、临床表现

新生儿 ARF 常缺乏典型临床表现,常有拒食、呕吐、苍白、脉搏细弱。主要症状为少尿或无尿,补液过多时可导致高血压、心力衰竭、肺水肿、脑水肿和惊厥。根据病理生理改变和病情经过将临床表现分三期:少尿或无尿期、多尿期和恢复期。

(一)少尿或无尿期

1.少尿或无尿　新生儿尿量<25mL/d 或 1mL/(kg・h)者为少尿,尿量<15mL/d 或 0.5mL/(kg・h)为无尿。正常新生儿93％于出生后24h 内,99.4％于出生后48h 内排尿。出生后48h 不排尿者应考虑有 ARF。新生儿 ARF 多数有少尿或无尿症状。新生儿 ARF 少尿期持续时间长短不一,持续 3d 以上者病情危重。近年来陆续有无少尿性新生儿 ARF 的报道,其病情及预后好于少尿或无尿者。

2.电解质紊乱

(1)高钾血症:血钾>7mmol/L。由于少尿时钾排出减少,酸中毒使细胞内的钾向细胞外转移。可伴有心电图异常,如 T 波高耸、QRS 增宽和心律失常。

(2)低钠血症:血钠<130mmol/L。主要为血液稀释或钠再吸收低下所致。

(3)高磷、低钙血症等。

3.代谢性酸中毒 由于肾小球滤过功能降低,氢离子交换及酸性代谢产物排泄障碍等引起。

4.氮质血症 ARF 时蛋白分解旺盛,体内蛋白代谢产物从肾脏排泄障碍,血中非蛋白氮含量增加,出现氮质血症。

(二)多尿期

随着肾小球和一部分肾小管功能恢复,尿量增多,一般情况逐渐改善。如尿量迅速增多,有的可出现脱水、低钠或低钾血症等。此期应严密观察病情和监测血液生化学改变。

(三)恢复期

患儿一般情况好转,尿量逐渐恢复正常,尿毒症表现和血生化改变逐渐消失。肾小球功能恢复较快,但肾小管功能改变可持续较长时间。

三、辅助检查

(一)实验室检查

1.急性肾衰竭时尿量少而比重低,尿中可有较多的蛋白质和管型。$Scr \geqslant 88 \sim 142 \mu mol/L$,$BUN \geqslant 7.5 \sim 11mmol/L$,或 Scr 每日增加 $\geqslant 44 \mu mol/L$,BUN 增加 $\geqslant 3.57mmol/L$。

2.血清钾、肌酐、尿素氮增高,血清钠、氯及 CO_2 降低,血清钙也降低。

(二)影像学检查

1.肾脏超声检查 为非侵袭性检查方法,能精确描述肾脏大小、形状、积水、钙化及膀胱改变。对疑有肾静脉血栓形成或无原因的进行性氮质血症者,应做此项检查。

2.放射性核素肾扫描 了解肾血流灌注、肾畸形,并对肾小球滤过率能作系列对比性判断。

3.CT 及磁共振 有助于判断肾后性梗阻。

四、治疗

治疗重点包括:去除病因、保持水及电解质平衡、供应充足热量、减少肾脏负担。

(一)去除病因和对症治疗,防止 ARF 继续进展

如纠正低氧血症、休克、低体温及防治感染等。

1.肾前性 ARF 应补足血容量及改善肾灌流。此时如无充血性心力衰竭存在,可给等渗盐水 20mL/kg,2h 静脉内输入,如无尿可静脉内给呋塞米 2mL/kg,常可取得较好的利尿效果。有资料报道,同时应用呋塞米与多巴胺以增加 GFR,促进肾小管中钠的再吸收,比单用一种药疗效更佳。甘露醇可增加肾髓质血流,对减轻水肿有一定疗效。

2.肾后性 ARF 以解除梗阻为主,但肾前及肾后性 ARF 如不及时处理,可致肾实质性损害。

(二)少尿期或无尿期治疗

1.控制液量、每日计算出入水量 严格控制液体入量=不显性失水+前日尿量+胃肠道

失水量＋引流量。足月儿不显性失水为 30mL/(kg·d)，每日称量体重，以体重不增或减少 1%～2%为宜。此期若水负荷多可引起心力衰竭、肺水肿、肺出血等危重并发症。

2.纠正电解质紊乱

(1)高钾血症：应停用一切来源的钾摄入。无心电图改变时，轻度血钾升高(6～7mmol/L)可用聚磺苯乙烯 1g/kg，加 20%山梨醇 10mL，保留灌肠(30～60min)。每 4～6h 1 次。每克可结合钾 0.5～1mmol，释放钠 1～2mmol/L 被吸收。需注意钠潴留，应计算到钠平衡量内，尤其是肾衰竭少尿或心力衰竭患儿。有心电图改变者，血钾＞7mmol/L，应给葡萄糖酸钙以拮抗钾对心肌的毒性，并同时应用碳酸氢钠。但若并发高钠血症和心力衰竭，应禁用碳酸氢钠。此外，可给葡萄糖和胰岛素。以上治疗无效时考虑做透析治疗。

(2)低钠血症：多为稀释性，轻度低钠血症(血钠 120～125mmol/L)，可通过限制液量，使细胞外液逐渐恢复正常。血钠＜120mmol/L，有症状时补充 3%氯化钠。

(3)高磷、低钙血症：降低磷的摄入，补充钙剂。血钙小于 8mmol/L，可给 10%葡萄糖酸钙 1mL/(kg·d)，静脉滴入。可同时给适量的维生素 D_2 或维生素 D_3，促进钙在肠道吸收。

3.纠正代谢性酸中毒 pH＜7.25 或血清碳酸氢盐＜15mmol/L 应给碳酸氢钠 1～3mmol/(L·kg)，或按实际碱缺失×0.3×体重(kg)计算，在 3～12h 输入。

4.供给营养 充足的营养可减少组织蛋白的分解和酮体的形成，而合适的热量摄入及外源性必需氨基酸的供给可促进蛋白质合成和新细胞成长，并从细胞外液摄取钾、磷。ARF 时应提供 167kJ(40kcal)/(kg·d)以上热量，主要以糖和脂肪形式给予。当输入液量限制于 40mL/(kg·d)时，应由中心静脉输注 25%葡萄糖。脂肪乳剂可加至 2g/(kg·d)。氨基酸量一般为 1～1.5g/(kg·d)。少尿期一般不给钾、钠、氯。应注意维生素 D、维生素 B 复合物、维生素 C 及叶酸的供给。

5.肾替代疗法 新生儿常用的肾替代疗法包括腹膜透析和血液滤过疗法。新生儿 ARF 应用以上措施治疗如无效，且伴有下列情况，可给予肾替代疗法：①严重的液体负荷，出现心力衰竭、肺水肿。②严重代谢性酸中毒(pH＜7.1)。③严重高血钾症。④持续加重的氮质血症，已有中枢抑制表现，或 BUN＞35.7mmol/L 者。

(1)腹膜透析：腹膜透析是新生儿危重临床急救中最常应用的肾替代疗法，其特点是设备与操作简单，不需要采用血管穿刺与体外循环，其治疗过程中仅为高渗性透析盐溶液沿管道反复进入与流出腹腔，完成超滤与透析的两种作用。透析液循环经路的长度、液体的容量及渗透压浓度的大小可根据治疗目的而不同。与腹膜透析相关的并发症包括腹部外科合并症、坏死性肠炎、胸腹腔气漏及腹膜疝等。

(2)连续性动静脉血液滤过：危重的新生儿急性肾衰竭经上述治疗无效时，已较多推荐应用，并取得很好的疗效。

第九节 新生儿缺氧缺血性脑病

围生期窒息所致新生儿缺氧缺血性脑病(hypoxic—ischemic encephalopathy of newborn，HIE)是指各种围生期窒息引起的部分或完全缺氧、脑血流减少或暂停而导致胎儿或新

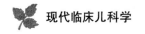

生儿损伤。为新生儿期危害最大的常见病,常引起新生儿死亡和其后神经系统的发育障碍。

一、病因

1.缺氧　围生期窒息是主要原因,尤其是重度窒息常并发 HIE。产前因素如母体大出血后继发血压过低、妊高征、胎盘异常及胎儿宫内发育迟缓等。产后因素有严重持续胎儿循环,严重反复呼吸暂停,继发于大动脉导管未闭症的心力衰竭,其他先天性心脏病及严重肺疾病如呼吸窘迫综合征。

2.缺血　缺氧可导致脑出血,心脏停搏或重度的心动过缓、心力衰竭、败血症及休克等均可引起脑缺血。

3.其他　如感染、先天性心脏病、脑部疾病等。脑发育差或发育受损可能是潜在的危险因素。

二、临床表现

临床可以通过观察患儿的意识状态、反应性、脑神经功能、原始反射、动作和肌张力及有无惊厥等来判断 HIE 的轻重程度。

1.意识状态　正常新生儿易被唤醒,且能保持较长时间的清醒称为意识状态正常。轻度 HIE 患儿可无明显的意识障碍,或在出生后早期表现为短暂性的嗜睡。中度 HIE 患儿意识障碍多在出生后第 2d 或第 3d 最明显,其后逐渐恢复,50% 的患儿可伴惊厥。严重意识障碍患儿昏睡,仅疼痛刺激可引起缩腿反应时称为浅昏迷;疼痛刺激亦不能引起任何反应时称为昏迷。重度 HIE 患儿出生后即呈昏迷状,常迅速恶化,短期死亡。幸存者意识障碍可持续数周,常伴惊厥。

2.反应性　主要为兴奋和抑制两大反应。轻度 HIE 患儿常呈过度兴奋状态,表现为易激惹,对刺激的反应过强,肢体颤抖,以及自发性 Moro 反射增多等。中度以上脑缺氧缺血性损伤患儿常呈抑制状态,表现为表情淡漠,肢体无自发活动,对刺激的反应低下,以及各种原始反射如吸吮、拥抱反射等不易引出或引出不完全等。

3.脑神经　轻度 HIE 常出现瞳孔扩大,中度以上 HIE 则表现瞳孔缩小,对光反射迟钝或消失,反映了交感和副交感神经功能不良。出现瞳孔改变,眼动、吸吮力及咳嗽等反射的消失提示有脑干损伤,常伴呼吸节律不整、呼吸暂停甚至呼吸衰竭。

4.动作和肌张力　观察患儿的自发动作或轻轻抚摸以刺激患儿,可观察患儿四肢活动的情况及活动是否对称。轻度 HIE 患儿的肌张力可正常,且无其他明显临床症状。部分轻度 HIE 患儿,其肌张力可增高,提示有肌肉的早期痉挛。中度以上 HIE 患儿,其肌张力则多降低或呈严重低下,提示大脑皮质呈抑制状态。从动作和肌张力状态,可间接推测患儿可能属于何种脑缺氧缺血的病理改变类型:旁矢状区损伤患儿可呈现肢体无力,其无力程度近端较远端、上肢较下肢更明显;一侧大脑中动脉梗死,可引起损伤对侧的肢体偏瘫和局灶型惊厥;严重双侧脑动脉梗死可出现四肢麻痹;脑室周围白质软化的早产儿可呈现下肢活动减少和软弱无力;选择性神经元坏死的患儿可呈现严重的肌张力降低、迟钝和昏迷;自发运动明显减少或缺失,对痛觉无反应,张力普遍降低,可能为严重的、弥漫性、多灶性皮质损伤或脑干功能不良;颈肢反射持续存在则提示大脑皮质功能不全。

5.惊厥　HIE常是新生儿惊厥最常见的原因,一般在出生后12~24h发生,应用抗痉挛药物常难以控制。新生儿惊厥可分成轻微型、强直型、多灶性阵挛型、局灶性阵挛型及肌阵挛型五种。HIE患儿的惊厥可表现为上述的一种或两种。几乎所有HIE惊厥患儿均可同时伴有轻微型惊厥,表现为两眼强直性偏斜或凝视、眨眼、吸吮、咂嘴、上肢拳击、游泳或划船动作及呼吸暂停。临床诊断早产儿轻微型惊厥较足月儿更为困难,早产儿常表现为持续睁眼,口一颊一舌动作(发出响声,流涎,咀嚼),踏脚动作及做鬼脸等。轻微型惊厥类型临床极易忽视,需经脑电图佐证。中度以上HIE患儿常表现为局灶性阵挛型惊厥。严重的脑动脉梗死惊厥发生率可达80%以上,惊厥多呈局灶型,位于损伤对侧。重度HIE呈弥漫性脑损伤时,可出现肌阵挛型惊厥,表现为上肢和(或)下肢呈同步屈曲性抽动。

6.颅内高压　通常在出生后4~12h逐渐明显,如前囟隆起、张力增加可用手指感到头颅骨缝裂开,头围增大。严重病例在出生后1h即可有颅内高压表现,CT表现普通性脑水肿。

7.其他　重症有脑干功能障碍,如瞳孔改变、眼球震颤和呼吸节律不整齐等。

三、辅助检查

1.实验室检查　出生时可通过胎儿头皮血、新生儿脐血进行血气分析和生化检测,了解宫内缺氧和酸中毒情况。出生后酌情定时检测血糖、血钠、血钙、血氨、肝肾功能及心肌酶谱等指标,了解代谢紊乱以及多脏器损害的情况。有条件的情况下,也可检测血清磷酸肌酸激酶同工酶(CK-BB)、乳酸脱氢酶、神经烯醇化酶(NSE)、次黄嘌呤、S-100蛋白、髓鞘碱性蛋白(MBP)等,也可测定脑脊液中乳酸、神经烯醇化酶、乳酸脱氢酶、纤维蛋白原降解产物等,以判断脑损伤的严重程度。测定血红细胞中脂质过氧化物(I,PO)浓度或超氧化物歧化酶(SOD)活性,可在一定程度上反映脑自由基损伤的情况。

2.脑电图　在出生后1周内检查。表现为脑电活动延迟(落后于实际胎龄),异常放电,缺乏变异,背景活动异常(以低电压和暴发抑制为主)等。有条件时,可在出生早期进行振幅整合脑电图(aEEG)连续监测,与常规脑电图相比,具有经济、简便、有效和可连续监测等优点。

3.B超　可在HIE病程早期(72h内)开始检查。有助于了解脑水肿、脑室内出血、基底核和丘脑损伤及脑动脉梗死等HIE的病变类型。脑水肿时可见脑实质不同程度的回声增强、结构模糊、脑室变窄或消失,严重时脑动脉搏动减弱;基底核和丘脑损伤时显示为双侧对称性强回声;脑梗死早期表现为相应动脉供血区呈强回声,数周后梗死部位可出现脑萎缩及低回声囊腔。B超具有可床旁动态检查、无放射线损害、费用低廉等优点,但需有经验者操作。

4.CT　待患儿生命体征稳定后检查,一般以出生后4~7d为宜。脑水肿时,可见脑实质呈弥漫性低密度影伴脑室变窄;基底核和丘脑损伤时呈双侧对称性高密度影;脑梗死表现为相应供血区呈低密度影。有病变者3~4周后宜复查。要排除与新生儿脑发育过程有关的正常低密度现象。CT图像清晰,价格适中,但不能做床旁检查,且有一定量的放射线(图1-11)。

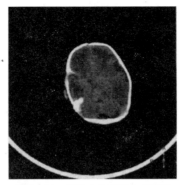

图1—11　新生儿缺氧缺血性脑病

5. MRI　对HIE病变性质与程度评价方面优于CT,对矢状旁区和基底核损伤的诊断尤为敏感,有条件时可进行检查。常规采用T_1WI,脑水肿时可见脑实质呈弥漫性高信号伴脑室变窄;基底核和丘脑损伤时呈双侧对称性高信号;脑梗死表现为相应动脉供血区呈低信号;矢状旁区损伤时皮质呈高信号、皮质下白质呈低信号。弥散成像(DWI)所需时间短,对缺血脑组织的诊断更敏感,病灶在出生后第1d即可显示为高信号。MRI可多轴面成像、分辨率高、无放射线损害,但检查所需时间长、噪声大、费用高。

6. 近红外光谱测定技术(NIRS)　为近年发展的通过光学原理的一项无创性诊断方法。这项技术通过实时测量脑内氧合血红蛋白和脱氧血红蛋白的浓度,可基本定量测定脑循环的变化,为临床提供脑血容量和氧释放的信息,了解脑内代谢的改变。

7. 诱发电位(EP)检查　通过检测特定神经传导通路的功能活动,可反映脑损伤的程度和范围,供临床综合分析参考。新生儿常用的检查方法有:脑干听觉诱发电位、闪光刺激视觉诱发电位(VER)、躯体感觉诱发电位(SEP),以前两种应用较多。异常诱发电位主要包括:潜伏期延长,波幅低平及波缺失。有条件时可做最大长度序列脑干听觉诱发电位检查,对脑损伤的评估可较常规脑干听觉诱发电位更为敏感。

8. 脑血流动力学检查　应用多普勒超声,可测定大脑前动脉、中动脉及后动脉的血流速率和血管阻力,为一种无创评价脑血流速率的方法。新生儿可经前囟用二联法同时进行脑血流多普勒检测和脑影像学检查,多在旁矢状位取基底动脉环血管采样检测。正常足月儿的平均阻力指数(RI)为75 ± 10。脑血流的速率和RI的变化,反映了缺氧缺血时脑血管痉挛、脑内阻力增高、血管麻痹、脑内低灌注或过度灌注等病理生理的变化。

9. 振幅整合脑电图(aEEG)　采用电极少,脑电信号来自双顶骨2个电极或额、双顶部3个电极或双额、双顶4个电极。通过振幅压缩和整合,描记在走速为6cm/h的纸上,由于走速慢,相邻波会叠加、整合。aEEG操作简易,容易掌握,可连续床旁监测脑功能,出生后1h可做aEEG,是早期诊断HIE最好的方法,可早期发现中、重度HIE,并能预测预后。可根据脑电活动振幅波谱带上下边界进行评定。正常:上边界$>10\mu V$,下边界$>5\mu V$;轻度异常:上边界$>10\mu V$,下边界$\leqslant5\mu V$;重度异常:上边界$<10\mu V$,下边界$<5\mu V$。

10. 磁共振频谱(magnetic resonance spectroscopy, MRS)　近年来MRS已被证明是早期诊断HIE的重要检测方法。这是一项无创性检查,检查新生儿时在常规扫描完成后,不用搬动患儿,不用更换线圈,用较短时间即可完成频谱检查。MRS 可以对活体探测大脑组织内一些代谢物的浓度,例如 N－乙酰天门冬氨酸、胆碱、肌酸及乳酸等,还可持续监测细胞内 pH。MRS 可测定在脑内的含磷代谢物的相对浓度,在围生期窒息时,磷酸肌酐下降,无机磷酸盐上升及三磷腺苷(ATP)下降。最近报道,在出生后的数天内,乳酸含量升高与(NAA)含量下降的幅度,与脑损伤的严重程度以及不良预后直接相关。乳酸含量升高于 24h 内而 NAA 含量下降于 48h 后可以被测出。

四、诊断

新生儿 HIE 的临床特征多呈非特异性,应根据病史、神经系统检查及影像学等资料谨慎作出诊断。

1. 病史 有明确的围生期缺血缺氧史。有明确的可导致胎儿宫内窘迫的异常产科病史,以及严重的胎儿宫内窘迫表现[胎心<100 次/min,持续 5min 以上;和(或)羊水Ⅲ度污染,或者在分娩过程中有明显窒息史]。出生时有重度窒息,指 Apgar 评分 1min≤3 分,并延续至 5min 时仍≤5 分,和(或)出生时脐动脉血气 pH≤7.00。出生后不久出现神经系统症状,并持续至 24h 以上,如意识改变(过度兴奋、嗜睡、昏迷),肌张力改变(增高或减弱),原始反射异常(吸吮、拥抱反射减弱或消失),惊厥,脑干征(呼吸节律改变、瞳孔改变、对光反应迟钝或消失)和前囟张力增高。排除电解质紊乱、颅内出血和产伤等原因引起的抽搐,以及宫内感染、遗传代谢性疾病和其他先天性疾病所引起的脑损伤。

2. 体格检查 意识状态呈嗜睡、迟钝或昏迷。反应性呈过度兴奋或抑制。脑神经瞳孔增大或缩小,对光反射迟钝或消失,吸吮反射、吞咽反射减弱或消失,呼吸节律改变甚至呼吸衰竭等脑干损伤症状。自发动作增多或减少,或表现肢体无力或不对称。肌张力增强、减弱或松软。原始反射引出不全或未能引出。惊厥呈轻微型、局灶型、多灶型或肌阵挛型等惊厥类型,严重者呈惊厥持续状态。

3. 临床分度 HIE 的神经症状在出生后是变化的,症状可逐渐加重,一般于 72h 达高峰,随后逐渐好转,严重者病情可恶化。临床应对出生 3d 内的新生儿神经症状进行仔细地动态观察,并给予分度。HIE 的临床分度见表 1－2。

表 1－2 HIE 临床分度

分度	意识	肌张力	原始反射拥抱反射吸吮反射	惊厥	中枢性呼吸衰竭	瞳孔改变	EEC	病程及预后
轻度	兴奋、抑制交替	正常或稍增高	活跃正常	可有肌痉挛	无	正常或扩大	正常	症状在 72h 内消失,预后好
中度	嗜睡	降低	减弱	常有	有	常缩小	低电压,可有癫痫样放电	症状在 14d 内消失,可能有后遗症
重度	昏迷	松软,或间歇性伸肌张力增强	消失	有,可呈持续状态	明显	不对称或扩大,对光反射迟钝	暴发抑制,等电线	症状可持续数周。病死率高,存活者多有后遗症

五、治疗

对 HIE 患儿的治疗原则是在随时进行神经系统评估的基础上,给予对症支持疗法和预防再灌注损伤措施。前者主要包括通过液体治疗建立正常的组织灌注,提供足够的氧和保持良好的通气,以及纠正酸中毒和水、电解质紊乱等;后者则主要包括控制惊厥、控制脑水肿以及纠正低血糖、低血钙、低血镁等代谢异常。最终治疗目的是要通过及时合宜的综合措施,尽力防止 HIE 病变进展到不可逆状态,促进和等待 HIE 患儿的恢复。

提倡对 HIE 患儿的治疗不仅要及早处理,还要有综合措施和足够疗程,同时强调阶段性序贯治疗和新生儿期后延续治疗相结合,以期最大限度地减轻脑损伤,减少后遗症。

(一)疾病极期的治疗

疾病极期的治疗是指出生后 3d 内,尽可能早治疗,维持内环境的稳定。

1. 支持疗法

(1)通气功能的支持疗法:良好的通气有助于维持血气和 pH 在正常范围,既可改善脑氧供应,又可改善脑血液循环,维护良好的通气、换气功能,维持血气和 pH 在正常范围。严重呼吸困难或者 PaO_2 低于 $6.67\sim8.00kPa$ 时应予吸氧。酌情予以不同方式如头罩、鼻塞、CPAP 通气甚至人工通气等进行氧疗。供氧浓度以能维持患儿 PaO_2 在 $6.67\sim9.33kPa$ 为度。氧疗期间应实时监测氧浓度(FiO_2)和 PaO_2,不能连续检测者,可 $1\sim4h$ 检测一次 PaO_2。应用呼吸机辅助呼吸时,则应每 $15\sim20min$ 检测一次,根据 PaO_2 结果,随时调节 FiO_2。待呼吸稳定,停止吸氧时无发绀,或 PaO_2 不低于 $6.67\sim8.00kPa$,可停止氧疗。

应用呼吸机的指征:①$PaO_2<5.33kPa$,$PaCO_2>9.33kPa$。②出现中枢性呼吸衰竭,呼吸节律不齐,呼吸频率<30 次/mim 或出现呼吸暂停。③合并心源性休克或心力衰竭,$PaCO_2>9.33kPa$ 或出现明显发绀。呼吸机治疗期间应随时根据血气结果调节呼吸机参数,避免因压力过高导致颅内压增加,或过度通气使脑血流量减少,从而加重颅内病变。根据血气结果和临床表现,酌情尽早撤离呼吸机。

根据血气分析结果,酌情应用 5%碳酸氢钠 2mmol(3.3mL)/kg,用 10%葡萄糖对半稀释,缓慢静脉注入,以纠正酸中毒,尽可能在 24h 内纠正血气至正常范围。

(2)循环功能的支持维持:维持各脏器血流灌注,使心率、血压保持在正常范围十分重要。病初 $2\sim3d$ 入液量控制在 $60\sim80mL/(kg\cdot d)$,避免液体过量。尤其当有肾功能损害出现少尿(<250mL/d 或<1mL/h)或无尿期(<15mL/d 或<0.5mL/h)时,入液量要减少至 40mL/(kg·d)。酌情应用血管活性药物多巴胺 $2\sim5\mu g/(kg\cdot min)$,以提高心肌收缩力和动脉压,使组织的血流灌注恢复正常。如效果不佳,可加用多巴酚酊胺 $2\sim5\mu g/(kg\cdot min)$ 及营养心肌药物如 ATP、细胞色素 C 等维持收缩压在 50mmHg 以上。

治疗期间应监测血压,防止出现高血压,增加并发颅内出血的危险。

(3)营养状况的支持:HIE 患儿血糖值一般处于较低水平。新生儿低血糖常缺乏症状,有时可有反应差、嗜睡、不吃等非特异性表现,常被 HIE 的临床症状所掩盖。应严密监测血糖,宜维持血糖水平在正常高值(5.0mmol/L),以保证脑内代谢所需能源,并利于神经细胞能量代谢障碍的恢复。静脉输入葡萄糖浓度一般为 $6\sim8mg/(kg\cdot min)$。根据病情尽早开奶或喂糖水,保证热卡摄入。

2.对症处理

(1)控制惊厥:惊厥是新生儿 HIE 的常见症状,60％发生在出生后 12～24h 惊厥发作频繁并加重,重者甚至出现癫痫持续状态。惊厥主要引起能量代谢障碍,脑内葡萄糖和 ATP 含量大量减少,使脑损害进一步加重。一旦发生惊厥,必须在最短时间内将其控制。

①苯巴比妥:为首选药,负荷量 20mg/kg,10min 内静脉推注,有效止惊药物浓度为 $20\mu g/$mL,负荷量后 12h 予维持量 3～5mg/(kg・d),待临床神经症状消失、脑电图恢复正常后停药。若惊厥未能控制,可每 5min 予 5mg/kg,直至惊厥停止或负荷量达 40mg/(kg・d),85％有效。

②苯妥英钠:负荷量 15～20mg/kg,首剂 15mg/kg 静注,速度 0.5mg/(kg・min)。如惊厥未控制,10～15min 后加用 5mg/kg。有效血药浓度为 15～20$\mu g/$mL。待控制惊厥后,改用苯巴比妥维持。

③劳拉西泮:剂量每次 0.05～0.10mg/kg,静脉注射>5min,可在 2～3min 起作用,维持 24h。

3.控制脑水肿　HIE 脑水肿通常在出生后第 2d 或第 3d 出现,最早在出生后 4h 出现。头颅 B 超检查对确定脑水肿有较高价值。脑水肿的治疗首先要防止液体摄入过多。

(1)呋塞米(速尿):若患儿第 1 次排尿时间延迟,或出生后第 1 天内持续 8h 尿量<3mL,有应用呋塞米的指征。呋塞米剂量每次 1mg/kg,静注或肌注,间隔 6～8h,连用 2～3 次。呋塞米可降低脑脊液生成率,提高肾小球滤过率,使尿排出增多,达到降低颅内压的目的。

(2)甘露醇:若呋塞米应用后颅内高压没有明显改善,需用脱水疗法,常用甘露醇。甘露醇为渗透性利尿药,可降低颅内压和改善脑灌注压。使脑血灌注压降低至≤25mmHg。有可能引起脑疝者也应即时应用甘露醇。推荐小剂量应用,0.25～0.5g/kg,静脉推注,15min 后出现最大的降颅压作用,可降低颅内压 40％～60％,作用持续 4～6h。酌情每 6～12h 给药一次。由于 HIE 常合并颅内出血,一般主张在出生 24h 后才开始应用甘露醇,以防大幅度降压加重出血。

(3)在脱水治疗过程中必须严密注意维持水电解质平衡,一方面作为脑水肿的治疗应限制入水量,特别是在窒息后前 3d 常见抗利尿激素分泌过多,导致水潴留甚至水中毒和低钠血症,要控制入水量;另一方面由于积极脱水应补回一定的液体丧失量。每天补液量为 50～80mL/kg。应定期做血电解质检查,根据化验结果,补充不足的电解质和调整输液方案。

4.消除脑干症状　当临床出现深度昏迷、呼吸节律异常、瞳孔改变、对光反应消失或眼球震颤等脑干症状时,推荐最好在出生后 48h 左右应用纳洛酮 0.05～0.1mg/kg,加入 5～10mL 液体内静脉缓慢推注,随后改为 0.03～0.05mg/(kg・h)静脉滴注,持续 4～6h,连用 2～4d。

(二)阶段性治疗

阶段性治疗是指最初 3d 的治疗后,机体内环境基本趋于稳定,神经症状得到减轻或消失。此期治疗的重点是促进神经细胞能量代谢的恢复,逐渐修复和改善脑组织内的缺氧缺血损伤。分成两个阶段,即出生后 4～10d 和 10d 后,前者治疗重点为促使脑内能量代谢恢复正常和促进神经细胞修复,后者为针对恢复不理想的中度以上脑病者进行治疗。

1. 出生后 4～10d 的治疗　主要应用脑细胞代谢激活剂和改善脑血流药物,常选用下列药物。

(1)1,6－二磷酸果糖:1,6－二磷酸果糖(FDP)是细胞内能量代谢物质。外源性 FDP 可透过血脑屏障和细胞膜,促进细胞膜的代谢调节功能,可提高脑内无氧代谢的 ATP 生成量,保持细胞膜的完整性,并增加缺血组织对氧的利用。尤其在 HIE 合并缺氧性心肌损害患儿中应用,对心、脑功能的改善有一定帮助。每次 250mg/kg 静脉点滴,每日 2～3 次,连用 2～3d。

(2)脑活素:脑活素是由动物脑蛋白水解、提取、精制而成,其相对分子质量小于 10 000,易透入血脑屏障,直接入脑,可提供损伤神经元的修复材料,促进蛋白质合成,改善线粒体呼吸链,保持高能量物质的正常产生,促进神经元存活和生长,并改善脑内血循环。因而在防止神经细胞死亡、减少神经系统后遗症方面有一定作用。一般推荐在出生后 24h 左右即可应用,一律静脉点滴,不主张静脉注射,以免因注射过快而引起不良反应。2～5mL 加入 5％葡萄糖 50mL 静脉点滴,维持 2h 左右,每日 1 次,10～14d 为 1 个疗程,重度患儿可连用 2 个疗程。

(3)胞磷胆碱:胞磷胆碱是卵磷脂生物合成所必需的辅酶,卵磷脂是细胞生物膜的重要组成成分。在做好支持疗法和对症处理的基础上,一般推荐在 24h 后便可应用,中度 HIE 患儿可连续应用 10～14d,重度 HIE 患儿可酌情延长。100～125mg 加入 5％葡萄糖 50～100mL 静脉点滴,维持 2～4h,每日 1 次。

(4)施捷因:施捷因的活性成分为单唾液酸四己糖神经节苷脂(简称 GM－1),后者是人体细胞膜的重要组成成分。对 HIE 急性期及恢复期损伤脑神经的修复有促进作用。20mg(2mL)/d,加入 5％葡萄糖 100mL 缓慢静脉点滴,也可肌注。给药 2h 左右脑内含量达高峰,4～8h 后减半。一般 15d 为 1 个疗程。神经节苷脂累积病患儿禁用该药。

2. 出生 10d 后的治疗　主要针对重度 HIE 患儿对上阶段治疗效果不满意者。治疗原则为在维持内环境稳定的基础上,应用上述促进脑细胞代谢的药物。一般中度 HIE 总疗程为 10d 至 2 周,重度 3～4 周。

(三)新生儿期后的治疗及早期干预

2 岁以前,脑处于快速发育的可塑期,利用这一时期进行恰当治疗,将有利于开发围生期脑损伤患儿的潜力,改善脑的功能。

1. 智能发育的早期干预　应采纳科学性教材,循序渐进,有计划地进行早期干预。不可急于求成,拔苗助长。

2. 体能康复训练　对有脑瘫早期表现的小儿及时开始体能康复训练,在 3～4 个月内尽早接受治疗。

3. 促进脑代谢的药物治疗　对有明显神经症状,或者影像和脑电图检查仍呈明显的脑结构、功能、脑发育异常者,在出生后 6 个月内继续应用促进脑细胞代谢及脑发育的药物 4～6 个疗程,每个疗程 10～15d,间隔 15～20d。

一般 6 个月后血脑屏障通透性减低,永久性脑病变已经形成,药物治疗恐已难奏效,此时治疗手段应以早期干预和功能训练为主。

（四）亚低温治疗的进展

亚低温疗法和有效药物联合应用,也将是今后有希望应用于新生儿临床对因治疗脑缺氧缺血损伤的治疗方法之一。

1. 亚低温疗法的理论根据　亚低温治疗新生儿 HIE 有下列理论上的诠释:①脑部温度下降 1℃,脑代谢率可降低 5%～7%,由此可减少脑内 ATP 的消耗和乳酸的积聚,改善酸中毒。②抑制谷氨酸释放,减缓兴奋性脑损伤。③抑制一氧化氮合酶,减少 NO 的生成。④减少游离脂肪酸释放和自由基产生。⑤稳定内源性氧化系统,提高抵御自由基攻击的能力。⑥抑制白三烯及内皮素－1 的产生,降低血小板活化因子的生成,抑制白细胞的黏附和渗出,由此改善脑循环,保护血脑屏障,减轻血管源性脑水肿。⑦延迟缺氧缺血所引起的能量衰竭和细胞凋亡等。也有学者认为,亚低温主要延迟再灌注损伤,但不能改善损伤细胞和血管的预后。

2. 亚低温疗法的治疗时间和温度　适宜治疗时间在出生后 6h 内,疗程为 72h。治疗温度一般降至 33～34℃。

3. 治疗方式　主要有两种:选择性头部降温与全身降温。

(1)选择性头部降温:使用水循环降温帽进行头部局部降温。降温帽置于新生儿头部,降温帽温度设为 5～10℃,在 30～60min 内使新生儿鼻咽温度达到 34℃,肛温达到 34.5～35℃,头部降温至(34±0.2)℃并维持 72h。选择性头部降温时,脑温可明显低于体温,这样既可保护脑细胞,也可避免因体温下降导致硬肿症的发生。

(2)全身降温:使用水循环降温垫进行全身降温。新生儿裸体放在与制冷系统相连的冰垫上,冰垫温度设为 5～10℃,在 30～60min 内使新生儿肛温达到 33.5℃,并维持 72h。全身降温方法降温速度快,随着全身体温的降低,脑部也可达到预期的下降温度。由于缺氧缺血常引起全身器官损伤,应用全身降温方法不仅可保护脑细胞,也可保护因缺氧缺血常同时伴有的各受损脏器。

4. 治疗监护　维持稳定的亚低温度和生命体征极为重要。治疗期间应观察患儿的意识、瞳孔、肢体活动及对疼痛刺激的反应;持续监测温度、心率、心律、呼吸频率、经皮血氧饱和度、血压等;定时测血糖、血气及电解质,常规镇静止惊,维持内环境的稳定等。

5. 复温方法　亚低温治疗 72h 后,主张自然复温,必要时给予远红外辐射复温。自然复温时,室温维持在 25～26℃,湿度为 55%～60%。由于快速复温易引起低血容量性休克、反跳性高血钾及凝血功能障碍等,因而复温宜缓慢,速度不超过 0.5℃/h,总的复温时间≥5h。复温过程应监测肛温,体温恢复正常后应每隔 4h 测量体温。

第十节　新生儿颅内出血

颅内出血(intracranial hemorrhage,ICH)为围生期新生儿期最常见的颅内病变,常引起新生儿死亡和其后神经系统的发育障碍。ICH 主要见于早产儿。

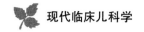
一、病因

产前、产时及产后一切能引起胎儿或新生儿产伤、脑缺氧缺血或脑血流改变的因素,均可导致 ICH,有时几种因素同时存在。国内新生儿感染率高,整个新生儿期重症感染亦可引起颅内出血。

1.产伤 多见于足月儿,常为胎头过大、头盆不称、先露异常(臀位、横位)、骨盆狭窄、急产、滞产、不适当助产(吸引产、钳产、不合理应用催产素)、产道肌肉僵硬等所致。

2.缺氧多见于早产儿。

(1)母亲因素:母亲患糖尿病、妊娠期高血压、重度贫血、心肾疾病、低血压、产时用镇静药和镇痛药。

(2)胎儿、胎盘因素:胎盘早剥、产程延长、脐带受压、宫内窘迫。

(3)新生儿因素:窒息、反复呼吸暂停、呼吸窘迫综合征,其中以新生儿窒息最常见。

3.脑血流改变

(1)波动性脑血流:见于不适当机械通气、各种不良刺激(剧烈疼痛、汽车上头部的振动或摇晃、气道刺激致剧咳等),可致脑灌注压剧烈波动。

(2)脑血流增快:见于血细胞比容低下(血细胞比容每减少 5%,每 100g 脑组织脑血流量增加 11mL/min)、体循环血压升高、动脉导管开放、高血压、快速扩容、快速输注高渗液、高碳酸血症、低血糖、惊厥等,可明显增加脑血流。

(3)脑血流减慢:见于低血压、低碳酸血症、低体温、心力衰竭等。

(4)脑静脉压升高:阴道分娩、钳产、高 PEEP 通气、气胸等,可使颅内静脉压升高。

4.感染 重症肺炎、败血症等。

5.其他 维生素 K 缺乏症、弥散性血管内凝血等。

二、临床表现

(一)共同症状与体征

重度窒息及产伤所致的 ICH,常于出生后 2～3d 出现症状,表现为:

1.神经系统兴奋症状 呻吟、四肢抖动、激惹、烦躁、抽搐、颈强直、四肢强直、腱反射亢进、角弓反张、脑性尖叫等。

2.神经系统抑制症状 反应低下、吸吮无力、反射减弱、肌张力低下、嗜睡、软瘫、昏迷等。

3.眼部症状 凝视、斜视、眼球震颤、瞳孔扩大或大小不等、对光反射迟钝等。

4.其他 呼吸与心率快或慢、呼吸暂停、发绀、呕吐、前囟饱满、体温不稳定等。

早产儿 ICH 症状多不典型,常表现吸吮困难、肢体自发活动少或过多、呼吸暂停、皮肤发灰或苍白、血压与体温不稳;心率增快或持续减慢、全身肌张力消失。

(二)颅内出血部位与相应临床表现

1.脑室内出血 多见于胎龄<32 周、出生体重<1 500g 的早产儿,IVH 多在 72h 内发生,是早产儿颅内出血中最常见的类型,也是早产儿脑损伤最常见的病因。

（1）临床类型

①急剧恶化型:症状在数分钟至数小时内急剧进展。病初呈意识障碍,严重肌张力低下和呼吸功能不全,继之出现昏迷、前囟凸起、呼吸停止及强直性惊厥。此型出血多为重度,其急剧恶化原因可能与并发急性脑积水有关。半数及以上患儿于72～96h死亡,幸存者于第4～5d渐趋于稳定。

②继续进展型:症状在数小时及数日内断断续续进展,并有症状好转的间隙。神态略为异常、自发动作减少、四肢张力减低、眼球偏斜。此型出血多为轻度,预后较急剧恶化型明显为好,个别患儿以后发展成脑积水。

③无症状型:有25％～50％的患儿可无明显症状,易被临床忽视,多为轻度出血。因而对所有早产儿进行常规头颅B超筛查尤为重要。

（2）并发症

①出血后脑积水:脑室内出血的主要并发症是出血后脑室扩大（头围每周增加＜2cm）及出血后脑积水（头围每周增加＞2cm）。其发生主要与脑脊液吸收障碍有关:出血后脑脊液中大量血细胞成分和纤维蛋白,可凝成血块,堵塞脑脊液循环通道如第四脑室流出道及天幕孔周围脑池等处,使脑脊液循环不良和积聚,导致以梗阻为主的脑室扩大及早期脑积水,若不及时清除,更可致蛛网膜炎而发生以交通性为主的脑室扩大及晚期脑积水。脑室的进行性扩大,可压迫脑室周围组织致其缺血性坏死,最终导致患儿死亡或致残。国外报道脑室内出血伴脑室扩大/脑积水的发生率为49％,其中Ⅲ、Ⅳ级脑室内出血引起者分别占40％及70％,常于出血后15～70d发生。

②慢性脑室扩大:有25％的脑积水可发展为慢性脑室扩大（PVD,脑室扩大持续2周以上）。Ⅲ级以上脑室内出血的慢性脑室扩大发生率可高达80％,有38％自然停止发展、48％非手术治疗后停止发展,34％最终必须手术治疗。

③脑室周围出血性梗死（PHI）/脑室周围白质软化（PVL）:80％的严重（SEH－IVH）常于发病第4d,伴发脑室周围出血——脑室周围出血性梗死（PVH－PHI）或脑室周围白质软化（PVL）。PHI位于与脑室内出血同侧的侧脑室角周围,呈扇形分布,与静脉回流血管分布一致（静脉梗死）。

2.蛛网膜下腔出血　单独发生而非继发于硬膜下或脑室内出血是ICH中最常见类型,多见于早产儿,多由缺氧所致,少由产伤引起。临床分型如下:

（1）轻型:早产儿多见,在SAH中可能为最常见的一种。临床症状多不明显,或仅有轻度烦躁、哭声弱、吸吮无力,预后好。

（2）中型:足月儿多见,常在出生后第2d发生,生后2d起出现烦躁、吸吮无力、反射减弱,少有发绀、抽搐、阵发性呼吸暂停,检查偶见前囟胀满、骨缝裂开、肌张力改变,全身状态良好,症状与体征多于1周内消失,预后良好。约1/3病例可并发缺氧缺血性脑病,偶可发生出血后脑积水。

（3）重型:罕见,可迅速致死。常有重度窒息或产伤史。

3.硬脑膜下出血

（1）小脑幕撕裂:又称后颅窝内SDH,多有产伤史。其临床可分为两种。①迅速致命型:

出生时即出现脑干受压症状,多在出生后 2d 内死亡。②较少恶化型:在出生后 3~4d 可无明显症状,慢慢出现颅压增高及脑干功能紊乱症状,或出现惊厥。倘患儿在 1d 内症状迅速恶化,则可致命。

(2)脑镰撕裂:少见,出血如不波及小脑幕下,常无临床症状,出血进入幕下时,可能与脑幕撕裂症状相似。

(3)大脑表浅桥静脉撕裂:出血多发生于大脑凸面,常伴蛛网膜下腔出血。少量出血者无明显症状。大量出血可致颅内压增高,常在出生后第 2d 或第 3d 出现惊厥,伴有局部运动障碍,前囟饱满。存活者大多预后良好。慢性硬膜下渗出时新生儿期症状不明显,数月后出现慢性的硬膜下渗出,可能与血肿机化后形成半透膜,慢慢吸收膜外液体,致血肿不断缓慢增大。数月后,血肿可形成致密的胶原结构。形成局部脑膜粘连和脑受压萎缩,导致局限性抽搐,可伴贫血和发育迟缓。

4.脑实质出血(IPH) 为产伤或缺氧所致。

(1)大脑实质出血:可见于足月儿,为血管周围点状出血;或见于早产儿,多为生发基质大面积出血,并向前、外侧扩展,形成额顶部脑实质出血,少数为生发基质出血并向下扩展进入丘脑,形成丘脑部脑实质出血。临床表现为早期活动少,呼吸与脉搏慢弱,面色尚好,持续 6~10d 后,转为激惹、肌张力低下、脑性尖叫,有 15% 的患儿无症状。本型特点为起病缓慢,病程较长,死亡较迟。

(2)小脑实质出血:多见于出生体重<1 500g 或孕龄<32 周的早产儿,由缺氧所致,发病率为 15%~25%,可为灶性小出血或大量出血。临床分 3 型:①原发性小脑出血。②小脑静脉出血性梗死。③脑室内出血或硬膜下出血蔓延至小脑的继发性出血。症状于出生后 1~2d 出现,主要表现为脑干受压征象,常有脑神经受累,多于 12~36h 死亡。

5.硬膜外出血(EDH) 多见于足月儿,常由产伤所致,为脑膜中动脉破裂,可同时伴有颅骨骨折。出血量少者可无症状,出血量多者可表现为明显的占位病变表现、颅内压增高、头部影像学见明显中线移位,常于数小时内死亡。

6.混合性出血 可同时发生上述 2 个或 2 个以上部位的出血,症状可因出血部位与出血量的不同而异。由产伤所致者主要为硬膜下出血、脑实质出血及蛛网膜下腔出血;由缺氧窒息所致者主要为脑室内-脑室周围出血。胎龄<3 周以脑室内-脑室周围出血及小脑出血为主,胎龄 32~36 周以脑实质出血、脑室内-脑室周围出血及蛛网膜下腔出血为主,胎龄≥37 周以脑实质出血、硬膜下出血及蛛网膜下腔出血为主。

三、辅助检查

1.头颅 B 超 头颅 B 超用于诊断 ICH 及其并发症,其敏感性及特异性高,是 ICH 最有效的筛选方法。因 ICH 多在出生后 1~7d 发生,故检查宜在此期进行,并应每隔 3~7d 复查 1 次,直至出血稳定后,仍须定期探查是否发生出血后脑积水。超声(US)对诊断 SEH 和 IVH 的敏感性最高,这与 US 对颅脑中心部位高分辨率的诊断特性以及对低血红蛋白浓度具有较高敏感性有关。US 诊断颅内出血的时间通常可延至出血后 3 个月或更久,故头颅 B 超在很大程度上已可代替 CT 检查。

SEH－IVH 的头颅 B 超表现及诊断标准,按 Papile 分级法分为 4 级。

Ⅰ级:单侧或双侧室管膜下生发基质出血。

Ⅱ级:室管膜下出血穿破室管膜,引起脑室内出血,但无脑室增大。

Ⅲ级:脑室内出血伴脑室扩大(脑室扩大速度以枕部最快,前角次之),可测量旁矢状面侧脑室体部最宽纵径,6~10mm 为轻度扩大,11~15mm 为中度扩大,>15mm 为重度扩大;也可由内向外测量旁矢状面脑室后角斜径,≥14mm 为脑室扩大;或每次测量脑室扩大的同一部位以作比较。

Ⅳ级:脑室内出血伴脑室周围出血性梗死;后者于沿侧脑室外上方呈球形或扇形强回声反射,多为单侧。

SEH－IVH 按出血程度分为:

轻度出血:单纯生发基质出血或脑室内出血区占脑室的 10％以下。

中度出血:脑室内出血区占脑室的 10％~50％。

重度出血:脑室内出血区占脑室的 50％以上。

2.头颅 CT　适用于早期快速诊断颅内出血,但分辨率及对脑实质病变性质的判断不及磁共振显像,一般在出生后 1 周内分辨力最高,故宜于出生后 1 周内检查。头颅 CT 可检查到各部位的出血,对 SEH－IVH 分级与 B 超分级相同,但分辨率明显逊于 US,对室管膜下及少量脑室内出血敏感性亦不及 US。7~10d 后随着出血的吸收,血红蛋白逐渐减少,血肿在 CT 中的密度也明显降低,等同于周围组织的密度。此时 CT 对残余积血不敏感(图 1－12~1－14)。

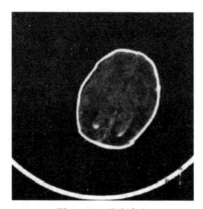

图 1－12　脑室出血

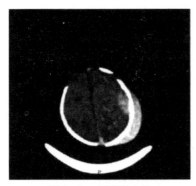

图 1—13　硬膜外血肿

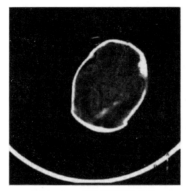

图 1—14　蛛网膜下腔出血

3.头颅磁共振显像（MRI）　对各种出血均有较高诊断率,分辨率高于头颅 B 超与 CT,并可准确定位及明确有无脑实质损害。但对新鲜出血敏感性较差,故宜在出血 3d 后检查。由于新鲜血肿内主要为氧合血红蛋白,T_1 加权像上仅表现为等信号或稍低信号,在 T_2 加权像上表现为高信号。7～10d 后,氧合血红蛋白转变为脱氧血红蛋白和高铁血红蛋白,血肿在MRI 中的信号也随之变化,在 T_1 和 T_2 加权像上均表现为高信号。因此,MRI 中不同的出血信号,可以估计出血时间。

四、诊断

1.病史　重点了解孕产妇病史、围产史、产伤史、缺氧窒息史及新生儿期感染史。

2.临床分析　对有明显病因且临床出现抽搐者易于诊断,但有部分病例诊断困难,包括以下几点:以呼吸系统症状为主要特征,神经系统症状不明显者,易误诊为肺部疾病;晚期新生儿 ICH 多与其他疾病并存,尤以感染为多见,由于感染症状明显,常致忽略 ICH 的诊断,漏诊率达 69.7%;轻度 ICH 亦可因无临床症状而漏诊。故应提高警惕,对可疑病例应加强检查。由于窒息缺氧既可引起肺部并发症,又可引起 ICH,两病亦可同时并存,故仅靠病史、体检常难以作出诊断,多误诊为呼吸系统疾病。

3.影像学检查　是确诊 ICH 的重要手段,头颅 B 超使用方便,可在床边进行,可做连续监测,可对各项治疗的效果进行追踪与评估,价格便宜,应作首选。头颅 CT 会有 X 线辐射,头颅 MRI 诊断率高,但扫描时间长、价格较贵。可根据实际情况选用。

4.脑脊液检查　急性期脑脊液常为均匀血性,红细胞呈皱缩状,糖定量降低且与血糖比值<0.6,蛋白升高。脑脊液改变仅可考虑蛛网膜下腔出血,但仍未能明确是原发或继发,故诊断价值有限。1 周后脑脊液转为黄色,一般可持续 4 周左右。

5.临床观察要点　临床可以通过观察患儿的意识状态、反应性、肌张力及有无惊厥等,来判断新生儿是否存在有颅内出血以及可能系何种出血类型。

(1)意识状态:少量的大脑表浅硬脑膜下出血,少量的蛛网膜下出血,以及部分室管膜下出血(即 I 级脑室内出血)或 II 级脑室内出血患儿,其意识状态可完全正常,并常不伴其他症状,临床极易忽视。大脑表浅较大量的硬脑膜下出血患儿(常伴前囟饱满及局部的运动障碍)以及 I 级或 II 级脑室内出血患儿(时有好转间隙)可以出现轻度意识障碍。III 级或 IV 级即严重脑室内出血患儿出生后早期即可由轻度意识障碍迅速转为昏迷,并出现脑干生命中枢受压症状,其恶化原因与并发急性脑积水有关。因脑幕撕裂引起的后颅窝内硬脑膜下出血患儿,出生后即可出现严重意识障碍,可伴颈抗和角弓反张表现,多在出生后 2d 内死亡。

(2)反应性:大脑表浅较大量的硬脑膜下出血患儿常呈过度兴奋状态,表现为易激惹,对刺激的反应过强,以及自发性 Moro 反射增多等。严重脑室内出血和小脑内出血患儿常呈抑制状态,表现为表情淡漠,肢体无自发活动,对刺激的反应低下,以及各种反射不易引出或引出不完全等。

(3)肌张力:少量的硬脑膜下出血、蛛网膜下腔出血及部分 I 级脑室内出血患儿,其肌张力可正常,且无其他明显临床症状。较大量的大脑表浅硬脑膜下出血,其肌张力可增高,提示有肌肉的早期痉挛。严重的脑室内出血、后颅窝内硬脑膜下出血及小脑内出血,其肌张力则多降低或呈严重低下,提示大脑呈抑制状态。

(4)惊厥:几乎所有 ICH 惊厥患儿均可同时伴有轻微型惊厥,表现为两眼强直性偏斜或凝视、眨眼、吸吮、咂嘴、上肢游泳或划船动作,以及呼吸暂停等。临床诊断早产儿轻微型惊厥较足月儿更为困难,早产儿常表现为持续睁眼、口—颊—舌动作(发出响声、流涎、咀嚼)、踏脚动作及做鬼脸等。轻微型惊厥类型临床极易忽视,需经脑电图佐证。严重脑室内出血患儿在临终状态时可出现强直型惊厥,表现为突发性四肢张力性伸直,或上肢屈曲下肢伸直姿势,常伴呼吸暂停和眼球上翻。较大量的大脑表浅硬脑膜下出血患儿常在出生后第 2d 或第 3d 出现多灶性阵挛型惊厥,表现为由一侧肢体移向另一侧肢体的游走性阵挛性抽动。蛛网膜下腔出血患儿可在出生后第 2d 出现局灶性阵挛型惊厥,表现为定位明确的同侧肢体或面部的抽动,不伴意识丧失。这类患儿除惊厥外,一般状况良好,90% 的患儿其后发育可正常。

五、治疗

对颅内出血的一般治疗原则强调提供足够的氧和葡萄糖,维持正常的血压和血气,维持酸碱平衡及限制入液量等。早产儿在出生后早期宜尽量避免搬运,头颅 B 超检查应在早产儿床旁进行,并应避免 CT 和磁共振检查以及尽量减少医护刺激,防止血压波动而导致胚胎生发层基质破裂,引起或加剧脑室内出血的发生和发展。特殊治疗强调对脑室内出血的连续腰穿治疗及对硬脑膜下出血的前囟穿刺治疗。

1. 一般治疗　保持绝对安静,避免搬动,头肩高位(30°),保暖,维持正常血气,消除各种致病因素,重者延迟 24～48h 开奶,适当输液。

2. 纠正凝血功能异常　补充凝血因子,可用巴曲酶 0.5kU 加 0.9% 氯化钠 2mL 静脉注射,隔 20min 重复 1 次,共 2～3 次,可起止血作用。或用维生素 K_1 0.4mg/kg 静脉注射。必要时输血浆,每次 10mL/kg。

3. 镇静与抗惊厥　无惊厥者用苯巴比妥 10～15mg/kg 静脉注射以镇静及防止血压波动,12h 后用维持量 5mg/(kg·d),连用 5d。有惊厥者抗惊厥治疗。对Ⅳ级脑室内出血伴出生后 1 个月内仍有惊厥发作者,因 80% 以上于 1 个月后仍可发生迟发性惊厥,可使用抗癫痫药物。

4. 脑水肿治疗

(1)镇静、抗惊厥治疗 12h 后,可给予呋塞米 1mg/kg 静脉注射,每日 3 次,至脑水肿消失。

(2)地塞米松 0.5～1.0mg/kg 静脉注射,每 6h 1 次,连用 3d。本药能降低脑血管通透性,减轻脑水肿,增强机体应激能力而不会加重出血。

5. 穿刺放液治疗

(1)硬膜下穿刺放液:用于有颅内高压的硬膜下出血,每日穿刺放液 1 次,每次抽出量<5mL,若 10d 后液量无显著减少,可做开放引流或硬膜下腔分流术。

(2)腰椎穿刺放液:用于有蛛网膜下腔出血或Ⅲ～Ⅳ级脑室内出血者。腰椎穿刺放液于 B 超确诊后即可进行,每日穿刺放液 1 次,每次放液量 5～15mL,以降低颅内压,去除脑脊液中血液及蛋白质,减少日后粘连,避免发生脑积水。当 B 超显示脑室明显缩小或每次只能放出<5mL 液量时,改隔日或隔数日 1 次,直至脑室恢复正常为止。

(3)侧脑室引流:对有Ⅲ～Ⅳ级脑室内出血、腰椎穿刺放液未能控制脑室扩大者,或伴有颅内压增高的急性脑积水者,均可做侧脑室引流,首次引流液量 10～20mL/kg。此法常可控制脑室扩大及急性脑积水。为防感染,一般仅维持 7d 即应拔管。

(4)手术治疗:侧脑室引流效果不佳者,应行脑室腹腔分流术。

6. 出血后脑积水(PHH)治疗　早产儿脑室内出血,其血性脑脊液引起化学性蛛网膜炎,脑脊液吸收障碍,导致脑室扩大,虽较常见,但 87% 能完全恢复,只有约 4% 的 IVH 可发展为出血后非交通性脑积水(Ⅲ级 78%、Ⅳ级 100% 可发生脑积水)。后者乃脑室内血性脑脊液沿脑脊液通路进入蛛网膜下腔,引起脑脊液循环通路阻塞所致,以中脑导水管梗阻为多。

(1)连续腰椎穿刺:对严重 ICH,可做连续腰椎穿刺放液,以控制出血后脑积水,连续腰椎穿刺应做到早期应用(病后 1～3 周)、放液量不宜过少(应每次 5～8mL)、间隔期应短(1～2d)、疗程足够(1 个月左右),并避免腰椎穿刺损伤。对连续腰椎穿刺效果欠佳者,可联合应用乙酰唑胺治疗。

(2)脑脊液生成抑制剂:乙酰唑胺 40～100mg/(kg·d)口服。由于出血后脑积水的发病机制主要是脑脊液吸收障碍而不是分泌增加,故不主张单独应用。

(3)其他:过去用于溶解血凝块的尿激酶、链激酶,抑制脑脊液生成的甘油、呋塞米等,均已证实未能减少脑积水发生而停止使用。

(4)手术治疗:采用脑室-腹腔分流术,指征为:①每周影像检查提示脑室进行性增大。②每周头围增长>2cm。③出现心动过缓、呼吸暂停、惊厥、昏迷等颅内高压征。④术前脑脊液蛋白量<10mg/mL。术后常见并发症为感染及分流管梗阻。

第十一节 新生儿高胆红素血症

一、早期新生儿高胆红素血症

新生儿高胆红素血症(又称新生儿黄疸)是早期新生儿最常见的症状,可以是生理性黄疸,也可为病理性黄疸。病理性黄疸是指足月儿血清胆红素浓度超过 $220.6\mu mol/L$,早产儿超过 $256.5\mu mol/L$。早期新生儿由于各种原因所致的高胆红素血症绝大多数为未结合胆红素增高,称高未结合胆红素血症。如得不到及时诊断和治疗,即可能引起胆红素脑病,导致中枢神经受损,最常侵犯基底节部位,称核黄疸,可产生严重的后果,直接致死或致残。胆红素脑病是新生儿非结合胆红素通过血脑屏障,沉积于基底神经核、海马等特殊神经核团而引起的急性重度性脑病,是导致脑瘫的重要原因之一。

(一)病因

早期新生儿高未结合胆红素血症的病因较多,常由多种病因所致。根据病因对胆红素生成和各代谢阶段的不同影响可分为胆红素生成过多及肝细胞结合胆红素障碍。

1.胆红素生成过多 由于红细胞破坏增多,胆红素生成过多,是最多和最为常见的病因。

(1)新生儿溶血病:是母婴 Rh、ABO 或其他血型不合引起的同族免疫性溶血病。大多数由 ABO 血型不合引起,主要见于母为 O 型血,胎儿为 A 型或 B 型者。本病的特点是多于出生后 24h 内即出现严重黄疸,而且迅速进行性加重,极易发生核黄疸,应及时诊断,按急症处理,尽早光疗,必要时换血。

(2)红细胞酶的缺陷:如红细胞葡萄糖-6-磷酸脱氢酶(G-6-PD)、丙酮酸激酶、己糖激酶缺陷等,其中以 G-6-PD 缺陷较为常见。常因感染、窒息、缺氧、酸中毒、口服或接触氧化剂(如维生素 K_3、水杨酸、磺胺、抗疟药、樟脑等)使黄疸加重。本病较少在出生后 24h 内出现黄疸,多见于出生后第 3~4d,以中度黄疸为主。重症伴贫血、肝脾肿大者,不及时治疗,可导致核黄疸。在高发区的新生儿应于出生后即进行高铁血红蛋白还原试验筛查及血清胆红素监测,可及时诊断和采取防治措施。

(3)遗传性红细胞形态异常:如遗传性球形细胞增多症、椭圆形细胞增多症、口形细胞增多症、固缩细胞增多症,由于细胞膜的缺陷,使红细胞过早地被脾脏破坏。本病是一种常染色体显性遗传病,多有家族史,较少见,约半数在新生儿早期发病,黄疸出现于出生后 36h 之内,一般黄疸不重,但也可高达需要换血程度,以致发生核黄疸。可发生终身性慢性溶血性贫血,也可发生溶血危象。

(4)血红蛋白病:新生儿期见到的主要是由于链数量和质量异常引起。地中海贫血可引

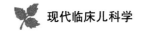

起胎儿水肿综合征,黄疸较明显。

(5)体内出血:产程不顺利可直接造成较大的头颅血肿、损伤性颅内出血、皮下血肿或其他部位出血(肝脾破裂),引起血管外溶血,使胆红素产生过多。

(6)维生素E及微量元素缺乏:小于32周的早产儿维生素E水平较低,可影响红细胞膜的功能,引起溶血,使黄疸加重。母血浆锌低,新生儿脐血锌和镁也较低,低锌可使红细胞膜结构有缺陷而致溶血。镁缺乏可影响葡萄糖醛酰转移酶的生成。

(7)催产素引产:催产素用量超过5U,同时输入大量不含电解质的葡萄糖溶液,可使孕妇血浆渗透压及血清钠降低,胎儿血出现相应的改变。胎儿血的低渗状态可导致红细胞肿胀,失去可变形性及脆性增加,使红细胞破坏,胆红素产生增多。

(8)红细胞增多症:如小于胎龄儿在宫内慢性缺氧、糖尿病母亲的婴儿造血功能旺盛、先天性青紫型心脏病、胎内输血(母—胎,胎—胎)、脐带晚扎(延迟5min可增加红细胞量50%)、出生时儿体位低于胎盘等,均可导致红细胞增多,破坏也增多。一般出生后48h后出现黄疸。

(9)肠肝循环增多:高危儿喂养延迟、早产儿喂养困难、先天性肠闭锁、幽门狭窄等,均可使胎粪排出延迟,增加胆红素经肠黏膜的重吸收,使胆红素升高。

(10)母乳喂养性黄疸:又称早发性母乳黄疸。黄疸程度超过生理性黄疸,多见于初产妇的婴儿。

(11)感染:细菌毒素可致溶血,如金黄色葡萄球菌、大肠埃希菌感染。病毒感染也可以引起,如巨细胞病毒(HCMV)。

2.未结合胆红素在肝细胞同葡萄糖醛酸结合障碍

(1)家族性暂时性新生儿黄疸:即 Lucey—Driscoll 综合征,本病较少见,有明显的家族史,易发生胆红素脑病。

(2)先天性葡萄糖醛酰转移酶缺乏症:即 Crigler—Najjar 综合征,本病极少见,有两种类型。Ⅰ型属常染色体隐性遗传,完全缺乏此酶。Ⅱ型又称 Arias 综合征,属常染色体显性遗传。

(3)先天性非溶血性未结合胆红素增高症:即 Gilbert 病,为常染色体显性遗传。主要由于肝细胞摄取未结合胆红素的功能障碍或胆红素尿苷酸化作用发生障碍,黄疸较轻,血清胆红素多<85μmol/L。也可伴有葡萄糖醛酰转移酶活性部分减低,则黄疸较重,对酶诱导剂有效。

(二)临床表现

1.黄疸出现的时间早,于出生后24h 内即可出现,并呈进行性加重,2~3d 即达高峰;或出生后黄疸不明显,4~5d 后出现较明显的黄疸。

2.黄疸发展快,24h 内可明显加重,胆红素每天可增加85.5μmol/L 以上。

3.黄疸程度较重,黄疸呈杏黄、橘黄或金黄色。

4.黄疸分布范围较广,除头颈躯干、巩膜黄染较明显外,四肢及手足心也黄。

5.大便色黄,尿色浅黄,不染尿布。

6.如血清胆红素>220.6μmol/L 时常可出现反应较差、食欲低下。

7.如为溶血所致,因贫血而皮肤苍白,降低黄疸色泽呈苍黄色,肝脾常肿大。

8.如为红细胞增多所致,呈多血貌,皮肤深红色,也可影响黄疸颜色。

9.如感染所致,多伴有发热或体温低下及其他感染中毒症状等。随黄疸加重,出现精神萎靡或易激惹时为胆红素脑病的早期表现。

10.胆红素脑症患儿早期即表现为易激惹、尖叫,查体见肌张力减弱,原始反射减弱。多见于出生后 4～10d,溶血性黄疸出现较早,最早可于 1～2d 出现症状。根据进行性的神经症状分为 4 期,即警告期、痉挛期、恢复期和后遗症期。

(1)警告期:属于早期,持续 12～24h,常表现为骨骼肌张力减退、嗜睡、吸吮反射减弱或拒乳、精神萎靡、呕吐,可伴有发热。

(2)痉挛期:持续时间一般 12～24h,预后差,主要临床特点是痉挛、角弓反张和发热。

(3)恢复期:持续时间约 2 周,抽搐渐渐减轻,吸吮力和对外界反应渐渐恢复。

(4)后遗症期:始于病后 1 个月或更晚,一般持续终身。

(三)辅助检查

1.胆红素的检测

(1)微量胆红素仪:检测胆红素,方法简便,只需用少量末梢血(用毛细管取足跟血)离心后,取一滴血清进行比色,当时即可直接显示总胆红素值,以后再取一次静脉血查总胆红素和结合胆红素。早期新生儿各病因引起的高胆红素血症主要以未结合胆红素增高为主,必要时可查尿胆红素,如为阴性,可初步排除结合胆红素增高。

(2)经皮测胆红素仪:监测胆红素,具有无创、简便等优点。将仪器置于前额或胸骨中部直接读数即可。经皮测胆红素仪与微量测胆红素仪对比,二者也呈良好的线性关系,但此法所测出的值与皮肤的厚薄和肤色有关,只能作为筛查用,不能用以做诊断依据用,仍需进一步测微量血确定诊断。

2.实验室检查

(1)红细胞及血红蛋白:早期新生儿血红蛋白<145g/L 即可诊断为贫血。

(2)网织红细胞:常显著增高,>6%;有核红细胞增多,可超过 10 个/100 个白细胞;末梢血涂片可见球形红细胞。

(3)改良直接 Coombs 试验:可区分为免疫性和非免疫性溶血所致的高未结合胆红素血症。若改良直接 Coombs 试验阴性,提示为非免疫性溶血或非溶血病所致的高未结合胆红素血症,若改良直接 Coombs 试验阳性,提示红细胞被致敏,为免疫性溶血。对怀疑新生儿血型不合溶血病者,常同时检测改良直接 Coombs 试验、抗体释放试验和游离抗体试验,简称三项试验。母子血型不合,加前两项试验的任一项,即可确诊。必要时,检测母血间接 Coombs 试验及抗体效价。

(4)排除性试验:疑为 G－6－PD 缺陷可检测高铁血红蛋白还原率,如<0.75(75%)需进一步测 G－6－PD 活性以确诊;疑有红细胞形态异常引起溶血,除仔细检查血涂片有无球形细胞、椭圆形细胞、口形细胞、固缩细胞增多外,红细胞脆性可增加,可做脆性试验协助诊断;疑血红蛋白病可进行血红蛋白电泳检查,血涂片可见靶形细胞,红细胞脆性试验减低;疑为催产素引起溶血,可测血钠及渗透压,均降低;疑为维生素 E 缺乏所致溶血,可直接测血维生素 E 水平;疑为感染所致溶血,可进行血培养,如为金黄色葡萄球菌感染,白细胞可增高,并有中毒颗粒,有明显核左移。杆菌感染白细胞可降低。C 反应蛋白均明显增高,血沉增快。

3.MRI　MRI 能在早期即发现胆红素脑病患儿基底节区短 T_1 信号的特征性改变。神

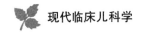

经病理提示早期该区域改变为神经核团的胆红素黄染,而后期才提示神经元的坏死。因此,对于高胆红素血症,尤其是临床诊断胆红素脑病患儿,不仅早期应完善头部 MRI 明确有无 MRI 特征性改变,而且需要定期复查头部 MRI 明确有无特殊区域的 T_2 信号改变。

(四)诊断

对于黄疸患儿首先要区别是生理性还是病理性黄疸,其次如为病理性是什么原因,需要进一步做什么检查,是否有害,需要什么治疗。只依据血清胆红素水平不能区分是生理还是病理性黄疸。对于高胆红素血症诊断,尤其已发生核黄疸者,必须通过详细了解病史,全面体格检查及实验室检查进行诊断和鉴别诊断,确定病因。

根据黄疸出现时间的早晚考虑有无溶血、围产、感染或其他因素,明确发病原因。要详细询问母亲妊娠史(有无妊娠合并症、产前有无感染史等)、分娩过程(有无难产史,羊膜早破史,是否用过催产素、镇静或麻醉剂等)、胎儿有无宫内窘迫或出生窒息史。出生后有无低体温、低摄入热量、低血糖、插管或其他侵入性诊断或治疗操作史,或皮肤、脐部、呼吸道感染史。是否为早产儿,小于胎龄儿或糖尿病母亲的婴儿。母亲及新生儿血型、胎次,母亲有无流产、死胎和输血史,同胞兄妹有无黄疸史或家族史。母乳或人工喂养。黄疸出现时间极为重要,出生后 24h 即有明显黄疸并伴贫血征者多为新生儿 Rh 或 ABO 血型不合溶血病;出生后 2~3d 出现明显黄疸,超过生理黄疸范围,多由各种围产因素所致,多不伴贫血征;出生后 4~5d 黄疸逐渐加重可因感染或胎粪排出延迟所致。询问尿及粪便颜色、有无反应低下、食欲缺乏、发热或体温不升等全身症状。无以上原因,若为母乳喂养者应考虑母乳喂养性黄疸,非母乳喂养者可能为生理性黄疸。

体检时,首先观察黄疸的色泽,如色泽鲜艳并有光泽呈橘黄色或金黄色,重症可稍显苍白,为高未结合胆红素血症的特点;如色泽呈灰黄色或黄绿色多为高结合胆红素血症。其次观察黄疸分布部位,可粗略估计胆红素水平,在无条件立即测胆红素时可做参考。要注意一般情况,有无病态;是否有皮肤苍白、出血点或脓疱疹;有无呼吸困难或暂停,肺部有无啰音;心音是否低钝,有无杂音;肝脾有无肿大,脐轮是否红肿,有无脓性分泌物。对重症黄疸患儿要特别注意有无神经系统早期异常改变,如精神萎靡或易激惹、前囟是否紧张、有无凝视、肌张力有无减弱或增高,新生儿期特有的吸吮反射、拥抱反射、握持反射等是否减弱,还应注意有无全身性水肿、心力衰竭表现。

(五)治疗

早期新生儿发生未结合胆红素血症时均应采取积极的防治措施,以免延误或失去治疗时机,致死或致残,尤其是发病早、进展快者需按急症处理。尽早明确诊断,给予相应处理。

1.一般治疗

(1)体温低下者:采取保暖措施。出生后尽早开奶,按需喂奶,至少每 3h 1 次,摄入热卡不足者静脉输入葡萄糖补充,防止低血糖。缺氧、酸中毒者应及时纠正。

(2)避免使用与胆红素竞争葡萄糖醛酸转移酶或白蛋白结合位点的药物:如磺胺类、新青霉素Ⅱ、利福平、水杨酸盐、吲哚美辛、维生素 K_3 等。

(3)去除病因:如由感染引起者,及时控制感染。

2.光照疗法 简称光疗,是本症首选的治疗方法,具有作用快、方法简便安全、副作用少、效果明显等优点。

(1)光疗指征

①在使用推荐方案前,首先评估形成胆红素脑病因素,新生儿处于某些病理情况下,如新生儿溶血、窒息、缺氧、酸中毒(尤其高碳酸血症)、败血症、高热、低血糖等,易形成胆红素脑病,如有上述高危因素应放宽干预指征。

②24h以内出现黄疸应积极寻找病因,并给予光疗。

③24~72h出现黄疸者,出院前至少要检查一次血清胆红素,出院后48h应于社区或医院复查胆红素,以监测胆红素水平。

④出生后7d内(尤其是出生后3d内)接近但尚未达到干预标准者,应严密监测胆红素水平,以便得到及时治疗。无监测条件的地区和单位可适当放宽干预标准。

⑤"考虑光疗"是指在该日龄的血清胆红素水平,可以根据临床病史、病程和体检做出判断,权衡利弊,选择光疗或严密监测胆红素。

⑥早产儿光疗指征:a. 血清胆红素$>205\mu mol/L$。b. 新生儿溶血病,出生后血清胆红素$>85\mu mol/L$。c. 超低体重儿血清胆红素$>85\mu mol/L$。d. 所有高危儿可行预防性光疗。

(2)光疗方法

①单光治疗:适用于预防性治疗。光疗箱用20W或40W蓝色荧光灯管6~8只,呈弧形排列,灯管间距2.5cm,灯管距患儿35~40cm,置于开放暖箱或闭式暖箱上方,不影响其他治疗的进行。患儿需裸体,每隔2~4h翻身1次,周围环境温度维持在30℃左右。一般开放暖箱上方常配备蓝光装置,也有装备蓝光的闭式暖箱,均为单面光疗。

②双光治疗:适用于胆红素已达高胆红素血症的诊断标准。选用蓝光箱治疗,箱内上下均有6只荧光管,排列同上,上方距患儿35cm,便于对患儿进行护理和操作,下方距患儿25cm,患儿睡在箱中央有机玻璃板上。因上下方均可受到光照射,而且下方距离缩短,照射到皮肤的强度明显增加,疗效优于单光治疗。

③毯式光纤黄疸治疗仪:适用于母婴同室母乳喂养的早期新生儿或家庭治疗。治疗仪包括一个主机(体积24cm×10cm×21cm,移动方便,可置于婴儿床外)和一个光垫(由一条1.2m长的纤维光缆连接组成)。光垫直接贴于婴儿的胸部或背部,其外包裹衣被,不妨碍喂奶、输液和护理。虽然光垫直接与皮肤接触,但几乎不产生热,也不直接照射脸部,副作用很小。缺点是照射面积较小。

④冷光源治疗:用蓝光发光二极管作光源,安装在保温箱内,波长为430nm,光谱中无红外线和紫外线,产热低,光异构化强,可紧贴患儿,提高光疗效应。

(3)光疗时间

①非溶血性黄疸:8~12h间断光疗。溶血性黄疸24h持续光疗,疗程4d。

②尽量裸露,保护眼睛和生殖器,冬天注意保暖,夏天注意降温,液量应增加20mL/(kg·d)。

③光疗时可出现发热、皮疹、腹泻、核黄素(维生素B_2)减少,直接胆红素达$68\mu mol/L$时会出现青铜症,此时应停止光疗,停止后青铜症自行消退。光疗期间补充水分、钙剂、维生素B_2。

(4)光疗注意事项

①充分暴露小儿皮肤,使之有较大接触面积。一般需裸体,用黑布遮住双眼,防止损伤视

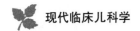

网膜;用尿布遮盖生殖器,防止损伤生殖器功能,但遮盖面积勿过大,以免影响疗效。

②光疗箱的温度要求30℃左右,湿度50%。夏季防止过热,冬季注意保暖。箱内应有降温及保暖设备,每2~4h测体温及箱温1次,以便随时调整。

③光疗时,每日液体总入量应增加25%,并应监测尿量。

④需每12~24h监测血胆红素1次。

⑤每次照射后应做记录,超过2 000h应更换新管,以免影响疗效。也可用蓝光辐照计测功率,<200W/cm² 时必须换管。

⑥详细记录箱温、体温、呼吸、脉搏、进食量、大小便次数。密切观察全身情况,有无呕吐、发绀、皮疹及粪便性状。

⑦光疗时哭闹不安者,可给予苯巴比妥,防止皮肤擦伤。

(5)光疗的副作用与防治:见表1-3。

表1-3　光疗的副作用及防治

副作用	原因	表现	处理
发热	是由于荧光灯的热能所致,夏季更易发生	体温可达38~39℃	适当降低箱温,体温即可下降
腹泻	光疗分解产物经肠道大量排出时刺激肠壁引起	于光疗3~4h后即可出现,大便每日4~5次,呈绿色稀便	稀便量较多时,应注意补充水分。停光疗后腹泻很快停止
皮疹	原因尚不明,可能与光照射和血小板减少有关	光疗1~24h即可出现,表现为斑丘疹、色素沉着或淤点,分布于面部、躯干及下肢	停光疗后很快消退,不留痕迹
核黄素缺乏与溶血		光疗超过24h,可造成体内核黄素缺乏,由于核黄素吸收高峰在450nm,正是蓝光对胆红素起作用的最大光谱,因此胆红素与核黄素同时分解,造成核黄素缺乏症。由于核黄素水平降低,影响黄素腺嘌呤二核苷酸的合成,导致红细胞谷胱甘肽还原酶活性降低,使溶血加重	光疗时应短期补充核黄素(每日3次,每次5mg,光疗后改为每日1次,连服3d)
低钙血症	原因尚不明确。有可能是光源中所含紫外线通过新生儿皮肤产生大量维生素D,使钙沉着于骨而致血清钙降低	光疗大于40h可发生,大多无临床症状,少数可引起呼吸暂停、抽搐、发绀	补充钙剂或停光疗后即可恢复
贫血	由于光疗时核黄素被氧化,使红细胞内核黄素水平降低,从而使辅酶Ⅱ的产生受抑制,导致G-6-PD及谷胱甘肽还原酶活性降低,加重溶血和贫血		需及时停止照射
青铜症	阻止了胆管对胆红素光氧化产物的排泄	皮肤呈青铜色,血及尿呈暗灰棕色	及时停止光疗,以后可逐渐消退

3.药物疗法

(1)血浆或白蛋白:与血中未结合胆红素联结,减少游离的未结合胆红素,防止胆红素脑病,适用于早期新生儿尤其是早产儿、重度黄疸及进展快者。血浆用量每次 10mL/kg,白蛋白用量每次 1g/kg,每天 1 次,连用 3d。

(2)肾上腺皮质激素:只用于重症新生儿溶血病或重症感染新生儿,不要常规使用。注意防止肾上腺皮质功能减退、皮质醇下降等副作用。地塞米松 0.3～0.5mg/(kg·d)静脉点滴或口服泼尼松,1～2mg/(kg·d),分 2 次服。

(3)酶诱导剂:用于 1 周内的新生儿,对 32 周以下的早产儿效果差,服后 3d 才能显效,作用慢,自开展光疗以来已较少应用。首选药物为苯巴比妥,用量为每日 5mg/kg,分 2～3 次服,连服 4d。也有主张第 1 次给 5mg/kg,以后 4mg/(kg·d)维持。或肌内注射 10mg/(kg·d)1 次,可代替口服 3d。或加用尼可刹米,100mg/(kg·d),分 2～3 次口服,可提高疗效。副作用有嗜睡或吃奶缓慢,影响病情观察。

(4)活性炭或琼脂:选用 10% 活性炭溶液 5mL,每 2h 服 1 次。或口服琼脂,每次 125～250mg,每日 4～6 次,连服 3～9d。由于服药次数多,仅能作为一种辅助治疗。

(5)静脉注射免疫球蛋白:适用于血型不合引起的同族免疫新生儿溶血病,早期应用可减少换血,临床应用已取得较好效果。多采用一次大剂量疗法,1g/kg 于 6～8h 持续静脉滴入,优于 400mg/(kg·d)连续注射 3d 疗法。

4.换血 换血是治疗早期新生儿重症高未结合胆红素血症最迅速而有效的方法,为急救措施之一。主要用于重症母婴血型不合溶血病,也可用于重症感染(常合并高胆红素血症)。

(1)换血的指征:①血红蛋白<120g/L,伴水肿、肝脾肿大、心力衰竭。②脐血胆红素足月儿>68.4μmol/L,早产儿>60μmol/L。③出生后 24h 内血清胆红素达 342μmol/L,或每小时上升>12μmol/L。④出现早期核黄疸症状。⑤前一胎有死胎、胎儿水肿、严重贫血史。⑥早产儿适当放宽指征。

(2)血源选择:①Rh 血型不合采用 Rh 血型与母亲同型,ABO 血型与新生儿同型血。②在 Rh(抗 D)溶血病无 Rh 阴性血时,也可用无抗 D(IgG)的 Rh 阳性血。③ABO 血型不合换血时,最好采用 AB 型血浆和 O 型红细胞混合血,也可选用 O 型血或与新生儿同型血。

(3)换血前的准备

①换血前 1～2h 输白蛋白 1g/kg,有助于血管外的胆红素向血管内转移,并增加白蛋白与未结合胆红素联结量。但贫血和心力衰竭患儿禁用。

②将患儿放置在辐射式开放抢救台上。若用库存血,需先将储血袋放入保鲜袋中,再浸入温水中(不可超过 38℃,以免发生溶血),轻轻摇动,逐渐升温至 37℃左右。若用加温圈则不必进行预加温。通过上述措施可以保持稳定的正常体温。患儿取仰卧位,暴露放置套管的血管部位。将四肢用夹板、棉垫和绷带固定。术前安置好心肺监护仪,或心前区放置听诊器,用胶布固定好,以便手术中进行监测。手术前停喂奶一次,防止呕吐或吸入,术前抽出胃内容物。肌注苯巴比妥 10mg/kg 或鼻饲 5% 水合氯醛 1mL/kg,保持安静。

③人员配备:换血组由两名医生和一名护士组成。一名医生负责和指导换血的全过程,监护患儿状态和进行应急处理。一名医生负责持续抽血和协助监护患儿状态。护士负责换

血的各项准备工作、静动脉穿刺和套管针留置、输血管道的连接、监护和调整换入血的流速、传递注射器、更换储血袋、冲管、给药和记录。

④药物准备:500mL 生理盐水 3 瓶、肝素 1 支(100mg/mL)、配制肝素生理盐水 500mL(内含肝素 50mg)备用、鱼精蛋白 1 支(50mg/5mL)、10%葡萄糖酸钙 2 支、25%葡萄糖 2 支、急救备用药品。

⑤器械准备:成人输液泵 1 台,能准确显示预置量、流速和累计量,误差不大于 5%。留置套管针 22G、24G 各 2 只,三通开关 3 只。输血器 1 副,一次性输血管 1 根,一次性 5mL 注射器 10 只,一次性 20mL 注射器按预计换血量准备所需只数,标本试管 5 个。心肺监护仪、血压监护仪、经皮血氧饱和度测定仪。备用复苏囊、面罩、喉镜、气管插管和氧气。

(4)换血方法

①用枸橼酸血或肝素抗凝血 150～180mL/kg,脐静脉插管(或连续的动-静脉方法)。

②分次抽出或输入 5～10mL/(kg·min),持续监测心率、呼吸。

③换血前后测血红蛋白、血细胞比容和胆红素。

④换血前 1h 和换血后 5～6h 禁食、禁水。

(5)换血后处理

①每隔半小时观测生命体征 1 次,共 4 次,以后每 2h 1 次共 4 次,观察心功能情况。

②每隔 1～2h 测血糖 1 次,共 2～4 次,以便及时发现低血糖。

③每 4h 测血清胆红素 1 次,监测胆红素的回升情况。残存的游离抗体继续同患儿红细胞结合,可导致继续溶血,使胆红素再次升高。若又上升至 342μmol/L 以上时,有可能需要再次换血。

④换血后应在 NICU 进行监护和光疗,密切观察黄疸程度,有无嗜睡或易激惹、拒奶、抽搐等早期核黄疸表现。若换血后情况良好,无呕吐等异常情况,8h 后可恢复喂奶。

(六)治疗心得

1.高未结合胆红素血症占住院新生儿的首位。由于延误诊疗,胆红素脑病仍有发生,严重威胁着新生儿的健康和生命,应引起高度的重视。因本症是完全可以防治的疾病,对早期高危新生儿如黄疸发生早、进展快、程度重,应监测血清胆红素,密切观察病情,及时诊断,给予相应的防治措施,严重者应按急症处理,如 Rh 血型不合溶血病等。

2.凡是高危儿均应监测胆红素。此外,还应强调日龄,出生后 24h 内胆红素>102.6mol/L,48h 内>153.9mol/L,72h 内>205.6mol/L 已属病理性黄疸,不需等待>220.6mol/L 才诊断为高胆红素血症,应及时给予光疗。早产儿本身即为高危儿,如又合并其他高危因素,胆红素达 102.6mol/L 即应给予光疗。高危儿通过以上预防措施和及时明确诊断和积极治疗的住院患儿都能取得防止胆红素脑病的效果。

3.做好产前检查工作也很重要,尽量预防早产和难产,提高接产技术,防止宫内窘迫和新生儿窒息,普及新法接生和复苏技术。对孕妇及新生儿均忌用可使胆红素增高的药物。

4.新生儿溶血病光疗中,胆红素尚可升高,是因光疗并不能阻止溶血,不可认为无效,若上升慢或未达到换血指标,仍可继续光疗。光疗效果不明显时应检查灯管是否减效。

5.胆红素脑病和核黄疸的区别。急性胆红素脑病主要指出生后 1 周内胆红素神经毒性引起的症状,而核黄疸则特指胆红素毒性引起的慢性和永久性损害。因此,需要注意的是,新生儿期的急性胆红素脑病如及时干预,可避免神经系统后遗症的发生,即不出现核黄疸表现;而发生黄疸的新生儿,尤其是早产儿或低出生体重儿,由于新生儿期可能缺乏典型的痉挛症状,在新生儿期没有确诊胆红素脑病,而在后期有出现神经系统损害即核黄疸的可能。

二、晚期新生儿高胆红素血症

(一)高未结合胆红素血症

出生后 1～4 周的新生儿称晚期新生儿。生理性黄疸多于出生后 7～10d 消退,如迟迟不退,表现为消退延迟,或反而日渐加重,2～3 周才达高峰,血胆红素以未结合胆红素增高为主,为晚期新生儿高未结合胆红素血症。

1. 病因

(1)胎龄＜32 周的极低出生体重儿:由于肝功能不成熟,生理性黄疸程度重,常于出生 1 周才达高峰,可延长到 2～4 周才消退。如伴有其他高危因素,黄疸进一步加重,血脑屏障功能也尚未成熟,如未经治疗,仍有发生胆红素脑病的可能。

(2)母乳性黄疸综合征:又称晚发性母乳性黄疸。临床特点为生理黄疸高峰期不见减退反而增高,胆红素出生后 2～3 周才达高峰值,如不经治疗,6～12 周才逐渐消退。以未结合胆红素为主,不伴贫血,肝功能正常。患儿无任何症状,吃奶好,体重增长满意。均以母乳喂养为主,停母乳 3d,换喂牛奶或配方奶,黄疸明显减退,血胆红素可下降 50%。继续母乳喂养,黄疸可稍微加重,胆红素回升 17.1～51.3μmol/L。

(3)先天性甲状腺功能减退:黄疸常是本病早期症状之一,在生理性黄疸基础上,一方面表现为血胆红素浓度超过正常值,可达 289μmol/L 以上,一方面黄疸持续 2～3 周仍不消退,并同时出现体温降低、反应差(很少哭闹)、食欲差、肌张力低、胎粪排出延迟等症状。在新生儿期较少见本病的典型症状(特殊面容、黏液性水肿等)。

(4)肥厚性幽门狭窄:出生时症状不明显,生后 1 周开始呕吐及大便排出延迟,2%～3% 的患儿可出现高胆红素血症,于术后黄疸逐渐消失。

(5)重症感染:晚期新生儿细菌性感染机会增多,如肺炎、肠炎、败血症等,以金黄色葡萄球菌、大肠埃希菌、沙门菌等多见,而且可造成院内流行。

(6)其他:垂体功能减退、21-三体综合征、半乳糖血症、酪氨酸代谢紊乱等早期也可表现为生理性黄疸消退延迟,较少见。重症血型不合溶血病未经治疗,就诊较晚者,1 周后仍可有明显黄疸,溶血可持续 2～3 周。

2. 临床表现 主要表现为生理黄疸消退延迟,或逐渐加重,高峰期可达 2～3 周,或黄疸已消退又重新出现。黄疸程度轻重不等,重症胆红素可高达 289μmol/L 以上,消退时间可迟至 6～12 周。胆红素以未结合胆红素为主,故皮肤黄疸色泽仍呈浅杏黄色,粪便色黄,尿色不深。以母乳性黄疸最常见,常不伴有任何症状。由其他原因所致者伴相应症状。多为非溶血性,所以不伴贫血征。肝功能除感染外多正常。由于日龄较大,除早产儿外,不出现核黄疸症状。除重症感染黄疸进展快,病情危重外,一般预后较好。

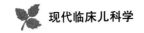

3.辅助检查

(1)血胆红素检测:晚期新生儿黄疸程度不重且常伴有结合胆红素增高,应尽快测血总胆红素、结合及未结合胆红素值,同时检测谷丙转氨酶,明确为高未结合或高结合或混合性高胆红素血症,并判断有无肝损害。

(2)血红蛋白及红细胞比容:明确为溶血性或非溶血性。免疫抗体检查大多数于1周内转阴,但重症1周后仍可阳性。

(3)排除性检查

①疑为甲状腺功能减低时,测血清 T_4 及 TSH 含量。如 $T_4<127nmol/L$ 可疑甲低,同时做 TSH,如>20mU/L 即可诊断。也可用 X 线检查骨龄,摄 X 线膝关节平片,如股骨远端和胫骨近端骨化中心仍未出现,表示胎儿骨发育迟缓,有助甲低诊断。B 超检查可鉴别甲状腺是否缺如,并可测量甲状腺大小及位置。

②疑为幽门狭窄:低氯、低钾性碱中毒,血中游离钙降低。但脱水严重,肾功能低下,酸性代谢产物滞留,也可出现代谢性酸中毒。腹部 X 线平片立位时可见胃扩张,胃下界可达第2腰椎水平以下,肠内气体少。用稀钡造影可见胃扩张,排空延迟,幽门管细长,4~6h 后尚有95%钡剂留在胃内,即可确诊。超声检查也有助于诊断。

4.诊断　晚期新生儿发生黄疸者较早期新生儿明显减少,如有黄疸大多属病理性黄疸。晚期新生儿生理性黄疸已基本消退,个别尚余有轻度黄疸。溶血或围产因素所致黄疸多发生于出生后1~2d,经治疗大多数已消退,重症或未完全消退,均有病史及治疗史可提供。重点应了解出生后1周内情况,如黄疸史、喂养史等。近期内有无黄疸消退延迟、加重或消退后又出现;粪便及尿颜色;全身情况;有无感染史等。

体检:生长发育情况、全身反应。皮肤有无苍白及感染灶、黄疸程度及分布情况、黄疸色泽(杏黄色或灰黄色)。前囟门凹陷或膨隆。肺部有无啰音、心脏有无杂音,心音是否低钝。腹部有无肠型、蠕动波、肿物、脐轮有无红肿或分泌物,肝脾有无肿大。四肢肌张力及握持反射、拥抱反射是否正常。除黄疸外,无其他异常体征,又为母乳喂养可考虑为母乳性黄疸。如反应低下,多由甲状腺功能减低所致;如有明显感染灶及中毒感染症状多由感染所致;如有脱水及腹部异常所见多考虑幽门狭窄。如黄疸为灰黄色或黄绿色则为高结合胆红素血症的特征。

5.治疗　除体重<1 500g 早产儿伴有合并症或重症感染患儿发生重度高胆红素血症需积极治疗外,其他原因引起胆红素超过 $342\mu mol/L$ 时,一般也不需要换血或静脉输注丙种球蛋白、白蛋白或血浆等治疗,因晚期足月新生儿血脑屏障功能已相对成熟,发生核黄疸的机会很少,主要以去除病因为主,必要时给予光疗。母乳性黄疸一般认为血胆红素>$342\mu mol/L$ 或满月后仍>$256.5\mu mol/L$,可停止喂母乳 3d 代以配方奶,或将母乳挤出加热至 56℃15min (破坏母乳中葡萄糖醛酸苷酶),胆红素于 2~3d 后可下降 50%,95%有效。以后继续喂母乳,胆红素可略升高 $17.1\sim51.3\mu mol/L$,待自然消退,不需其他治疗。

(二)高结合胆红素血症

高结合胆红素血症在早期新生儿中极少见,主要见于晚期新生儿。临床以阻塞性黄疸为特征,表现为皮肤及巩膜呈黄色,粪便色泽变浅呈灰白色,尿色深黄如茶色可染尿布,肝脾肿大、肝功能异常、血胆红素以结合胆红素为主，引起上述症候群的原因较多，故又称新生儿肝炎综合征。出生后1～4周均可发病。本症需及时明确病因，采取治疗方法不同，但预后均较差。

1.病因

(1)肝胆道阻塞

①新生儿肝炎：是最常见的原因，发病于新生儿晚期，均属宫内感染，病因以病毒感染为主，常见病原体有弓形虫、风疹病毒、巨细胞病毒、疱疹病毒、梅毒螺旋体等，以巨细胞病毒引起者更为多见。

②胆总管囊肿：女婴发病率高于男婴，新生儿期发病者极少，黄疸呈间歇性，腹部可触及囊肿，可伴哭闹、呕吐等症状。超声检查可确诊，应及时手术治疗。

③先天性胆道闭锁：多见于女婴。肝内闭锁极少见。血胆红素早期结合胆红素增高，晚期肝功能受损，才出现未结合胆红素增高，谷丙转氨酶也逐渐增高。

④胆总管结石：NICU中常使用全静脉营养，可致胆管结石，应用时间较长可因胆石继发胆道梗阻。

⑤胆汁黏稠(胆栓)综合征：胆总管被黏液或稠厚浓缩的胆汁所阻塞，多见于严重的新生儿溶血病后期。

⑥胆总管穿孔：由于胆总管狭窄或有腔内阻塞。出生后1～8周均可发病。临床除有梗阻性黄疸外，可见进行性腹胀、腹壁被胆汁染黄，腹腔穿刺有黄染腹水可确诊，需进行外科引流术。

⑦外源性胆管受压：可由于腹腔淋巴结、肿瘤或梗阻肠管等压迫胆总管而致胆道梗阻，可经CT或B超确诊，经手术进一步证实。

(2)遗传代谢紊乱

①半乳糖血症：常染色体隐性遗传，表现肝肿大和黄疸。可同时损害脑及肾，影响智力发育，出现蛋白尿、电解质紊乱及低血糖。新生儿期即可出现症状，进食乳类后出现黄疸、呕吐、体重不增、低血糖等症状。尿中无葡萄糖的还原物质及血中1－磷酸半乳糖尿苷转移酶低可确诊，需停用乳类制品，以豆类代乳品。

②果糖血症：临床出现低血糖症状，持续时间长可引起黄疸、肝大、厌食、体重不增等症状。奶中需去除蔗糖。

③糖原累积病Ⅳ型：常染色体隐性遗传，累积于肝导致肝硬化，出生时肝大而坚实，此型常因进行性快速性肝衰竭而死亡。肝穿刺可确诊。

④Nieman－Pick病：常染色体隐性遗传，临床类似肝炎，出生后前几天即可出现肝大、黄疸、喂养困难、体重不增，继而出现进行性神经系统障碍、脾大，多于婴儿期死亡。肝、脾、骨髓、淋巴结中可见泡沫细胞，是确诊的依据。

⑤Gaucher病：缺乏葡萄糖脑苷脂酶，导致葡萄糖神经酰胺累积于细胞，形成Gaucher细胞，因压迫肝正常结构，致肝脏纤维化。少数病例出生后即有肝脾大、食欲差、反应低下和黄疸。

⑥Wolman病：出生后1～2周出现黄疸、呕吐、体重不增、脂肪泻、肝脾大、肾上腺钙化等，

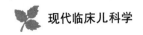

常在3～6个月死亡。

⑦酪氨酸血症:常染色体隐性遗传,由于延胡索酰乙酸水解酶缺乏,使血酪氨酸及尿酪氨酸代谢产物增高,蛋氨酸也增高,肝脏有脂肪浸润、肝细胞坏死,进行性肝硬化,急性型在出生后1～2周发病,黄疸、肝大、肝功能异常、出血倾向、腹水,多于1岁内死亡。

⑧染色体病:如18、21-三体综合征,除有各自的特殊表现外,常伴发肝炎和胆道闭锁,可能与宫内感染有关。

⑨α_1抗胰蛋白酶缺乏症:常染色体隐性遗传,在出生后不久即可出现厌食、呕吐、黄疸、肝脾肿大等,重症可很快出现肝衰竭而死亡。也可并发败血症,出现出血倾向。

⑩垂体功能低下:垂体先天性发育不全或不发育,可有类似肝炎表现,结合胆红素增高,转氨酶升高、低血糖或有甲状腺功能减低表现,但肾上腺皮质激素和生长激素并不缺乏。需用替代疗法治疗。

(3)先天性持续淤胆

①动脉、肝发育不良:常染色体显性或隐性遗传,40％有家族性。临床有特殊面容、淤胆、后发性角膜青年环、椎弓似蝇样缺损、外周或主干动脉发育不全。50％智能落后。

②肝内胆管缺如:肝活检可见叶间胆管少或缺如。临床表现为梗阻性黄疸,转氨酶及碱性磷酸酶、胆固醇增高,胆道造影可明确诊断。多于婴儿期夭折。

③Byler病:家族性肝内胆汁淤积。表现为进行性淤胆、脂肪痢、生长发育落后、智能落后、出血症状,最后死于肝硬化。

(4)获得性肝内淤胆

①感染:除宫内感染外,新生儿期也可因细菌感染,如败血症等细菌或毒素直接侵犯肝细胞引起肝内淤胆,出现相应症状,早期积极控制感染,多可恢复。

②药物:可因药物毒性或特异反应导致肝脏损害,引起淤胆的药物有利福平、依托红霉素、新青霉素Ⅱ、呋喃妥因、吩噻嗪等。

③全静脉营养:低体重儿持续2周以上全静脉营养可发生淤胆。停止输液1～4周后肝功能逐渐恢复。

2.临床表现　出生后1周内出现黄疸者极少见,多于出生后2周开始出现黄疸,逐渐加重。黄疸色泽不鲜艳,略呈暗黄色以至黄绿色。粪便由黄色变为灰白色,尿色由黄色变为茶色。除肝炎可同时出现低热、厌食、呕吐、腹胀、肝大等症状外,一般无全身症状,病程进展缓慢,多于新生儿期后黄疸逐渐加重,因皮肤瘙痒而烦躁,最后出现肝硬化症状和体征。肝大可达肋下5～7cm,质硬,脾大可达6～7cm,腹壁静脉怒张,腹水征,会阴及下肢水肿,发展到肝昏迷,或发生大出血而死亡。由感染、药物、全静脉营养所致者,及时治疗,4～6周可逐渐恢复。由遗传代谢或先天胆管发育异常所致者多伴有各种不同体表特征及智力落后表现,由于治疗困难,预后差。少数可在新生儿期急性发病,病情凶险,很快发生大出血和肝衰竭。

3.辅助检查

(1)肝功能检测:若谷丙转氨酶及碱性磷酸酶增高,提示肝功能已受损。肝炎发病后即有改变;胆道闭锁及遗传代谢病多于后期才有改变,碱性磷酸酶持续增高,而且增高较明显。新生儿期甲胎蛋白均呈阳性反应,如新生儿期后仍阳性,提示肝功能受损。肝炎>35g/mL,胆道闭锁<10g/mL。阳性反应可持续 5~6 个月,随病情好转转阴。如临床症状无好转,而呈阴性反应,提示肝脏受损严重,以致不能再生,预后差。重症患儿白蛋白降低,凝血酶原时间延长。

(2)胆红素检测:测血清总胆红素、结合和未结合胆红素浓度。本症以结合胆红素增高为主。肝炎结合胆红素大多<68.4mol/L,未结合胆红素也增高;胆管闭锁结合胆红素大多>68.4mol/L,后期未结合胆红素才增高。二者尿胆红素均呈阳性。

(3)核素试验:肝胆显影物氮亚胺乙酸(IDA),用锝标记后,用照相机观察肝胆系统的功能状态,肝炎时在 1.5~3h 可见胆囊内出现放射性物质,胆道闭锁时 24h 内不会出现。

(4)低密度脂蛋白 X:肝炎时可呈阳性,血浓度>400mg/dl。如重症肝炎血浓度较高时,与胆道闭锁不易鉴别。可给患儿服考来烯胺,每日 4g,共服 2 周,如下降支持肝炎,无变化支持胆道闭锁。

(5)过氧化氢(H_2O_2)溶血试验肝炎时呈阴性,少数可阳性。胆道闭锁时多呈阳性。

(6)5′-核苷酸酶:肝炎时正常或稍高,胆道闭锁时明显升高,>251U/L。

(7)十二指肠液的检测:肝炎时十二指肠引流液先为白色黏液状分泌物,4~8h 后变黄,2h 后又呈白色,交替出现。胆道闭锁时无胆色素出现。同时可测胆酸,肝炎为阳性,胆道闭锁为阴性。

(8)胆道造影:口服或静脉造影,由于新生儿肝脏浓缩能力差,均不能显影。

(9)病因学检查

①宫内感染:检测病原,如测乙肝表面抗原、弓形虫、巨细胞病毒、风疹病毒、单纯疱疹病毒、EB 病毒等。可用 PCR 法测病原,用 ELISA 法测特异性 IgG 及 IgM 抗体或病毒分离。细菌感染应做血、尿、脊髓液培养。

②胆总管囊肿、结石、外源性胆管受压:腹部 B 超或 CT 有助于诊断。

③胆汁黏稠综合征、胆总管穿孔、肝内胆管缺如:胆道造影确诊。

④半乳糖血症:尿中无葡萄糖的还原物质,血及尿中半乳糖增高,红细胞 1-磷酸半乳糖尿苷转移酶含量低。

⑤果糖血症:果糖耐量试验血葡萄糖急速下降,果糖、脂肪酸、乳酸上升,或进行果糖 1-磷酸醛缩酶测定。

⑥糖原累积症:血内糖原与乳酸明显增高,血糖降低,胰高血糖素试验 30min 内血糖升高<1.65mol/L。

⑦囊性纤维性变:可测胰腺功能,胰蛋白酶、糜蛋白酶及淀粉酶均低下。

⑧Niemann-Pick 病、Gaucher 病:可在骨髓中找典型的泡沫细胞及 Gaucher 细胞。

⑨18、21-三体综合征:应做染色体检查。

⑩Wolman 病、酪氨酸血症:依据溶酶体酸性脂酶及延胡素酰乙酸水解酶活性测定确诊。

⑪Zellweger 综合征:血清中极长链脂肪酸增高,除肝功能异常外,脑电图、头颅 CT 均异常,肾脏 B 超可发现囊肿。

4. 诊断 详细了解母亲妊娠史,妊娠期间有无感染和用药史,前一胎有无淤胆及畸形儿史,有无家族史。了解患儿临床表现,如黄疸出现时间、进展情况、大小便颜色。有无发热、吃奶差、呕吐等全身症状。生理黄疸已消退又出现，肝炎的可能性大；生理黄疸持续不退，胆道闭锁的可能性大。出生后粪便色黄，以后变白，肝炎的可能性大；出生后粪便即色白，胆道闭锁的可能性大。肝炎伴有全身症状，胆道闭锁则无。

体格检查：注意生长发育有无落后情况，全身反应是否低下，有无体表畸形，尤其是特殊面容（前额突出、眼距宽、眼裂上吊、小下颌、耳低位、通贯手等）。皮肤及巩膜黄疸色泽及程度。肝脏大小及质硬程度，脾脏大小，腹部有无肿物，有无腹水征。肺有无啰音，心音是否低钝，有无心律不齐或杂音。四肢肌张力低下或增高，神经反射有无异常。肝炎常伴肺炎、心肌炎等多脏器损害体征，胆道闭锁或遗传代谢病则常伴体表及多脏器畸形，智力低下，肝脾明显肿大。

5.治疗　治疗原则：一是根据不同病因治疗原发病，二是清除胆汁淤积，防止肝硬化和肝衰竭。

（1）肝炎的治疗

①加强营养：可酌加糖的供应，但不宜过多。蛋白质供应一般量即可。脂肪摄入量应减少，新生儿应以母乳喂养或配方奶为主，后者可选用低脂配方奶。适当加喂一些葡萄糖水。此外，还应适量补充脂溶性维生素 D、维生素 K、维生素 E，肌内注射较易吸收。重症可静脉点滴葡萄糖、支链氨基酸（可在肝外组织代谢，促进蛋白合成）和脂肪乳剂（补充必需的脂肪酸）。

②肾上腺皮质激素：泼尼松，每日 $1\sim2mg/kg$ 口服，症状好转逐渐减量，一般疗程为 $4\sim8$ 周，需注意预防其他感染。

③利胆药：胆酸钠，每次 50mg，每日 $2\sim3$ 次。

④保肝药：可用葡醛内酯，每日 2 次，每次 25mg。多酶片，每日 $1\sim2$ 片。

⑤病原治疗：明确为病毒感染者可选用广谱抗病毒药治疗，如利巴韦林，每日 $10\sim20mg/kg$，分 2 次肌注；如为疱疹病毒属可选用更昔洛韦，$10mg/(kg \cdot d)$，与干扰素合用效果更好；如为弓形虫引起，可用大环内酯类药物治疗，如螺旋霉素、阿奇霉素等；出生后严重感染由细菌引起者，需选用广谱抗生素积极控制感染。

（2）先天性胆道闭锁的治疗：尽早手术治疗。手术时日龄不超过 60d 者预后较好。术后需用去氢胆酸或泼尼松促进胆汁分泌，静点头孢菌素或氨基糖苷类药物预防胆管炎。术后黄疸不退或退而复现者，应在 2 个月内再做手术或进行经皮肝内胆管引流，并可进行胆道冲洗，长期留置导管，能获得较好的疗效。仍不能恢复者，可考虑肝移植。

（3）其他病因治疗

①手术治疗：胆总管囊肿、结石、穿孔、外源性压迫（肿瘤、淋巴结、肠梗阻）；胆汁黏稠综合征、囊性纤维变（可进行胆管冲洗）。

②饮食治疗：半乳糖血症（停用乳类食品，代以豆类配方奶）、果糖血症（停用蔗糖，代以加乳糖配方奶）、酪氨酸血症（低酪蛋白、低苯丙氨酸、低蛋氨酸膳食）。

③替代疗法：垂体功能低下。

④对症及支持疗法：α_1 抗胰蛋白酶缺乏、Zellweger 综合征、糖原累积症、Niemann－Pick 病、Gaucher 病、Wolman 病、Alagille 综合征、Byler 病。

第二章　小儿危重症

第一节　严重急性呼吸综合征

严重急性呼吸综合征(severe acute respiratory syndrome,SARS)是变异的冠状病毒引起的,以突发高热、咳嗽、呼吸困难为主要症状的综合征。SARS自2002年11月中旬在中国广东省暴发流行开始,当地称为"传染性非典型肺炎",至2003年5月在中国内地达到流行高峰,全国累计病例数达5 327例,死亡343例。此次流行中国报道儿童的SARS病例不足80例,以广东、北京地区为主。

一、流行病学

(一)传染源

1.SARS的最初传染源仍未被确定。已知中国广东省珠江三角洲是最初病例的发生地区。

2.SARS流行期间的传染源是SARS患者。目前尚未发现普遍存在SARS隐性感染或健康的SARS病毒携带者。处于潜伏期的病例似乎无传染性。

3.SARS病例在发病后7～10d,病毒负荷量最大、传染性最强。曾有报道1例患者传播给百余人发病,被称为超级传播者。而病程早、晚期传染性弱,恢复期患者多没有传染性。

(二)传播途径

1.主要通过近距离呼吸道飞沫及密切接触传播。特别是给危重患者行气管插管、气管切开等操作的医护人员,直接暴露于患者大量呼吸道飞沫环境下极易获得感染,曾有医护人员聚集被感染SARS的现象。

2.其他可能传播方式。SARS患者的粪便、尿液、血液中曾检出病毒,因此其他传播方式,如粪口传播等尚不能排除。如香港淘大花园的暴发流行,出现1例伴有腹泻的SARS患者,4周内在该住宅区的328人发生SARS,而且大部分病例都有腹泻症状,最终经当地排除建筑物内食物或饮用水的污染,而很可能系粪便排水管道系统地面下水口"U"形聚水器干涸不能起到隔气作用,导致污水气化而发生病毒传播。

(三)易患人群

凡未患SARS的个体均为易感者,但以青壮年为主。临床和血清学调查显示,健康人或其他疾病患者的血清中均无SARS病毒抗体,说明既往在人类中并未发生过SARS。但流行

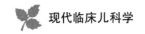

期间,的确可使大部分人受染而产生抗体,具有一定免疫力从而减弱流行趋势。

二、病原学

经世界卫生组织确认冠状病毒的一个变种是引起 SARS 的病原体。变种的冠状病毒与流感病毒有亲缘关系,但它非常独特,以前从未在人类发现,科学家将其命名为"SARS 病毒",冠状病毒感染在世界各地极为普遍。

到目前为止,大约有 15 种不同冠状病毒株被发现,能够感染多种哺乳动物和鸟类,有些可使人发病。冠状病毒引起的人类疾病主要是呼吸系统感染。该病毒对温度很敏感,在 33℃ 时生长良好,35℃ 时就使之受到抑制。由于这个特性,冬季和早春是该病毒疾病的流行季节。冠状病毒是成人普通感冒的主要病原之一,儿童感染率较高,主要是上呼吸道感染,一般很少波及下呼吸道。另外,还可引起婴儿和新生儿急性肠胃炎,主要症状是水样大便、发热、呕吐,每天可排便 10 余次,严重者甚至出现血水样便,极少数情况下也引起神经系统综合征。

在 SARS 开始流行,病原学尚不清楚期间,曾有衣原体、人类偏肺病毒、副黏病毒和鼻病毒可能是其致病微生物的报道,但最终均被肯定地排除,而且它们在 SARS 发病中无协同作用,但衣原体可能与多种细菌一样是 SARS 病程后期发生合并感染的病原。

三、发病机制

由于 SARS 临床和尸体病理解剖的研究病例数有限,目前对其发布机制并未完全了解。但是集中的 SARS 病例临床表现和实验室检查以及尸体解剖结果已经显示了其主要的病理生理机制。

(一)肺组织的病理

可见下列三种炎症性变化:

1.重症肺炎样改变　弥漫性肺实变:肉眼显示广泛实变,镜下为肺泡细胞变性、坏死、灶性出血,肺泡腔内可见脱落的肺泡细胞,泡内含病毒包涵体。

2.急性呼吸窘迫综合征样改变　弥漫渗出性炎症:肺泡毛细血管明显扩张,肺泡内较多渗出的蛋白和透明膜、炎性细胞,包括单核细胞、淋巴细胞和浆细胞。

3.肺纤维化样改变　增生性炎症:脱落的肺泡细胞增生形成多核或合体细胞,肺泡周围血管机化性变化形成机化性肺炎。

上述肺组织的广泛渗出、实变、严重水肿和坏死、增生可以是病毒感染引起的直接损害,也可以是病毒感染后期合并继发感染所致的损害。其病理生理机制有全身或脏器局部炎症反应综合征、感染免疫性血管炎、弥散性血管内凝血和感染所致的嗜血细胞反应。

(二)病毒感染直接引起免疫抑制

下列表现提示 SARS 病毒可直接对机体免疫系统造成损害:周围血象白细胞减少,尤其是淋巴细胞显著减少。$CD4^+$ 和 $CD8^+$ T 淋巴细胞显著减低,提示该病毒可能直接感染、破坏这些细胞,使机体免疫功能受抑制。脾脏和淋巴结中所见的病理改变支持此点推测,也可解释为何 SARS 患者早期的特异性 IgM 抗体出现迟,且阳性率低。

四、临床表现

根据有限的病例资料得出,SARS 的潜伏期为 2～14d,中位数 7d。起病急,以高热为首发症状,70%～80%体温在 38.5℃以上,偶有畏寒,可伴有头痛、关节酸痛、乏力,有明显的呼吸道症状包括咳嗽、少痰或干咳,也可伴有血丝痰。重症病例发生呼吸衰竭、ARDS、休克和多脏器功能衰竭。也有 SARS 病例并发脑炎的症状和体征。

一项研究显示,儿童病例近 100%有发热,体温多达 38.5℃以上,偶有寒战,个别病例低热,可伴有头痛、关节痛、乏力、腹泻等。重症病例有呼吸急促及发绀,少数有肺部湿性啰音或肺部实变体征。根据广州、北京和香港等文献报道,儿童病例的临床表现比成人轻,几乎没有发生严重的呼吸困难,恢复比较顺利。在流行病学统计资料中有 1 例儿童 SARS 死亡,但未见相关的临床资料。

五、辅助检查

(一)血常规

显示外周白细胞总数正常或减低,淋巴细胞绝对值计数降低。

(二)胸部 X 线

大多数病例在发病 1 周左右可见肺部斑片状或絮状浸润阴影,多为双侧。胸部 CT 可见肺部有累及数个肺小叶的"棉花团"影和磨玻璃样改变,恢复期可留有条索状阴影或肺纹理增粗。

(三)免疫学检查

早期即显示 $CD3^+$、$CD4^+$ 和 $CD8^+$ T 淋巴细胞减少。有资料显示,一组 SARS 患者的上述 T 淋巴细胞降低的幅度较一组 HIV 感染的水平还低,提示 SARS 病毒感染直接引起免疫细胞抑制。

(四)特异性病原学实验室检查

包括病毒分离、鼻咽分泌物的实时动态聚合酶链反应(RT－PCR)、特异性抗体检测、免疫组化法抗原检测法等实验室检查。但上述技术尚缺乏多家实验室标准化,因此对其特异性、敏感性等准确度尚有待评估。

六、诊断

对于一种新出现的,已造成流行的疾病给予统一的诊断标准是完全必要的,尽管这种诊断主要是经验性的。而经验性的诊断主要依据临床表现和流行病学资料,并尽力排除类似表现的其他疾病。

(一)诊断依据

1.流行病学史　与发病者有密切接触史或来自发病区域者;属于群体发病之一;有明确的传染他人的证据者。

2.症状与体征　起病急,发热为首发症状,体温高于 38℃;有咳嗽、呼吸急促、肌肉酸痛,肺部可闻及干、湿啰音等。

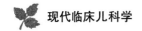

3. 辅助检查　外周血白细胞计数不高或降低,淋巴细胞计数下降,C—反应蛋白不增高。X线胸片可见单侧或双侧斑片样阴影。

(二)世界卫生组织(WHO)的诊断标准

1. 疑似病例

(1)发热(体温 38℃以上)。

(2)咳嗽或呼吸困难。

(3)症状发生前 10d 有以下一种或多种暴露史:①与可疑或临床诊断 SARS 病例密切接触史。②近期到 SARS 局部传播地区旅游史。③近期在 SARS 局部传播的地区居住史。

2. 临床诊断病例

(1)可疑病例:有与肺炎或呼吸窘迫综合征的胸部 X 线变化类似的改变。

(2)可疑病例:存在一种或多种实验室检测阳性结果。

(3)可疑病例:尸检结果与呼吸窘迫综合征的病理改变一致,但无明确病因。

七、鉴别诊断

与其他病毒性肺炎、支原体、衣原体、细菌性或真菌性肺炎,肺结核、流行性出血热、肺嗜酸细胞浸润性肺炎等进行鉴别。

八、治疗

(一)一般治疗

环境通风、休息、多饮水、加强营养。

(二)高热

物理降温或给予布洛芬等解热药,禁用阿司匹林。

(三)抗病毒治疗

可用利巴韦林 10～15mg/(kg·d),静脉或口服 7～10d。

(四)免疫调节剂

丙种球蛋白 400mg/(kg·d),静脉给药 3～5d。

(五)激素

首先需严格排除激素的禁忌证,严格掌握应用指征、时机和剂量、疗程,但尚存在意见分歧。重症病例可用甲泼尼龙 2mg/(kg·d),2～3d 后逐渐减停。

(六)抗生素

抗生素的作用是治疗继发的细菌感染或防止免疫功能下降者继发感染。

(七)重症病例治疗

按危重监护专业常规对 ARDS、感染性休克和多脏器功能障碍进行给氧、心肺支持和脏器功能支持治疗。

九、儿童病例治疗

全国报告儿童 SARS 病例近 80 例,相对低于成人,临床表现均较轻,均给予综合治疗。

包括隔离、环境通风、休息、加强营养、低流量吸氧、清热解毒中药以及预防性抗生素等治疗。香港报道的 10 例 SARS 患儿均以利巴韦林 20mg/kg、口服泼尼松或静脉滴注甲泼尼龙 10～20mg/kg 治疗,抗病毒治疗 1～2 周,激素使用 2～4 周后减量停药,其中 4 例给氧、2 例行辅助呼吸机治疗,均康复。SARS 流行病学资料有 1 例小儿死亡病例,但未见相关报道,亦未见后遗症报道。

第二节 重症肺炎

肺炎是常见的儿童疾病之一,也是导致婴幼儿死亡的主要疾病。重症肺炎除了有严重的呼吸功能障碍以外,由于缺氧、病原毒素或坏死组织释放及全身性炎症反应,导致其他脏器的结构和功能异常。临床上除了严重的呼吸困难外,还伴有呼吸衰竭、心力衰竭、中毒性肠麻痹、中毒性脑病、休克及弥漫性血管内凝血等多脏器多系统功能障碍以及全身中毒症状,属于儿科危重疾病,应积极处理。

一、临床表现

(一)一般临床表现

多起病急,骤起高热,但新生儿、重度营养不良患儿可以不发热,甚至体温不升。此外,还可有精神萎靡、面色苍白、纳差等表现。

(二)呼吸系统的临床表现

1.气促与呼吸困难 患儿有明显的气促和呼吸困难,呼吸频率加快,并可伴有鼻翼扇动、三凹症、唇周发绀等表现。不同年龄段有不同表现:①新生儿与小婴儿突出表现为点头状呼吸、呻吟、口吐白沫和呼吸暂停。②婴幼儿出现气促、呼吸困难,这与肺代偿功能差、气道较为狭窄有关,不能完全反映肺实质的炎症程度;但大龄儿童如出现明显的气促与呼吸困难,除非为哮喘样发作,否则提示有广泛的肺部病变或严重的并发症。肺部体征因感染的病原类型、病变性质和部位不同有所差别,可以有局限性吸气末细湿啰音;如有肺大片实变或不张,局部叩诊呈浊音、语颤增强、呼吸音减弱或出现支气管呼吸音,但在小婴儿由于哭闹、不配合、潮气量小等原因,有时很难发现,需要仔细、反复的检查。

2.呼吸衰竭 是由于广泛肺泡病变或严重的气道阻塞,不能进行有效的气体交换,吸入氧气和呼出二氧化碳能力不能满足机体代谢需要,从而引起机体各脏器的一系列生理功能和代谢紊乱。呼吸困难持续恶化,出现呼吸节律紊乱,严重时可出现呼吸暂停,并伴有嗜睡或躁动等精神症状。根据发病机制及临床表现,可以把呼吸衰竭分为 2 种类型。

(1)呼吸道梗阻为主。这类患儿肺部病变并不一定很严重,由于分泌物、黏膜炎性肿胀造成小气道广泛阻塞,以及气道阻塞的不均一性引起的通气血流比例失调;缺氧明显的同时合并有较重的二氧化碳潴留,易伴发脑组织水肿,比较早出现中枢性呼吸功能异常,如呼吸节律改变或暂停,多见于小婴儿,血气改变属于 Ⅱ 型呼吸衰竭:$PaO_2 \leqslant 6.67kPa$,$PaCO_2 \leqslant 6.67kPa$。

(2)肺实质病变为主。肺内广泛实质病变,影响肺的弥散功能,缺氧症状比二氧化碳潴留明显,有时由于缺氧引起的每分通气量增加,反而导致二氧化碳分压降低。血气改变符合 Ⅰ

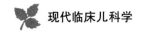

型呼吸衰竭：$PaO_2 \leqslant 6.67kPa$，$PaCO_2 < 6.67kPa$。

3.呼吸窘迫综合征（Acute Respiratory Distress syndrome，ARDS）　又称成人型呼吸窘迫综合征，重症肺炎是 ARDS 发生的主要原因之一。肺部感染时，肺泡萎陷、肺透明膜及肺微血栓形成，导致肺弥散功能障碍和通气血流比例失调，表现出进行性呼吸困难，难以纠正的低氧血症，肺部胸片显示磨玻璃样改变，甚至白肺样改变。血气分析呈持续性低氧血症，$PaO_2 \leqslant 6.67kPa$，$(A-a)DO_2 > 26.7kPa$，$PaO_2/FiO_2 \leqslant 26.7kPa$。

4.肺炎并发症　常见肺炎并发症为肺大泡、脓胸和脓气胸。多见于肺部葡萄球菌感染，感染与炎症破坏毛细支气管上皮组织，造成不完全性阻塞和气体呼出障碍，产生肺大泡；肺大泡破裂入胸腔，导致气胸与脓气胸。肺炎患儿在治疗观察期间，如果出现呼吸困难加重，应考虑到出现并发症的可能，可做体检及胸部 X 线检查。

（三）肺外脏器的临床表现

1.循环系统　常见心肌炎和急性充血性心力衰竭，缺氧、病原毒素可引起心肌炎；而缺氧引起的肺小动脉收缩、肺动脉高压则是引起急性充血性心力衰竭的主要因素，尤其见于有心脏疾患的患儿（如先天性心脏病）。急性充血性心力衰竭主要表现为：①呼吸困难突然加重，呼吸频率超过 60 次/min，而不能以肺炎或其他原因解释。②心率突然加快，160～180 次/min，不能以发热、呼吸困难等原因解释；部分患儿可出现心音低钝或奔马律。③肝脏进行性增大，排除肺气肿引起的膈肌下移所致，在大龄儿童可见颈静脉怒张。④骤发极度烦躁不安、面色发灰、紫绀加重。⑤少尿或无尿，颜面眼睑或双下肢浮肿。

2.神经系统　缺氧、二氧化碳潴留、毒素和各种炎症因子作用于脑组织与细胞，脑血管痉挛、脑组织与细胞水肿，颅内压增高，可引起精神萎靡、嗜睡或烦躁不安，严重者有中毒性脑病表现，如昏睡或昏迷、抽搐、一过性失语、视力障碍，甚至呼吸不规则、瞳孔对光反射迟钝或消失。患儿可有脑膜刺激症状、前囟隆起、眼底视盘水肿，脑脊液检查除了压力和蛋白增高外，其他均正常。

3.消化系统　低氧血症、病原毒素以及应激反应导致胃肠道血液供应减少，易使胃肠黏膜受损。轻者表现为胃肠道功能紊乱，食欲缺乏、呕吐、腹泻及轻度腹胀，肠鸣音减弱；重者可有中毒性肠麻痹，多在呼吸衰竭没有及时纠正，并出现心力衰竭和休克的基础上，腹胀进行性加重、呕吐咖啡样物、肠鸣音消失。由于膈肌上抬，影响呼吸运动，进一步加重呼吸困难。

4.休克及弥漫性血管内凝血　细菌感染，特别是革兰阴性菌感染，一些细菌毒素，全身性炎症反应及缺氧等因素，导致微循环功能障碍。在原发肺部疾病恶化的基础上，表现出四肢冰凉、皮肤花纹、脉搏细速、血压降低、尿量减少，眼底动脉痉挛、静脉迂曲扩张；如未经及时处理可引起弥漫性血管内凝血，皮肤黏膜出现淤点淤斑，以及便血呕血等消化道出血。终末期可以出现肺出血。血小板进行性下降、外周血涂片有大量破碎的红细胞、异型红细胞超过 2%、凝血酶原时间延长、纤维蛋白原含量下降、3P 试验和血 D—二聚体阳性。

二、辅助检查

（一）外周血象

细菌性肺炎时可以出现白细胞总数增加，中性粒细胞比例增高，并有核左移现象。对有弥漫性血管内凝血倾向或临床表现的患儿,应监测血象。血小板进行性降低,应注意弥漫性血管内凝血的可能性。

(二)血气分析

可以了解呼吸功能状态,判断呼吸衰竭的类型,用以指导临床治疗及疗效判断。此外,患儿出现难治性代谢性酸中毒,应考虑有早期休克的可能性。

(三)X线检查

可以了解肺部病变的程度与性质,一些病原引起的肺炎具有特殊的影像学特征。如肺大泡、脓胸、脓气胸及肺脓肿是金黄色葡萄球菌的影像学特点;大叶性肺炎多由肺炎链球菌感染所致;支原体肺炎可表现出游走性云雾状浸润影;而病毒性肺炎更多表现出小斑片状渗出影或融合影以及肺气肿表现。如果患儿病情突然加重,应及时摄片以排除并发症出现的可能性,如肺大泡、脓胸、脓气胸及纵隔气肿等。

(四)C反应蛋白和前降钙素原的测定

两者血清水平升高,提示细菌感染。血清水平的动态观察有助于了解疾病的发展与治疗效果。

(五)病原学检查

细菌检查可以做鼻咽部分泌物、气道分泌物(插管患儿)、胸腔穿刺液革兰染色涂片和细菌培养,以及血培养检查。

1.涂片 发现形态和染色单一的病原以及白细胞中较多的病原菌,对治疗有一定的指导价值。肺炎链球菌为呈镰刀状成串排列的双球菌,金黄色葡萄球菌为成簇分布的革兰阳性球菌,流感嗜血杆菌为革兰阴性球杆菌,肺炎克雷白杆菌或肠杆菌为革兰阴性杆菌。

2.细菌培养 有25%～50%的获得性肺炎痰培养阳性;有菌血症的患儿,痰培养阳性率为40%～60%。血液、胸腔积液或肺泡灌洗液中分离出的病原菌具有高度的特异性,但住院肺炎患儿的血培养阳性率仅为5%～20%,伴有胸腔积液的肺炎只占住院肺炎患儿15%。病毒学检查可用鼻咽部灌洗液病毒分离或免疫荧光检查,或双份血清病毒抗体检查;非典型病原可用鼻咽部灌洗液抗原(免疫荧光或酶联免疫法)或DNA(PCR方法)测定,或双份血清非典型病原抗体测定。

三、诊断与鉴别诊断

肺炎患儿,如同时合并有全身中毒症状、呼吸衰竭及肺外各脏器功能异常,可以诊断为重症肺炎。临床上应排除其他疾病引起的肺部炎性改变,以及治疗肺炎时药物对各脏器的不良反应;同时为了及时有效地进行临床治疗,应根据患儿的临床特点、初步实验室检查,需要进行肺炎的病原学诊断。

(一)金黄色葡萄球菌肺炎

本病为支气管肺组织的化脓性炎症,多见于婴幼儿。起病急,进展快,有弛张高热或稽留热,以及精神萎靡、面色苍白等全身中毒症状,皮肤常见猩红热样或荨麻疹样皮疹。肺部体征出现较早,易发生循环、神经及消化系统功能障碍;并发症以肺大泡、气胸、脓气胸及肺脓肿比较常见。外周血白细胞数明显增高(>15×10⁹/L),以中性粒细胞增高为主,可见中毒颗粒;

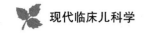

部分患儿外周血白细胞数偏低（<5×10⁹/L），提示预后不良。进一步行痰液、胸腔液及血液细菌培养可以明确诊断。

（二）肺炎双球菌肺炎

重症患儿多为大叶性或节段性肺炎，大龄儿童常见，起病急，突发高热、寒战、胸痛，以及咳嗽、气急，少数患儿咳铁锈色痰，胸部体检有肺实变体征。胸部 X 线检查显示大叶性或节段性实变阴影。

（三）支原体肺炎

是由肺炎支原体引起，重症患儿多见于 5 岁以上儿童，以高热及刺激性剧咳为主要表现；但由于肺炎支原体与人体某些组织存在部分共同抗原，感染后可引起相应组织的自身抗体，导致多系统的免疫损害，如溶血性贫血、血小板减少、格林－巴利综合征及肝脏、肾脏的损害。胸部 X 线显示节段性实变阴影或游走性淡片状渗出影，可伴有少量胸膜渗出，外周血白细胞数及分类均正常，冷凝集试验阳性有助于诊断，但确诊需要双份血清特异性抗体或胸水特异性抗体检查，以及鼻咽部分泌物、胸水支原体抗原或 DNA 检查。

（四）腺病毒肺炎

多由 3、7 两型腺病毒引起，其次为 11、21 型腺病毒。为支气管肺实质出血坏死改变，支气管上皮广泛坏死、管腔闭塞及肺实质严重炎性改变，往往有明显的中毒症状及喘憋表现。多见于 6 个月到 2 岁的儿童，骤起稽留高热、剧咳，伴有明显的感染中毒症状，如面色苍白、精神萎靡、嗜睡，剧烈咳嗽伴喘憋、气急、发绀。易并发中毒性心肌炎和心力衰竭，但肺部体征出现较晚，发热 3～5d 出现肺部湿啰音，胸部 X 线较早显示片状或大片状阴影，密度不均，可有胸膜反应。外周血白细胞数降低，鼻咽分泌物病毒分离或抗原测定，以及双份血清特异性抗体检查有助于病原学诊断。

（五）呼吸道合胞病毒性肺炎

由呼吸道合胞病毒引起，炎症主要波及毛细支气管，导致不同程度的小气道阻塞，引起弥漫性肺气肿及部分肺不张，肺部渗出性改变较轻。多见于 6 个月以下患儿、早产儿、支气管肺发育不良、先天性心脏病患儿病情重。中毒症状轻，但有明显喘憋及呼气性呼吸困难，双肺广泛哮鸣音，喘息缓解后可闻较多湿啰音。胸片显示高度肺气肿及少许斑片状渗出影。外周血白细胞数降低，鼻咽分泌物病毒分离或抗原测定，以及双份血清特异性抗体检查有助于病原学诊断。

（六）革兰阴性杆菌肺炎

常见大肠埃希杆菌、肺炎克雷白杆菌、铜绿假单孢菌等，多见于新生儿、婴儿以及气管插管或切开、大量使用抗生素的患儿，起病相对较缓，但细菌耐药性强，治疗不当会导致疾病进行性恶化。

四、处理措施

（一）呼吸支持与护理

近年来，由于广泛肺实质病变的重症肺炎患儿已经减少，而低龄儿童因呼吸道阻塞、呼吸肌疲劳引起的通气功能障碍逐渐增多，及时有效的呼吸支持和护理尤为重要。

1.保持呼吸道通畅 气道分泌物黏稠、黏膜水肿及支气管痉挛导致气道梗阻,分泌物排泄不通畅,会加重呼吸肌疲劳,促进呼吸衰竭的发生与发展。尽可能避免气道分泌物的干结,促进分泌物的排泄,缓解气道黏膜肿胀与痉挛,维护气道有效的功能状态。

(1)保持环境合适的温度(室温20℃)与湿度(相对湿度50%～60%)。

(2)保证液体摄入,液体的摄入量应考虑当时的脱水情况、是否存在心功能异常、发热等因素,过多的液体摄入会加重心脏的负担,并促进肺水肿的发生,反而会加重病情。一般重症肺炎的患儿的静脉液体按每天60～80mL/kg给予。

(3)给予超声雾化或祛痰药物,反复拍背吸痰以及体位引流,能够减少痰液黏稠度,促进痰液排出。

(4)对有喘憋、肺气肿比较明显的患儿可以吸入支气管扩张药物,解除气道痉挛和黏膜水肿。

2.氧疗 重症肺炎患儿应给氧,以减缓呼吸肌疲劳、减轻心脏负荷及肺动脉高压。可以鼻导管给氧,氧流量0.75～1.5L/min,维持动脉血氧分压在8.0～12.0kPa或血氧饱和度在92%以上;缺氧明显的可以面罩或头罩给氧,若出现呼吸衰竭或病情进行性恶化可考虑机械通气。

3.气管插管与机械通气 对于明显呼吸肌疲劳、呼吸衰减进行加重的患儿,可及时给予气管插管与机械通气,以去除由于呼吸肌疲劳、分泌物堵塞造成的通气功能障碍,同时也可以改善气体的肺内分布,纠正通气血流比例失调,促进气体的弥散,缓解机体的缺氧和二氧化碳潴留。

(二)抗感染治疗

重症肺炎细菌感染多见,应积极尽早抗感染治疗。根据患儿的年龄、临床表现和胸部X线特点,结合本地区病原流行病学资料、是否有基础疾病、社区抑或院内感染,立即进行经验性药物选择;同时进行必要的病原学检查,根据治疗效果、病原学检查结果和药物敏感试验调整药物。

(三)血管活性药物的应用

重症肺炎对机体的影响除了缺氧和二氧化碳潴留外,病原毒素及炎症因子造成的局部或全身微循环障碍,是肺炎并发中毒性脑病、中度性肠麻痹、休克及DIC的重要因素,因此积极改善机体的微循环状态是治疗重症肺炎的重要环节。常用的药物包括多巴胺、酚妥拉明和山莨菪碱。

(四)糖皮质激素的应用

对于全身炎症反应强烈,中毒症状明显,伴有严重喘憋、中毒性脑病、休克的患儿应使用糖皮质激素抑制炎症反应,改善机体各脏器的功能状态,减轻全身中毒症状。可以选用甲泼尼龙、地塞米松或氢化可的松。

(五)对症处理

1.急性充血性心力衰竭

(1)强心:强心药首选地高辛,口服饱和量为小于2岁者0.04～0.06mg/kg,大于2岁者0.03～0.04mg/kg;多选择静脉给药,剂量为3/4口服量。首剂为1/2饱和量,以后每6～8h1次,每次给1/4饱和量。维持量为1/5饱和量,每日分2次给药,于洋地黄化后12h给予。

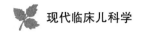

（2）扩管：可选用酚妥拉明、多巴胺及血管紧张素转换酶抑制剂（卡托普利、依那普利）。

（3）利尿：可以减少充血性心力衰竭导致的水钠潴留，减轻心脏的负荷量。对于洋地黄药物治疗效果不满意或伴有明显水肿的患儿，宜加用快速强效利尿药，如呋塞米或依他尼酸。

（4）镇静：休息，尽可能避免患儿哭吵，以降低耗氧量；必要时可适当使用镇静药，如苯巴比妥、异丙嗪、水合氯醛等。

2.中毒性肠麻痹　应禁食、胃肠减压，加用多巴胺、山莨菪碱或酚妥拉明，改善肠道循环和功能。

3.中毒性脑病　用甘露醇或甘油果糖减轻颅内压，减少液体量每日 30～60mL/kg。必要时可以加用利尿药物。

第三节　哮喘持续状态

哮喘持续状态是指哮喘发作时出现严重呼吸困难，持续 12～24h 以上，合理应用拟交感神经药及茶碱类药物仍不见缓解者。其主要病理改变为广泛而持续的气道平滑肌痉挛、黏膜水肿和黏液栓塞，而导致明显的通气功能障碍，如不及时治疗可发展成呼吸衰竭而死亡。

一、病因

（一）持续的变应原刺激

变态反应为支气管哮喘的主要原因。具有过敏体质者接触特异性抗原后，体内即产生特异性反应素抗体（IgE），IgE 与支气管黏膜和黏膜下层的肥大细胞及血液中嗜碱性粒细胞等靶细胞表面的 Fc 段受体结合，即产生致敏作用。当机体再次接触抗原时，抗原即与 IgE 分子的 Fab 段结合，通过一系列反应而激活磷酸二酯酶，水解环磷酸腺苷（cAMP）。由于 cAMP 浓度下降，导致肥大细胞脱颗粒而释放其内的活性物质，如组胺、5－羟色胺、慢反应物质、缓激肽和嗜酸性细胞趋化因子等。这些物质可直接或间接通过刺激迷走神经引起支气管平滑肌收缩，组织水肿及分泌增加。当有持续的变应原刺激时，上述过程不断发生，而致哮喘不能被控制或自然缓解。

（二）感染

病毒感染为内源性哮喘的发病原因，有外源性过敏原所致的哮喘患儿，亦常因呼吸道感染而诱发哮喘。且在儿科其他感染所致的喘息性疾病如毛细支气管炎、喘息性支气管炎与哮喘关系密切，三者都表现为气道高反应性，有不少患儿以后发展成哮喘。感染因素中以病毒为主，细菌感染无论在哮喘发作还是在支气管哮喘的继发感染中均不占重要地位。有学者通过检测呼吸道合胞病毒（RSV）和副流感病毒感染病儿鼻咽分泌物中的特异性 IgE 发现，感染 RSV 和副流感病毒后发生喘鸣的病儿，其鼻咽分泌物中 IgE 滴度明显高于只患肺炎或上呼吸道感染而无喘鸣者，且前者在 3 个月的观察中 IgE 滴度持续上升。以上结果表明，病毒感染可引起与外源性哮喘类似的 I 型变态反应。病毒感染还可使气道反应性增高，可能通过以下几种途径。

1.引起支气管黏膜上皮损伤，抗原物质易渗入上皮间隙与致敏的靶细胞结合；同时上皮损伤暴露了气道上皮下的激惹受体或胆碱能受体,当其与刺激物接触时被活化,可引起气道的广泛收缩。

2.某些病毒能部分抑制β受体,还可使循环血中的嗜碱性细胞容易释放组胺和免疫活性介质。

3.病毒感染可刺激神经末梢受体,引起自主神经功能紊乱,副交感神经兴奋,支气管收缩。

4.RSV与抗RSV抗体复合物可引起白细胞释放花生四烯酸代谢产物,引起支气管平滑肌收缩。

病毒感染引起哮喘发作原因可能是多方面的,一方面引起炎症反应和气管高反应性,另一方面可引起机体免疫功能紊乱伴IgE合成过多。因此当感染持续存在时,哮喘发作常难以控制。

(三)脱水及酸碱平衡失调

哮喘持续状态时,由于张口呼吸、出汗以及茶碱类的利尿作用等使体液大量丢失,易造成脱水。失水可致痰黏稠形成痰栓阻塞小支气管,同时,在脱水状态下,对肾上腺素常呈无反应状态。肺通气障碍造成缺氧及高碳酸血症可致呼吸性酸中毒及代谢性酸中毒,均可使支气管扩张剂失效。因此,当哮喘发作合并脱水及酸中毒时常常不易控制。

(四)呼吸道热量或(和)水分的丢失

急性哮喘初发阶段常呈过度通气状态,造成气道局部温度下降及失水,成为对呼吸道的持续刺激,引起支气管反应性收缩,使呼吸困难进一步加重。

(五)其他因素

如精神因素、合并心力衰竭、肾上腺皮质功能不全或长期应用皮质激素而耐药时,发作常不易控制而呈持续状态。

二、诊断要点

哮喘持续状态时临床表现为严重呼吸困难、端坐呼吸、呼吸表浅、呼吸节律变慢、哮鸣音减低甚至消失、发绀、面色苍白、表情惊恐、大汗淋漓。当发作持续时间较长时,病儿可呈极度衰竭状态,紫绀严重,持续吸氧不能改善,肢端发冷、脉搏细速、咳嗽无力,不能说话,甚至昏迷。如不及时治疗或治疗不当则可发生呼吸衰竭或因支气管持续痉挛或痰栓阻塞窒息死亡。

当病儿出现上述表现,并且经合理应用拟交感神经药及茶碱类药物治疗12~24h仍不缓解,再结合以往反复发作史及过敏史,排除其他可造成呼吸困难的疾病如毛细支气管炎、喘息性支气管炎、气管异物等即可作出哮喘持续状态的诊断。

三、病情判断

虽然近年来对哮喘的治疗有了一系列改进,但病死率并没有下降,在某些国家反而有所上升。原因可能在于对哮喘持续状态患者的严重性认识不足,对哮喘患儿的监测不够,没有对患儿的病情做出明确判断或没有给予进一步的治疗,亦没有充分重视发作间期的预防,以及哮喘急性发作时支气管扩张剂及皮质激素用量不足。重症哮喘持续状态可发生呼吸衰竭、

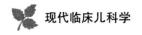

心力衰竭、严重水电解质及酸碱平衡紊乱,易窒息而导致死亡。哮喘持续状态预后不佳,应予充分重视。

四、治疗

(一)吸氧

氧气吸入可改善低氧血症,防止并纠正代谢性酸中毒。一般以 4~5L/min 流量为宜,氧浓度以 40%为宜,相当于氧流量 6~8L/min,使 PaO_2 保持在 9.3~12.0kPa,如用面罩将雾化吸入剂与氧气同时吸入,更为理想。

(二)纠正脱水及酸碱平衡失调

脱水及酸中毒常常是造成哮喘持续难以控制的重要原因,因此补液及纠正酸中毒是控制哮喘的有效方法。补液量可根据年龄及失水程度计算。开始以 1/3~1/2 张含钠液体,最初 2h 内给 5~10mL/(kg·h),以后用 1/4~1/3 张含钠液维持,有尿后补钾。呼吸性酸中毒应该靠加强通气来改善,轻度代谢性酸中毒可通过给氧及补液纠正,只有在明显的代谢性酸中毒时才使用碱性液。计算公式为:碱性液用量(mmol)=0.15×体重(kg)×(−BE)(碱缺乏),稀释至等张:碳酸氢钠为 1.4%,乳酸钠为 1.87%,三羟甲基氨基甲烷(THAM)为 3.6%。当应用碳酸氢钠来纠正代谢性酸中毒时,机体内必将产生大量碳酸,加重了呼吸性酸中毒,因此加强通气才是防止和治疗酸中毒的根本措施。以此考虑,碱性液应先选用乳酸钠及 THAM,可避免体内产生大量的碳酸。

(三)支气管扩张剂的应用

1.β受体兴奋剂 β受体兴奋剂通过直接兴奋支气管平滑肌上的β受体,而使支气管扩张。可雾化吸入,也可全身用药。

(1)沙丁胺醇(舒喘灵):溶液雾化吸入,舒喘灵几乎为纯 β_2 受体兴奋剂,对心血管不良反应小,雾化吸入为治疗急性哮喘的首选方法,常用的气雾剂因微粒不够细,不易进入气道深处而效果不满意。可将 0.5%舒喘灵溶液根据年龄按下表 2−1 剂量加入超声雾化器中,面罩吸入。

表 2−1 不同年龄患者吸入舒喘灵雾化浓度的配制

年龄(岁)	0.5%舒喘灵(mL)	蒸馏水(mL)
1~4	0.25	1.75
4~8	0.5	1.5
8~12	0.75	1.25

如病情严重,开始时每隔 1~2h 吸入 1 次,并注意心率和呼吸情况的监测,好转后 6~8h 吸入 1 次。亦可用克仑特罗雾化吸入,4mg/100mL,每次吸入 10~15mL,一般每日 2~3 次。

(2)舒喘灵静脉注射:应用本药雾化吸入及静滴氨茶碱无效时,可考虑静脉注射舒喘灵。学龄儿剂量为 5μg/(kg·次),病情严重时,亦可将舒喘灵 2mg 加入 10%葡萄糖溶液 250mL

中静脉滴注,速度为 $8\mu g/min$(即 1mL/min)左右,静脉滴注 20～30min。严密观察病情,注意心率变化,若病情好转应减慢滴速。6～8h 后可重复用药,学龄前儿童舒喘灵剂量应减半。

(3)异丙肾上腺素:经用茶碱类、皮质激素及其他支气管扩张剂无效时,可考虑异丙肾上腺素静滴。将本药 0.5mg 加入 10％葡萄糖液 100mL 中,最初以每分 $0.1\mu g/kg$ 的速度缓慢滴注,在心电和血气监护下,可每 10～15min 增加 $0.1\mu g/(kg\cdot min)$,直至 PaO_2 及通气功能改善,或心率达到 180～200 次/min 时停用。症状好转后可维持用药 24h。

(4)抗胆碱药:异丙托溴铵(爱喘乐)与 β_2 受体激动剂联合吸入,可增加后者的疗效,该药主要通过降低迷走神经张力而舒张支气管,哮喘持续状态时与舒喘灵溶液混合一起吸入,不大于 2 岁者,$125\mu g$(0.5mL)/次;2 岁以上者,$250\mu g$(1mL)/次,其他用法同舒喘灵。

(5)硫酸镁:主要通过干扰支气管平滑肌细胞内钙内流起到松弛气道平滑肌的作用,在用上述药物效果不佳时,往往能收到较好疗效。其用法为 0.025g/kg(即 25％硫酸镁 0.1mL/kg)加入 10％葡萄糖液 30mL 内,20～30min 内静滴,每日 1～2 次。给药期间应注意呼吸、血压变化,如有过量表现可用 10％葡萄糖酸钙拮抗。

(6)特布他林(博利康尼):每片 2.5mg,儿童每次 1/4～1/2 片,每日 2 次,亦有人用作雾化吸入治疗,对喘息患者取得一定疗效。

2.茶碱 茶碱类扩张支气管平滑肌的作用机制尚未完全明了,过去普遍认为是通过抑制磷酸二酯酶,减少 cAMP 的水解,使细胞内 cAMP 浓度升高,而产生平滑肌松弛作用。近来研究表明,茶碱的作用是多方面的:支气管平滑肌上存在腺苷受体,腺苷受体兴奋可使平滑肌收缩,茶碱类可与腺苷竞争支气管平滑肌上的腺苷受体,使支气管扩张;茶碱还可抑制变态反应中介质的释放并增加 cAMP 与 cAMP 结合蛋白的亲和力,使 cAMP 作用加强;还可刺激肾上腺髓质释放肾上腺素及去甲肾上腺素。茶碱的最适治疗血药浓度为 10～20μg/mL,血药浓度超过 20μg/mL 时将随着血药浓度的增加出现各种不良反应。茶碱的有效血药浓度范围窄,因此,有条件最好做血药浓度监测。哮喘持续状态时氨茶碱负荷量为 4 岁以下 6mg/kg,5～10 岁 5.5mg/kg,10 岁以上 4.5mg/kg,稀释后在 20min 内缓慢静脉注入。如 6h 内已用过茶碱类药物,应酌情减量(如用 1/3～1/2),然后再以维持量持续静脉点滴,速度为 1～9 岁 1mg/(kg·h),9 岁以上 0.8mg/(kg·h)。因茶碱清除率个体差异大,最好有血药浓度监测,以调整剂量,使血药浓度维持在 10～20μg/mL。

3.其他支气管扩张药

(1)普鲁卡因:曾有报道应用普鲁卡因静脉滴注进行治疗,有效率为 100％。其作用机制尚不明确,可能是通过提高腺苷酸环化酶的活性使细胞内 cAMP 浓度升高或是直接对平滑肌有抑制作用。剂量为 3～5mg/(kg·次),最大不超过 10mg/(kg·次),加入 10％葡萄糖液50～100mL 内静脉滴注,每天 1 次,严重者 6h 后可重复 1 次。

(2)维生素 K_1:作用机制不明,实验证明有解除平滑肌痉挛的作用。剂量为 2 岁以内 2～4mg/次,2 岁以上 5～10mg/次,肌内注射,每日 2～3 次。

(四)肾上腺皮质激素

肾上腺皮质激素无论对慢性哮喘还是哮喘急性发作都有很好的疗效。皮质激素可能通过以下几种途径发挥作用:①通过抗炎及抗过敏作用,降低毛细血管通透性减轻水肿,稳定溶酶体膜和肥大细胞膜,防止释出水解酶及肥大细胞脱颗粒。②增加β肾上腺素能受体的活性。在哮喘持续状态时应早期大剂量应用本药,可选用氢化可的松 4~8mg/(kg·次)或甲泼尼龙 1~2mg/(kg·次)静脉滴注,每 6h 1 次,病情缓解后改口服泼尼松 1~2mg/(kg·d),症状控制后力争在 1 周内停药,对慢性哮喘尽量在 1~2 月内停药或逐渐用皮质激素吸入剂替代。

(五)机械通气

机械通气的指征为:①持续严重的呼吸困难。②呼吸音减低到几乎听不到哮鸣音及呼吸音。③因过度通气和呼吸肌疲劳而使胸廓运动受阻。④意识障碍:烦躁或抑制甚至昏迷。⑤吸入 40%氧后发绀仍无改善。⑥$PaCO_2 \geqslant 8.6kPa$。有学者建议有 3 项或 3 项以上上述指征时用机械通气。呼吸器以定容型为好。

机械通气时应注意以下几点:①潮气量应较一般偏大而频率偏慢。②改变常规应用的吸/呼时比 1:1.5 为 1:2 或 1:3,以保证有较长的呼气时间。③可并用肌肉松弛剂,同时应用支气管扩张剂雾化吸入并经常吸出呼吸道黏液以降低气道的高阻力。有学者报道采用持续气道正压(CPAP)治疗急性哮喘,当 CPAP 为 $0.52 \pm 0.27kPa(m \pm s)$时患者感觉最为舒适。吸气时间$(T_1)$减少 8.65%$(P<0.01)$,$T_1$ 缩短反映了吸气肌工作负荷减少,从而改善了气体交换。急性哮喘应用低至中度的 CPAP 可改善气促症状。

(六)祛痰剂

祛痰剂可清除呼吸道痰液,改善通气,防止发生痰栓阻塞,常用祛痰药有以下几种:

1.乙酰半胱氨酸(痰易净) 使痰液中黏蛋白的二硫键断裂,黏蛋白分解,痰液黏稠度下降,易于咳出。常用 10%溶液 1~3mL 雾化吸入,每天 2~3 次。

2.溴己新(必嗽平) 使痰液中黏多糖纤维分解和断裂,以降低痰液黏稠度,使之易于咳出,剂量为 0.2~0.3mg/次,3~4 次/d,口服;或用 0.1%溶液 2mL 雾化吸入,每日 1~2 次。

3.糜蛋白酶 使痰液内蛋白分解黏度降低易于咳出,按 5mg/次,肌内注射,1~2 次/d;或 5mg/次加生理盐水 10mL 雾化吸入,1~2 次/d。

(七)镇静剂

一般不主张应用。病儿烦躁不安时可用水合氯醛,在有呼吸监测的情况下可用地西泮,其他镇静剂应禁用。

(八)强心剂

有心力衰竭时可给予洋地黄强心治疗。

(九)抗生素

合并细菌感染时应选用有效抗生素。

(十)呼吸衰竭的治疗

哮喘是否发生呼吸衰竭,可根据动脉血气分析加以判断。急性哮喘时血气改变见表2-2。

表2-2 哮喘持续状态的血气判断

气道阻塞	PaO₂	PaCO₂	pH
程度	(正常为12.0~13.3kPa)	(正常为4.7~6.0kPa)	(7.35~7.45)
↑	正常	↓	>7.45 呼吸性碱中毒
↑↑	↓	↓↓	>7.45 呼吸性碱中毒
↑↑↑	↓↓	正常	正常
↑↑↑	↓↓↓	↑↑↑	<7.35 呼吸性酸中毒

注:↑表示加重或增高;↓表示降低。

如无条件做血气分析,亦可参考 Wood 等提出的哮喘临床评分法作出诊断,见表2-3。

表2-3 Wood 哮喘临床评分法

观察项目	0分	1分	2分
PaO₂(kPa)	9.33~13.3 (吸入空气时)	≤9.33 (吸入空气时)	≤9.33 (吸40%氧时)
发绀	无	有	有
吸气性呼吸音	正常	变化不等	减低→消失
辅助呼吸肌的使用	无	中等	最大
吸气性喘鸣	无	中等	显著
脑功能	正常	抑制或烦躁	昏迷

当得分不低于5分时提示将要发生呼吸衰竭;当得分不低于7分或 PaCO₂≥8.6kPa,则为呼吸衰竭的指征。

(十一)缓解期的治疗

为了进一步减轻症状和预防再次严重发作,长期应用皮质激素及维持茶碱的有效血药浓度的作用是肯定的,但其不良反应以及茶碱类药物较短的半衰期使其临床应用受到限制。应避免接触过敏原,并给予脱敏治疗;避免或减少呼吸道感染;应用中医中药治疗等。

1.丙酸培氯松气雾剂(BDA) 系人工合成的皮质激素,局部作用异常强大而全身作用轻微。有人认为较监测血药浓度的氨茶碱疗法更为有效,更安全。由于用药后7~10d才能发挥作用,故仅适用于缓解期的治疗。对于长期应用大量皮质激素或对其产生依赖的病儿,吸入本药可减少皮质激素的用量乃至停用。吸入本药的主要不良反应为引起口及咽部真菌感染,同时辅用酮康唑气雾剂可阻止真菌生长。

2.免疫疗法 机制尚不清楚,可能与下列因素有关:①小剂量抗原进入机体后使体内产生相应的抗体(主要为 IgG),从而减少或阻断了抗原与 IgE 结合的机会。②使 IgE 生成受抑制。③使释放介质的细胞反应性减低。应用方法为选择引起临床症状,且皮试呈阳性反应,又无法避免的变应原,按浓度逐渐递增的方法分10次经皮下注入体内,每周1~2次,直至不

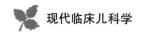

引起明显的局部和全身反应的最大浓度为止,然后维持此剂量并逐渐延长用药间隔至4周,这样再继续用药3～5年,待哮喘症状消失后即可停用。

还有人报道用人脾转移因子1mL或猪脾转移因子4mL皮下注射,每周1次,共9～12次,有效率为78%～98%。

3.长效支气管扩张药

(1)Bambuterol Sandstrom:据报道每日下午6～7时按0.27mg/kg服用一次本药,可明显减少白天及夜间的喘息症状。此药为间羟舒喘宁的双二甲基氨基甲酸酯,吸收后经肝脏水解和氧化为间羟舒喘宁,通过内源性缓慢释放,可维持持久而稳定的血药浓度。

(2)茶碱控释片:此药口服后在肠道内缓慢释放出茶碱,可维持较长时间的有效血药浓度,用法为16mg/(kg·d),分2次口服。

第四节　急性贫血危象

急性贫血危象指的是入院时或住院期间化验血红蛋白$<50g/L$,常见原因有急性外伤出血、先天性或继发性凝血机制障碍引起的出血、急性溶血和骨髓造血功能障碍或无效应红细胞生成。由于血红蛋白迅速下降,导致机体缺氧,出现多器官功能障碍,如心功能不全、肾功能不全、休克等,严重者可致死亡,因此临床上必须予以重视。

一、临床表现

除原发病的表现外,急性贫血危象主要临床表现为进行性面色及皮肤黏膜苍白、肢体乏力、食欲减退、恶心、呕吐、活动性气促、心悸、头晕、烦躁不安或嗜睡、出冷汗、脉搏快而细、四肢末端凉。病情严重者可并发有休克、充血性心力衰竭及急性肾衰竭。

实验室检查最重要的是发现红细胞及血红蛋白值降低至正常值的一半或一半以下。

二、诊断

对于临床上怀疑贫血的患儿,应首先明确是否有贫血,然后考虑是否发生急性贫血危象,此为急诊中的常见症,需紧急处理,最后再进一步明确贫血病因。

(一)是否存在贫血

贫血是指单位容积内血红蛋白和(或)红细胞数低于正常的病理状态。由于婴儿和儿童的红细胞数和血红蛋白随年龄不同而有差异,因此诊断贫血时必须参照不同年龄的正常值。根据世界卫生组织的资料,血红蛋白的低限值在6个月至6岁者为$110g/L$,6～14岁为$120g/L$,海拔每升高1000米,血红蛋白上升4%,低于此值为贫血。6个月以下的婴儿由于生理性贫血等因素,血红蛋白值变化较大,目前尚无统一标准。我国小儿血液会议暂定:血红蛋白在新生儿期$<145g/L$,1～4个月时$<90g/L$,4～6个月时$<100g/L$者为贫血。但需注意贫血诊断要排除血容量改变(如脱水或水潴留)的因素。

(二)是否为贫血危象

根据外周血血红蛋白含量或红细胞数贫血可分为四度:①轻度,血红蛋白从正常下限至

90g/L。②中度,血红蛋白为 60~90g/L。③重度,血红蛋白为 30~60g/L。④极重度,< 30g/L。新生儿血红蛋白 144~120g/L 为轻度,90~120g/L 者为中度,60~90g/L 为重度,< 60g/L 为极重度。

急性贫血危象指的是患儿入院时或住院期间化验血红蛋白<50g/L。

(三)明确贫血病因

对于任何贫血患儿,必须寻找出其贫血的原因,才能进行合理和有效的治疗。因此详细询问病史、全面体格检查和必要的实验室检查是作出贫血诊断的重要依据。实验室为贫血病因诊断的主要手段,但与贫血有关的实验检查项目繁多,应由简到繁,有步骤有针对性的进行检查。

三、急救处理

贫血危象的急救处理最基本原则是去除或纠正贫血的病因,并进行积极的对症处理,并应输血以改善其缺氧状态。

(一)一般治疗

吸氧应首当其冲,以纠正因贫血造成的全身组织器官缺血缺氧,阻止病情发展。患儿应卧床休息,限制活动,以减少氧耗。密切监护,注意脉搏、呼吸、血压及尿量变化。加强护理,增强营养,给予富含蛋白质、多种维生素及无机盐的饮食,消化道大出血者应暂禁食。

急性贫血危象患儿由于血红蛋白急剧下降,机体抵抗力低,易发感染,感染又可加重贫血,增加氧耗,因此应注意防治感染。

应避免应用影响血液系统的药物,切忌在未弄清诊断前滥用抗贫血药物,对疑有巨幼细胞性贫血的患儿,骨髓检查应在使用叶酸或维生素 B₁₂前进行,怀疑白血病或淋巴瘤患儿在骨髓检查和(或)组织活检前应避免使用肾上腺皮质激素类药物,以免延误诊断及治疗。

(二)病因治疗

对病因明确的贫血,如能去除引起贫血的病因,则贫血可从根本上得以纠正。如外伤性出血应及时清创止血;维生素 K 缺乏引起者给予补充维生素 K₁,每日 10~20mg,分 2 次静脉注射,连用 3~5d;由血浆凝血因子缺乏引起者应及时输入血液凝血因子,如因血小板减少引起者必要时输浓缩血小板;由蚕豆病引起者应立即停吃蚕豆及其豆制品。由于感染导致的溶血性贫血或患儿抵抗力下降合并肺部和肠道感染,应用抗生素治疗。

(三)输血治疗

急性贫血危象是输血的绝对指征,总的原则是一般可先输等张含钠或胶体溶液以补充血容量,改善组织灌注,然后给予输注浓缩红细胞或洗涤红细胞(强调凡有条件均应输红细胞),每次 5mL/kg。注意贫血愈严重,一次输血量宜愈少,且速度宜慢。

对于贫血危象患儿,应根据不同病因给予输血治疗,溶血性贫血患儿致贫血危象,如系 6-磷酸葡萄糖脱氢酶(G-6-PD)缺陷症所致,应避免输入 G-6-PD 缺陷症者的血液,自身免疫性溶血应输入洗涤红细胞,并在输血同时应用大剂量皮质激素,血型不合者应给予换血治疗。由于贫血危象可导致心功能不全,因此首先应判断有无心衰,如有则应抗心衰治疗,应用洋地黄药物,注意剂量不宜太大,然后再输浓缩红细胞。对于外伤后出血所致的贫血危象,应快速大量输血。而慢性贫血基础上出现贫血危象,输血、输液速度不宜过快、过多,以防加重心脏负荷。血红蛋白上升至 70g/L 以上者可不输血。

(四)保护重要器官功能

1.抗休克 并发失血性休克者,应迅速止血,并补充血容量,常首先使用低分子右旋糖酐或 2∶1 等张含钠液或其他等张含钠液 10～20mL/kg 快速扩容,然后输注同型全血或浓缩红细胞。并应根据患儿的血压、心率、尿量、周围循环情况、中心静脉压及出血速度和量决定输液和输血量。

2.防治心功能不全 并发心衰者,首选快速类洋地黄制剂,于 24h 内达到饱和量,并限制液体摄入、在短时间内纠正心衰,必要时应用利尿剂。对并发休克但尚未发生心衰者快速扩容纠酸后给予半量速效洋地黄制剂支持心功能,然后再输血,同时密切观察心率、血压变化。并应护心治疗。

3.肾功能不全的处理 贫血危象所致肾功能损害多为一过性肾前性肾衰,主要通过液体疗法来纠正细胞外液量和成分,改善肾血流量,增加肾小球滤过率,对已补足血容量仍少尿者,常规使用呋塞米 1～2mg/(kg·次)。治疗中不用收缩肾血管药物。禁用对肾脏有毒性药物。

第五节 急性溶血性贫血

溶血性贫血是由于红细胞的内在缺陷或外在因素的作用,使红细胞的破坏增加,寿命缩短,而骨髓造血功能代偿不足时所发生的贫血。

一、诊断

(一)病史

1.遗传性溶血性贫血 要注意询问患者的家族史、发病年龄、双亲是否近亲婚配、祖籍及双亲家系的迁徙情况等。

2.多种药物都可能引起溶血性贫血,追查药物接触史十分重要。

(二)临床表现

溶血性贫血的临床表现常与溶血的缓急、程度和场所有关。

1.急性溶血性贫血 一般为血管内溶血,表现为急性起病,可有寒战、高热、面色苍白、黄疸,以及腰酸、背痛、少尿、无尿、排酱油色尿(血红蛋白尿),甚至肾功能衰竭。严重时神志淡漠或昏迷,甚至休克。

2.慢性溶血性贫血 一般为血管外溶血,起病缓慢,症状体征常不明显。典型的表现为贫血、黄疸、脾大三大特征。

(三)辅助检查

目的有三:即肯定溶血的证据,确定主要溶血部位,寻找溶血病因。

1.红细胞破坏增加的证据

(1)红细胞数和血红蛋白测定常有不同程度的下降。

(2)高胆红素血症。

(3)粪胆原和尿胆原排泄增加。

(4)血清结合珠蛋白减少或消失。

(5)血管内溶血的证据为血红蛋白血症和血红蛋白尿；含铁血黄素尿；高铁血红蛋白血症。

(6)红细胞寿命缩短。

2.红细胞代偿增生的证据

(1)溶血性贫血时网织红细胞数多在 0.05～0.2,急性溶血时可高达 0.5～0.7,慢性溶血多在 0.1 以下,当发生再生障碍危象时可减低或消失。

(2)周围血象中可出现幼红细胞、多染性、点彩红细胞及红细胞碎片。成熟红细胞形态异常,可见卡波环及豪－周小体。

(3)骨髓增生活跃,中晚幼红增生尤著。粒红比例降低甚至倒置。

3.红细胞渗透脆性试验和孵育渗透脆性试验　脆性增高,提示红细胞膜异常性疾病;脆性降低,多提示血红蛋白病;脆性正常,提示红细胞酶缺乏性疾病。

4.自身溶血试验　凡疑为红细胞内有异常者,应考虑做自身溶血试验。

5.抗人球蛋白试验(Coombs 试验)　是鉴别免疫性与非免疫性溶血的基本试验。

6.其他　用于鉴别溶血性贫血的实验室检查:①酸溶血试验(Hams 试验):主要用于诊断 PNH。②冷热溶血试验:用于诊断阵发性寒冷性血红蛋白尿症。③变性珠蛋白小体(Heinz 小体)生成试验和高铁血红蛋白还原试验:主要用于 G－6－PD 缺乏症的检测。④红细胞酶活性测定:如 G－6－PD 及丙酮酸激酶活性测定等。⑤血红蛋白电泳:对于血红蛋白病有确定诊断的意义。⑥SDS－聚丙烯酰胺凝胶电泳:进行膜蛋白分析,用于遗传性红细胞膜缺陷的诊断。⑦基因诊断。

溶血性贫血是一大类疾病,诊断应按步骤进行,首先确定有无贫血,再大致估计主要溶血部位。然后根据病因或病种选择有关试验逐一排除或证实。有些溶血病的原因一时不能确定,需要随诊观察,还有些溶血病的确诊有赖于新的检测技术。

二、鉴别诊断

下列情况易与溶血性疾病相混淆,在诊断时应注意鉴别。

1.有贫血及网织红细胞增多者,如失血性贫血、缺铁性贫血或巨幼细胞贫血的恢复早期。

2.兼有贫血及无胆色素尿性黄疸者,如无效性红细胞生成及潜在性内脏或组织缺血。

3.患有无胆色素尿性黄疸而无贫血者,如家族性非溶血性黄疸(Gibert 综合征)。

4.有幼粒－幼红细胞性贫血,成熟红细胞畸形,轻度网织红细胞增多,如骨髓转移性癌等,骨髓活检常有侵袭性病变的证据。

5.急性黄疸型肝炎　本病以黄疸为主要表现,多有肝脾大,但本病一般无明显贫血,血清直接和间接胆红素均增高,肝功能异常。

6.溶血尿毒综合征　本病除有黄疸及贫血等溶血表现外,同时具备血小板减少及急性肾功能衰竭。

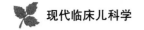

三、治疗

(一)去除病因

蚕豆病、G－6－PD缺乏症患者应避免食用蚕豆或服用氧化性药物。药物所致者应立即停药。如怀疑溶血性输血反应,应立即停止输血,再进一步查明病因。

(二)治疗方法

1.肾上腺皮质激素和免疫抑制药　激素对免疫性溶血性贫血有效。环孢素、环磷酰胺等对少数免疫性溶血性贫血也有效。

2.输血　当发生溶血危象及再生障碍危象,或贫血严重时应输血。

3.脾切除术　脾大明显,出现压迫症状,或脾功能亢进,均应考虑脾切除治疗。

4.防治严重并发症　对溶血的并发症如肾衰竭、休克、心力衰竭等应早期预防和处理。对输血后的血红蛋白尿症应及时采取措施,维持血压,防止休克。

5.造血干细胞移植　可用于某些遗传性溶血性贫血,如重型β－珠蛋白生成障碍性贫血,这是可能根治本病的方法,如有HLA相合的造血干细胞,应作为首选方法。

(三)其他

1.输血疗法的合理应用

(1)β－珠蛋白生成障碍性贫血主张输血要早期、大量,即所谓"高输血疗法"。

(2)G－6－PD缺乏患者,因溶血为自限性,需要输血时,只需要1～2次即可。

(3)对于某些溶血性贫血输血反可带来严重反应,因此应严格掌握输血指征。如自身免疫性溶血性贫血,输血可提供大量补体及红细胞,可使受血者溶血加剧,若非十分必要,不应给予。非输血不可时,应输生理盐水洗涤过的浓缩红细胞加肾上腺皮质激素。

2.脾切除术　溶血性贫血的重要治疗措施,但并非对所有患者均有效。手术年龄以5～6岁为宜,过早切脾可能影响机体免疫功能,易患严重感染。但如贫血严重,以致影响患者的生长发育,或常发生"再生障碍危象"者,则可考虑较早手术。术后用抗生素预防感染,至少应持续至青春期。

第六节　溶血危象

溶血性贫血的患儿,由于某些诱因加重红细胞破坏,突然出现一系列明显而严重的大量急性溶血发作的表现,如寒战、高热、烦躁不安,较大儿童能诉腰痛、四肢疼痛、腹痛、少尿或尿闭,血红蛋白大幅度下降、贫血、黄疸骤然加重,肝脾较前明显肿大等称为溶血危象。

一、病因

(一)急性感染

是最常见的原因,与病原菌毒素对红细胞的直接作用,以及感染时脾脏反应性增加,加强了对循环血液中红细胞的清除,使短时间内大量红细胞在脾脏内破坏。感染时白细胞大量被激活,吞噬入侵的微生物,产生大量具有细胞毒性的氧自由基,这种氧自由基,一方面能杀死入侵的微生物,另一方面也杀死组织细胞,而引起血管内溶血。

（二）蚕豆与药物

在红细胞 G－6－PD 缺陷患儿中,除急性感染可诱发急性溶血外,蚕豆与有氧化作用的药物亦可诱发,前者称蚕豆病,后者称药物性溶血性贫血,G－6－PD 缺陷是发病的内在因素,感染、蚕豆与药物是外在因素,内外因素必须相互作用始能发病。

二、临床表现

（一）症状

起病急骤,患儿突然贫血加重、面色苍白、全身乏力、心悸、气短,随后黄疸深,同时伴寒战、发热、烦躁不安。较大儿童能诉四肢、腰背、腹部及肝脾区疼痛,脾脏明显增大,肝不大或轻度肿大,急性血管内溶血者出现棕红色或酱油色尿,持续 7～14d 后会自然缓解,急性肾衰竭及休克等危重表现,在小儿不多见。溶血危象可反复发作,特别是在新生儿或婴儿。

（二）实验室检查

血红蛋白急剧下降,或原有贫血突然加重。末梢血中出现幼稚红细胞,可见豪－周(Howell－Jolly)小体、卡波(Cabot)环、嗜碱性红细胞、多染性或点采红细胞;白细胞数可显著增高,血小板正常。网织红细胞增加更为显著,可达 60%。血清间接胆红素突然或较前明显增高。血管内溶血者,尿液可呈棕红色或酱油色,尿隐血试验和 Rous 试验阳性。骨髓红细胞系增生极度活跃,中、晚幼红细胞显著增高,粒红比例倒置。溶血性疾患有关的实验室检查以确定原发病的诊断。

三、治疗

（一）输血

输血量一般每次 10mL/kg,但对自身免疫性溶血性贫血所致的溶血危象,输血应采取慎重态度,必要时可输入红细胞悬液或洗涤红细胞 5mL/(kg·d)。G－6－PD 缺陷的患儿,供血者宜先做 G－6－PD 筛选检查,并应尽量避免采用亲属血,以免输入 G－6－PD 缺陷者的血液,导致再次溶血。

（二）肾上腺皮质激素

有减轻溶血和抑制抗体产生的作用,除治疗自身免疫性溶血而发生的溶血危象外,对疾病本身的治疗亦是首选药物。发病急而症状严重的可给予氢化可的松 10mg/(kg·d),一般患儿可用泼尼松,剂量为 2～2.5mg/(kg·d),大剂量泼尼松于出现治疗反应后逐渐减量,于3～4 周内停药。

（三）其他

肾上腺皮质激素连用 3 周无效者,应减量并逐渐停药改用其他疗法,如脾切除术或免疫抑制剂如硫唑嘌呤 1.25～2.5mg/(kg·d),达那唑 15～20mg/(kg·d)等,对 G－6－PD 缺陷者的应用目前尚有争论,大多认为对控制溶血无明显效果。输液、补碱、纠酸,补钾应特别慎重,以防止高血钾症。去除诱因,蚕豆或药物引起者,需及时停食蚕豆或停药。伴感染者应用抗生素。

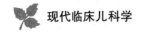

第七节　弥散性血管内凝血

弥散性血管内凝血(DIC)是一种继发于多种疾病的出血综合征。在一些致病因素的作用下,血液中的凝血机制被激活,启动凝血过程,在毛细血管和小动脉、小静脉内大量的纤维蛋白沉积,血小板凝集,从而产生广泛的微血栓。由于凝血过程加速,大量的凝血因子和血小板被消耗,纤维蛋白溶解系统被激活,产生继发性纤溶亢进,临床上表现为广泛性出血倾向、微循环障碍、栓塞表现及溶血等。

一、诊断常规

(一)病史

常有原发病的病史,诱发弥散性血管内凝血的常见原发病有以下几方面:

1.各种感染　如细菌、病毒及疟原虫等。

2.组织损伤　如外科大手术、严重外伤、挤压伤,严重烧伤等。

3.免疫性疾病　如溶血性输血反应、流脑等所致的暴发性紫癜等。

4.某些新生儿疾病　如新生儿寒冷损伤综合征、新生儿窒息、新生儿溶血、新生儿呼吸窘迫综合征等。

5.其他　如巨大血管瘤、急性出血性坏死性小肠炎等。

(二)临床表现

有原发病的症状和体征,且有下述表现:

1.出血　皮肤黏膜出血,注射部位或手术野渗血不止,消化道、泌尿道、呼吸道出血。

2.休克　一过性或持续性血压下降,不能用原发病解释的微循环衰竭。婴幼儿常为精神萎靡、面色青灰、黏膜青紫、肢端冰冷、尿少等。

3.栓塞　表现为各脏器(如肾、肺、脑、肝等)功能障碍,出现如血尿、少尿、无尿或肾衰竭、发绀、呼吸困难、昏迷、抽搐、黄疸、腹水等。

4.溶血　表现为高热、黄疸、腰背痛及血红蛋白尿。

(三)辅助检查

由于凝血及纤溶系统均受累,有多种出、凝血方面检查的异常,主要诊断指标有以下几项:

1.血小板计数　血小板数量低于正常或进行性下降。

2.凝血酶原时间和白陶土部分凝血活酶时间　凝血酶原时间(PT)延长 3s 以上或白陶土部分凝血活酶时间(KPTT)延长 10s 以上。

3.纤维蛋白原　低于 1.6g/L(肝病 DIC 时小于 1g/L),或进行性下降。

4.血浆鱼精蛋白副凝试验(3P 试验)　阳性或 FDP 大于 20mg/L(肝病 DIC 时,FDP 大于 60mg/L)。

5.血片中破碎红细胞　数值可大于 20%。

(四)诊断标准

存在易引起 DIC 的基础疾病,有出血、栓塞、休克、溶血表现,或对抗凝治疗有效,则要考虑 DIC 的可能性。实验室检查中的主要指标如有 3 项或 3 项以上异常即可确诊。如异常者少于 3 项,则做进一步检查帮助确诊。DIC 低凝期及纤溶亢进期用上述指标确定,而高凝期因持续时间很短,临床不易发现,如在高凝期做检查,则表现为抽血时血液易凝固、凝血时间缩短、AFYF 缩短,血小板数可正常或稍增高,纤维蛋白原正常或稍增高。

第五届中华血液学会全国血栓与止血学术会议制订的诊断标准如下:

1.临床表现

(1)存在易引起 DIC 的基础疾病。

(2)有下列两项以上表现:①多发性出血倾向。②不易用原发病解释的微循环衰竭或休克。③多发性微血管栓塞的症状和体征,如皮肤、皮下、黏膜栓塞坏死及早期出现的肾、肺、脑等脏器功能不全。④抗凝治疗有效。

2.实验室检查

(1)主要诊断指标同时有下列 3 项以上异常:①血小板计数低于 100×10^9/L 或呈进行性下降(肝病、白血病患者要求血小板数低于 50×10^9/L),或有下述两项以上血浆血小板活化产物升高:β 血小板球蛋白(β－TG);血小板第 4 因子(PF_4);血栓素 B_2(TXB_2);颗粒膜蛋白(GMP)140。②血浆纤维蛋白原含量小于 1.5g/L 或进行性下降或超过 4g/L(白血病及其他恶性肿瘤小于 1.8g/L,肝病小于 1.0g/L)。③3P 试验阳性或血浆 FDP 大于 20mg/L(肝病时 FDP 大于 60mg/L),或 D－二聚体水平升高或阳性。④凝血酶原时间缩短或延长 3s 以上,或呈动态变化(肝病者延长 5s 以上)。⑤纤溶酶原含量及活性降低。⑥抗凝血酶Ⅲ(AT－Ⅲ)含量及活性降低。⑦血浆因子Ⅷ:C 活性低于 50%(肝病患者为必备项目)。

(2)疑难病例应有下列一项以上异常:①因子Ⅷ:C 降低,vWF:Ag 升高,Ⅷ:C/vWF:加比值降低。②血浆凝血酶－抗凝血酶试验(TAT)浓度升高或凝血酶原碎片 1＋2(F_{1+2})水平升高。③血浆纤溶酶与纤溶酶抑制复合物(PIC)浓度升高。④血(尿)中纤维蛋白肽 A(FPA)水平增高。

二、鉴别诊断

与其他类似的微血管性溶血性贫血如血栓性血小板减少性紫癜和溶血尿毒综合征鉴别。

三、治疗常规

(一)一般治疗

治疗引起 DIC 的原发病。

(二)特异性治疗

1.肝素

(1)一般在 DIC 的早期使用,应用肝素的指征有以下几方面:①处于高凝状态者。②有明显栓塞表现者。③消耗性凝血期表现为凝血因子、血小板、纤维蛋白原进行性下降,出血逐渐加重,血压下降或休克者。④准备补充凝血因子如输血或血浆,或应用纤溶抑制药物而未能确定促凝物质是否仍在发挥作用者。

(2)以下情况应禁用或慎用肝素:①颅内出血或脊髓内出血、肺结核空洞出血、溃疡出血。

②有血管损伤或新鲜创面者。③DIC 晚期以继发性纤溶为主者。④原有重度出血性疾病,如血友病等。⑤有严重肝脏疾病者。肝素 60～125U/kg,每 4～6h 1 次,静脉注射或静脉滴注,用药前后监测试管法凝血时间(CT),如果 CT 延长 2 倍以上,则应减量或停用,肝素过量者用等量鱼精蛋白中和。

2.抗血小板聚集药物

常用于轻型 DIC,疑似 DIC 而未肯定诊断者或高凝状态者,常用药物有以下所述:

(1)阿司匹林:10～20mg/(kg·d),分 2～3 次口服。用到血小板数恢复正常数天后才停药。

(2)双嘧达莫(潘生丁):5mg/(kg·d),分 2～3 次口服,疗程同阿司匹林。

3.抗凝血因子

(1)抗凝血酶Ⅲ:常用于 DIC 的早期,补充减少抗凝血酶Ⅲ量,其有抗凝血酶及抑制活化的 Ⅹ 因子的作用,能保证肝素的疗效。常用剂量为首剂 80～100U/kg,1h 内滴完,以后剂量减半,12h 1 次,连用 5d。

(2)蛋白 C 浓缩剂:对感染等所致的内毒素引起的 DIC,应用蛋白 C 浓缩物可以提高肝素的疗效。

4.其他抗凝制剂　脉酸酯、MD-850、刺参酸性黏多糖、重组凝血酶调节蛋白、水蛭素等均有抗凝血作用,可用于 DIC 早期即高凝期。

5.血液成分输注　有活动性 DIC 时,可补充洗涤红细胞、浓缩血小板、清蛋白等。如果 DIC 过程已停止,或者肝素化后仍持续出血,应该补充凝血因子,可输注新鲜血浆、凝血酶原复合物。

6.抗纤溶药物　在 DIC 早期,为高凝状态时禁用抗纤溶药物,当病情发展到以纤溶为主时,可在肝素化的基础上慎用抗纤溶药,如 EACA、PAMBA 等。

(三)对症治疗

1.改善微循环　①低分子右旋糖酐。②血管活性药物如 654-2、多巴胺等。

2.纠正酸中毒及水、电解质的平衡紊乱。

四、疗效评价

(一)预后评估

DIC 的预后与原发病表现、DIC 治疗早晚等因素相关。

(二)痊愈标准

1.痊愈

(1)出血、休克、脏器功能不全等 DIC 表现消失。

(2)低血压、淤斑等体征消失。

(3)血小板计数、纤维蛋白原含量以及其他实验室指标全部恢复正常。

2.显效　以上 3 项指标中,有 2 项符合要求者。

3.无效　经过治疗,DIC 症状和实验室指标无好转,或病情恶化死亡者。

第八节　危重败血症

危重败血症是一组危及儿童生命的感染性疾病,必须在监护病房严密观察,并给予恰当的综合治疗,否则死亡率极高。它是由致病菌和条件致病菌侵入血液循环并在血液中生长繁殖,释放毒素、介质,继而改变人体生理功能的急性全身感染,多以多系统脏器功能衰竭而致命。

一、病因

（一）致病菌

常见致病菌有葡萄球菌、溶血性链球菌、革兰阴性杆菌。医院内感染革兰阴性杆菌约占1/3,主要有大肠杆菌、肺炎克雷白杆菌、铜绿假单胞菌、B型流感嗜血杆菌,其他有变形杆菌、沙雷菌、鼠伤寒沙门菌,围生期感染中18%～60%的为B族溶血性链球菌。厌氧菌占小儿败血症病原菌的5%～10%。抗生素及激素的广泛应用使真菌感染有上升趋势。另外一些少见的病原菌和条件致病菌如表皮葡萄球菌、摩拉菌、胎儿变曲菌、不动杆菌、C族链球菌、李斯特菌和枯草杆菌均能致败血症。

（二）易感因素

新生儿败血症发病率最高,为1%～5%,体重越低,发病率越高。幼婴局部血管和淋巴管丰富,炎症易扩散,1岁以内发生败血症的机会比年长儿高,随着年龄的增长,小儿免疫功能逐渐完善。感染途径主要有宫内感染、产时感染和产后感染。一些重症疾病如营养不良、白血病,恶性肿瘤长期接受化疗或患先天性联合免疫缺陷病,患儿常死于此病。

二、诊断要点

根据病史、体征、临床症状和实验室检查来诊断,其标准是:①有感染灶存在。②有全身感染征象。③出现系统脏器功能衰竭(OSF)。④血细菌培养或涂片阳性。

三、急救处理

处理原则为控制病原菌,清除毒素,预防MSOF的发生,帮助机体度过危重时期,挽救生命。

（一）抗生素治疗

使用原则是早期、足量、联合、静脉用药,以选用杀菌药物为主。革兰阴性杆菌败血症最佳选择是第三代头孢菌素与氨基糖苷类抗生素联合用药。革兰阳性球菌败血症对万古霉素、去甲万古霉素、利福平、青霉素、香豆霉素及复方磺胺甲噁唑敏感。对庆大霉素耐药,可选用丁胺卡那。霉素(阿米卡星)与万古霉素合用,疗效甚佳。利福平和褐霉素耐药率低,单用效果不好,与万古霉素合用疗效好。厌氧菌和需氧菌混合感染,治疗可选用杀灭革兰阴性杆菌药物和氯霉素、甲硝唑等。严重的真菌感染可加用咪康唑。

（二）免疫学疗法

1.静注免疫球蛋白

（1）蓉生静丙：剂量为 200～300mg/（kg·d），最大剂量 400～600mg/（kg·d），连用3～5d。

（2）β－球蛋白：剂量为 400mg/（kg·d），早期应用可中和革兰阴性菌内毒素，提高抗生素疗效，改善预后。

2.清除及拮抗内毒素与炎性介质

（1）内毒素单克隆抗体：有两种制剂 Es 和 HA－IA，对革兰阴性菌败血症有效，而非革兰阴性菌无效。EA 剂量可为 2mg/kg，24h 再注射一次，HA－IA 剂量 100mg。

（2）肿瘤坏死因子单克隆抗体：①抗肿瘤坏死因子抗体。目前有两种制剂试用于临床：CB006 和 B－C7 单克隆抗体，无不良反应。②抗肿瘤坏死因子受体抗体。③可溶性 TNF 受体。④TNF 受体－IgG 重链嵌合蛋白。

3.白细胞介素－1（IL－1）受体拮抗剂　IL－1 对革兰阴性和阳性细菌感染均有效，而且可以避免或减少 MSOF 的发生。

4.PAF 受体拮抗剂。

5.抑制 20－烷盐酸产物　应用最多的为布洛芬，可以改善血压、心率、体温，增加每分通气量，并可提高休克患者逆转概率。

6.抗凝血酶Ⅲ　可使肺部、代谢及血液系统症状减轻，提高重症败血症的存活率。

（三）防治弥散性血管内凝血

可选用尿激酶、链激酶、血浆置换疗法以及营养支持疗法。

第九节　癫痫持续状态

癫痫持续状态（status epilepticus，SE）是由各种原因引起的惊厥持续 30min 以上或频繁惊厥意识未完全恢复超过 30min 者称为癫痫持续状态。而国际抗癫痫协会认为：反复频繁或持续的癫痫发作所导致固定而持续的癫痫状况即为癫痫持续状态。本病是儿科常见且急危重症，病死率甚高，需紧急诊断及处理。有人统计 85％发生在 5 岁以内，1 岁以内的发生率约占 1/3。

一、病因

（一）颅内感染

1.各种细菌性脑膜炎、脑脓肿、颅内静脉窦炎、结核。

2.各种病毒性脑炎、脑膜炎，传染后及预防接种后脑炎。

3.各种脑寄生虫病。

（二）颅外感染

1.全身感染　败血症、高热惊厥、破伤风、猩红热、麻疹及伤寒等。

2.消化道感染　各种细菌性、病毒性肠炎。

3.呼吸道感染 各种上呼吸道感染及重症肺炎。

(三)颅内非感染疾病

1.癫痫。

2.脑外伤 颅骨骨折、脑挫裂伤等。

3.脑血管病 颅内出血、脑血管炎、脑栓塞、高血压脑病。

4.脑肿瘤 包括脑膜白血病。

5.颅内畸形。

6.中枢神经遗传、变性、脱髓鞘性疾病。

(四)颅外非感染性疾病

1.中毒 有毒动植物(如蛇毒、毒蕈、白果、马钱子),细菌性毒素(破伤风、肉毒杆菌、志贺菌及沙门菌),无机、有机毒物(金属铅、汞中毒、一氧化碳中毒),农药(有机磷),杀鼠药(磷化锌、安妥、敌鼠钠盐)以及药物中毒(异烟肼、氨茶碱、抗组胺药、樟脑、吩噻嗪类、戊四氮、士的宁等)。

2.缺氧、缺血 各种原因引起的呼吸、循环衰竭、窒息、休克、严重贫血等。

3.代谢性疾病 低血糖、低血钙、低血镁、低血钠、高血糖、高血钠、苯丙酮尿症、半乳糖血症、维生素缺乏和依赖(如维生素B_6)、脂质代谢病、肝性脑病、尿毒症晚期、核黄疸等。

4.其他 卟啉症、Reye综合征、系统性红斑狼疮。其余最常见的原因是骤停抗癫痫药。

二、诊断要点

(一)病史

1.年龄 不同年龄组引起癫痫持续状态的病因不同。新生儿期以围生期窒息、颅内出血、低血糖、低钙血症为主;婴幼儿期则以高热惊厥、低钙血症、细菌性痢疾、化脓性脑膜炎、颅内畸形、癫痫、苯丙酮尿症等为主;学龄期常见病因有中毒、颅内感染、癫痫、颅脑外伤、肿瘤、肾性高血压脑病等。

2.发病季节 春天常见流行性脑脊髓膜炎、维生素D缺乏性手足搐搦症;夏季常见乙型脑炎、细菌性痢疾;秋季多见肠道病毒性脑炎;冬季多见肺炎、百日咳脑病;癫痫及中毒引起者终年可见。

3.出生史 难产可致新生儿窒息,颅内出血和感染,旧法接生新生儿易患破伤风。

4.喂养史 人工喂养,晒太阳少,又未补充维生素D及钙剂者,易引起维生素D缺乏性手足搐搦症;若单纯羊乳或牛乳喂养易致低镁血症。

5.既往史 既往有无热性惊厥。若惊厥反复发作且伴智力低下,可见于颅内感染、出血、外伤、缺氧等后遗症,以及先天性脑发育不全。癫痫可发生于各年龄组,注意有无抗癫痫药物不规则使用史及有无进食毒物或误服毒药史。

(二)症状

若持续状态伴发热多为感染性疾病;无热多为癫痫、颅内肿瘤、脑血管病、畸形、代谢紊乱及中毒等;若伴头痛及喷射性呕吐可为颅内感染及颅内占位性病变;而腹泻时可引起水电解质紊乱。

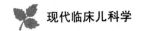

（三）体征

1.全身性强直-阵挛性癫痫持续状态　表现为一次或一系列的全身性强直-阵挛性抽搐,持续 30min 以上,发作间期意识不恢复。其常见原因为突然停用抗癫痫药或感染中毒及代谢紊乱。

2.全身性肌阵挛性癫痫持续状态　表现局限性或广泛性肌肉反复的发作性抽动,可持续半小时至数天,一般不伴意识障碍,本型常并发于脑变性疾病,中毒性、代谢性和缺氧性脑病。

3.全身性失神持续状态　又称棘慢波性昏睡,其特点为不同程度的意识障碍,表现为单纯的精神错乱、静止不动或缄默不语,但没有强直-阵挛性或肌阵挛性发作。此型最常见于以往有失神小发作的患儿。

4.半身发作持续状态　表现身体一侧连续反复地出现强直-阵挛性抽搐,常伴意识障碍,颅内感染、脑血管病、代谢紊乱或缺氧是其发作原因,多见于婴幼儿,可留有偏瘫后遗症。

5.局限性运动性癫痫持续状态　表现为身体某一部分或一侧的快速阵挛性抽搐,意识无障碍,皮层局部病变或代谢紊乱是其原因。

6.持续性部分性癫痫状态　本型特点是身体某个局部肌肉持续性不规则的阵挛性抽搐,意识存在。

7.复杂性部分性癫痫持续状态　表现为精神错乱或反复发作的自动症。

根据抽搐发作形式,判断类型不难,但应在此基础上注意血压、体温等变化,有无皮疹、脱水、脑膜刺激征及病理反射等,以期获得病因诊断。而原发性癫痫往往缺乏病因,因与遗传有关故又称遗传性癫痫,约占总发病的 70%,主要发病年龄在 5～15 岁。

（四）实验室及特殊检查

1.根据病情可查血、尿、粪常规,测定血糖、钙、镁、钾、钠及肝功能等。有白细胞增高,核左移示细菌感染或乙型脑炎;嗜酸粒细胞增高,应考虑脑寄生虫病;血片中发现大量嗜碱性点彩红细胞提示铅中毒;原始、幼稚细胞增多,提示中枢神经白血病。疑为脑型疟疾时应查找疟原虫;疑中毒性菌痢时可行冷盐水灌肠,洗出大便查常规;疑肾盂肾炎时应查尿常规;对于第一次发作特别是 2 岁以下小儿且伴发热者应常规查脑脊液,对怀疑颅内感染的年长儿亦应查脑脊液常规和检菌;必要时做脑脊液培养。

2.头颅超声波和 CT 检查有助于发现颅内占位性病变及发现脑结构异常;脑电图对癫痫、颅内感染和颅内占位性病变的诊断都有帮助;胸部 X 线检查可发现肺炎、结核病灶,对结核性脑膜炎的诊断不可缺少。

三、病情判断

在癫痫持续状态中,因热性惊厥引起者占小儿的 20%～30%;癫痫本身引起者占 15%～30%;症状性占 40%～60%,多由急性疾病引起,其病死率及致残率较高。SE 预后还与原发病、持续时间、发作类型及患儿年龄有关。近年由于诊治的进步和提高,SE 的病死率已从过去的 20%～30%下降到 5%～10%。原发病、呼吸功能不全、循环衰竭和用药不当均可成为患儿的死亡原因。一般来说,年龄越小,发生严重神经系统后遗症的可能性就越大,如新生儿预后严重。惊厥持续时间越长,预后越差。大发作持续状态在 10h 以上常留有严重的神经系统后遗症,平均持续时间 13h 可致死亡。实验证明,惊厥持续 20min 后大脑皮质氧分压降低,细胞色素酶减少,引起局部供氧不足;若持续 60min 以上,海马、扁桃核、小脑、丘脑、杏仁核、大脑皮质中间层发生永久性细胞损害,并可出现继发性代谢障碍合并症,发生明显的乳酸性酸中毒、电解质紊乱、低血糖、颅内高压和自主神经功能紊乱,包括高热、大汗、脱水、腺体分泌增加、呼吸道梗阻、血压变化,终致休克,因肌肉极度抽搐,发生肌细胞溶解,肌球蛋白尿,并导致下肾单位肾变性,最终发生呼吸、循环及肾、脑功能衰竭而死亡,存活者可因惊厥性脑损害存留严重的后遗症。癫痫持续状态的预后还与发作类型有关,全身强直-阵挛性癫痫持续状态病死率较高,而全身性失神持续状态及复杂性部分性癫痫持续状态预后较好,而其他类型的发作预后不定,取决于原发病。

四、治疗

(一)一般处理

1.患儿平卧床上,头取侧位,防止呕吐物吸入,解松衣领、裤带,减少一切不必要的刺激,要专人守护,防止舌咬伤和摔伤,保证呼吸道通畅及氧吸入。

2.监测生命体征,观察心功能状态。

3.简要采集病史及体格检查,并取血、尿、粪做必要的化验检查。

(二)初步治疗

1.50％葡萄糖液 2mL/kg 静脉注射,若无效可再给 10％葡萄糖酸钙 1～2mL/kg(最大量 20mL)稀释 1 倍后缓慢静注以治疗可能存在的低钙血症。经上处理仍未停止发作,若为新生儿可继续静脉注射维生素 B_6 25～100mg。

2.伴有高热者应予头置冰袋、酒精擦浴(新生儿不宜应用)等物理方法降温,肌注退热药如赖氨匹林(赖氨酸阿司匹林)等。

(三)抗癫痫药物应用

1.地西泮　为首选药物,其作用机制是抑制癫痫灶活动扩散,抑制杏仁核、海马、丘脑的后放电阈值。

(1)静脉推注:剂量 0.25～0.5mg/(kg·次),速度 1mg/min,不经稀释,可将浓度为 5mg/mL 地西泮直接静脉注射。为减轻对血管的刺激作用,可选择较大的血管注射。儿童用量不得超过 10mg,用药 1min 后浓度即达高峰,约 20min 后浓度下降一半。一般 10～30min 后抽搐可复发,故 15～20min 后可重复应用。

(2)静脉滴注:可把地西泮 20mg 加于 5％～10％葡萄糖液 250mL 中,缓慢静脉滴注,以延长作用时间。

(3)直肠给药:当静脉用药困难时可用此法。剂量为 0.5mg/(kg·次),地西泮溶液在直肠中能迅速吸收,5min 后出现抗癫痫效果,10～20min 达高峰,亦可用地西泮栓剂,但作用效果缓慢。肌内注射地西泮效果差,此时一般不主张采用。地西泮的不良反应较少,有嗜睡,偶有血压下降及呼吸抑制,另外地西泮能被塑料导管所吸收,所以不要放到塑料注射器内。

2.苯巴比妥 因其广谱、有效、低毒且价廉等已成为临床应用最广泛的抗癫痫药物之一,对大发作疗效较好。其机制为降低神经元的兴奋性,减轻兴奋性突触后电位,而不改变膜电位,并能阻止钾、钠离子穿透细胞膜,阻止神经元的去极化作用,从而提高了癫痫发作阈,并能抑制癫痫灶异常放电的扩散及保护脑组织免受损害。通常,地西泮能使 80%～90%的癫痫持续状态停止发作,但作用时间较短,用药后 10～30min 有相当部分病儿复发,而苯巴比妥起作用缓慢(肌注后 20～30min)但维持时间长,二药联合应用,互补不足,达到更好的解痉效果。因此,不论先用安定是否有效,均应在注射安定后即刻给苯巴比妥 10mg/kg 肌内注射,如未控制,可在 20min 或 40min 后重复应用,剂量同上。发作控制后,可改口服量 4mg/(kg·d)维持治疗。不良反应较少且轻,一般仅有嗜睡,偶有呼吸抑制及婴幼儿类似多动症样的过多活动,个别可出现皮疹、高热、血液危象及中毒性肝炎等。

3.苯妥英钠 为较广谱的抗癫痫药物,能减少癫痫灶内异常放电的扩散,增加脑内 5-羟色胺及 7-氨基丁酸的含量,对大发作疗效较好。静脉注射 10～15mg/kg,速度不超过 1～3mg/(kg·min),静注后 15min 达高峰值,但浓度很快下降,对大多数患儿有效血药浓度为 10～20mg/L,有人报道静脉注射速度过快或过量时可引起低血压、房室传导阻滞、心室纤颤、呼吸骤停等。此药毒性大且中毒剂量与治疗量相接近,故 1 岁内小儿不宜应用,即使较大儿童也不作为首选。也有人认为静脉注入负荷量能迅速获得疗效,且安全,对呼吸及觉醒水平抑制差,因此,竭力主张应用。只是对刚出生的新生儿用量要减少而已,一般为 5～10mg/kg,新生儿后期就可按 10～15mg/kg,本药可用盐水稀释后应用,本药与葡萄糖液或其他溶液混合后会发生沉淀,所以应注意。用药时应测血压、心率及做心电图,用毕应注入无菌生理盐水冲洗局部,以免引起静脉炎。口服吸收完全,用后 4～8h 达血浆高峰值,一般剂量为 5～10mg/(kg·d),分 2 次口服,肌内注射吸收缓慢,不宜采用。

4.氯硝西泮 本药抗惊厥作用较地西泮强 5～10 倍,且安全有效,剂量小,维持时间长,有人认为它可取代地西泮作为癫痫持续状态的首选药物,对癫痫发作放电起传播作用的皮质下结构有抑制作用,使脑内单胺类神经递质增加,对全身性强直一阵挛性癫痫持续状态和肌阵挛性持续状态特别有效。其为高脂溶性药物,易透过血脑屏障,控制 SE 静注 0.02～0.06mg/kg,如发作未能控制时,20min 后可重复注射。必要时静脉缓慢滴注。大多数病例在几分钟内可停止发作,能维持 24h;口服后亦吸收很快,30～60min 后即可出现对脑功能的影响,1～2h 达高峰血浓度,剂量 0.1～0.3mg/kg,鼻饲效果亦好。较大剂量时对心脏及呼吸抑制作用较强,所以剂量要小,速度不宜过快。不可突然停药,以免诱发 SE,故停用或改用其他抗癫痫药均应逐渐减量过渡。

5.丙戊酸钠 本药可以提高脑中 γ-氨基丁酸的浓度,抑制脑部异常放电的扩散,脂溶性高,易于直肠吸收,口服或直肠栓剂给药 10～20mg/kg,1～4h 达高峰血药浓度,有人应用此药栓剂治疗癫痫持续状态取得较好效果。

6.应用上述药物持续发作仍未控制,则可使用下述药物

(1)副醛:用生理盐水配成 4%新鲜溶液 3.75mL/kg 静滴速度为 0.15mL/(kg·h),停止发作后应将速度调至能维持不发作的最低速度。深部肌内注射 0.15～0.3mL/(kg·次),每

一部位不超过 2.5mL,20～30min 后血浆浓度达高峰。副醛是混悬油剂,直肠吸收缓慢,经光线与空气作用后能变成乙醛进一步变成乙酸,因此需要现用现配,可能对心、肺、肾、肝有毒性作用,但较少见。

(2)水合氯醛:10%溶液 0.5mL/(kg·次),口服或灌肠。

7.麻醉疗法 经前述方法治疗 30～60min 癫痫持续状态不能控制,可选用硫喷妥钠,为快速作用的巴比妥类药物,有引起中枢性呼吸麻痹的不良反应,故要慎用。10～20mg/(kg·次)静脉或肌内注射,配成 2.5%溶液,按 0.5mg/(kg·min)静脉注射,发作停止后应立即停药。阿米妥钠(异戊巴比妥钠)5mg/(kg·次),速度不超过 10mg/min,静脉或肌内注射。此二药止惊效果虽好,但均有抑制呼吸之弊,故用药前应做好抢救准备。

(四)对症处理

癫痫持续状态可出现许多并发症,如低血糖、水电解质紊乱、高热、脑水肿及肺水肿等,应及时诊断与处理,此处仅介绍肺水肿的诊断及处理。

癫痫发作后肺水肿多发生于难以控制的慢性全身性运动发作,可发生于首次、多次或长时间发作后,其发生原因有较多的假说,如声门关闭,脑缺氧及惊厥后颅内压增高,前者已由喉痉挛引起肺水肿所证实,后者由动物实验所显示,其体征有呼吸困难、紫绀、粉红色泡沫痰及肺部弥漫性啰音,而不伴有心脏病或心功能不全的病史及体征,胸片示弥漫性双侧性肺泡渗出,不伴有心脏扩大,且通常在 24h 内迅速消退,但需与吸入性肺炎鉴别。治疗首先是支持疗法,给氧,气管插管,间歇正压吸氧,限制液体入量并利尿,加强止惊药物应用。经以上处理,一般在 48～72h 缓解,因患儿无心功能不全,一般不需用强心药。及时有效地控制癫痫持续状态,可防止急性肺水肿的发生。

(五)病因治疗

小儿癫痫持续状态的病因有些可以治愈,如低血糖、低血钙、低血镁和硬脑膜下血肿等,应及时治疗,对中枢感染应根据不同病原选用有效抗生素,颅内占位性病变可进行手术切除,癫痫诊断明确者应根据不同发作类型,选择有效药物见表 2-4。对难治性癫痫可用甲状腺素片。近年来有些研究者用胎脑移植加癫痫灶切除对继发性癫痫的治疗获得良好效果。

表 2-4 不同发作类型的抗癫痫药物选择

发作类型	选择药物
大发作,局限性运动性发作	苯巴比妥、苯妥英钠、扑米酮
部分性发作变为全身性发作	卡马西平、丙戊酸钠
精神运动性发作	卡马西平、苯妥英钠、苯巴比妥、扑米酮、氯硝西泮、丙戊酸钠
失神发作	乙琥胺、丙戊酸钠、氯硝西泮、苯巴比妥
肌阵挛性发作	硝西泮、氯硝西泮、丙戊酸钠
失张力性发作	卡马西平
婴儿痉挛症	激素(ACTH、肾腺皮质类固醇)、硝西泮、氯硝西泮、丙戊酸钠、苯妥英钠
自主神经性发作	苯巴比妥、苯妥英钠、扑米酮、卡马西平

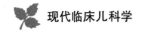

（六）抗癫痫的正规治疗

癫痫持续状态一旦被控制后就应转入抗癫痫的正规治疗，除了采用综合疗法及去病因治疗外，要适当选择抗癫痫药物。用药原则先从一种药小剂量开始，逐渐调整剂量，长期规律服药，一般服药至癫痫发作停止 2～4 年，并逐渐减药以至停药。注意用药的毒性作用，并定期复查，指导完成治疗方案。

第十节　糖尿病昏迷

糖尿病昏迷是由糖尿病引起的一组以意识障碍为特征的临床综合征。它包括两种临床类型，即糖尿病酮症酸中毒及糖尿病非酮症昏迷（高渗性昏迷）。它们是糖尿病的最常见、最危险的并发症。若不及时处理，常导致死亡。

一、病因

糖尿病的基本原因是胰岛 β 细胞功能不足或胰岛素受体减少（或缺陷），常与遗传及肥胖有关。病毒感染或自身免疫可能共同促成糖尿病的发生。某些病毒，如腮腺炎病毒、风疹病毒、柯萨奇病毒等，可通过下列途径损害胰岛 β 细胞：①直接侵犯并损害胰岛 β 细胞。②长期存在于细胞内作为慢病毒损害胰岛 β 细胞。③触发体内免疫机制产生抗原抗体反应而损害胰岛细胞。病毒可能与 β 细胞有共同的抗原决定簇，因此，当病毒引起的免疫反应产生抗体时，该抗体可同时作用于病毒及胰岛 β 细胞而破坏 β 细胞。80%～90% 的新发病患儿可在血中找到胰岛细胞抗体。

糖尿病昏迷的促发因素包括感染、创伤、呕吐、精神创伤，及原来使用胰岛素治疗的患儿胰岛素用量突然减少等。

二、病理生理

胰岛 β 细胞的破坏可导致胰岛素分泌的进行性减少。胰岛素是一种合成代谢激素。它对进食的反应由神经、体液及食物调节以允许食物控制性储存或应用。胰岛素参与食物的分解及葡萄糖的利用。它的分泌可分为两个阶段，即低胰岛素阶段（分解代谢阶段）及高胰岛素阶段（合成代谢阶段）。空腹时为低胰岛素阶段，此时糖原分解、葡萄糖异生、脂肪动员；在进食后为高胰岛素阶段，此时糖原合成，脂肪分解停止，进食不能使患儿进入高胰岛素阶段，反而使之恶化。

胰岛素主要促进葡萄糖磷酸化过程。胰岛素缺乏时，葡萄糖磷酸化过程不能进行，葡萄糖不能进行三羧酸循环，此时，肠道吸收来的葡萄糖不能被利用而堆积于血中造成高血糖、尿糖及多饮、多尿等症状。同时，氨基酸、脂肪酸及甘油等合成糖原作用加强（糖原异生），于是，过多的脂肪代谢产物如乙酰乙酸、β 羟丁酸、丙酮等酸性代谢产物大量进入血液循环中导致了代谢性酸中毒或酮症酸中毒。

正常人的血浆晶体渗透压为 280～310mmol/L，血浆晶体渗透压由下列因素决定：

血浆晶体渗透压＝$2(Na^+ + K^+)$＋血糖/18＋BUN/2.8，当血糖浓度显著高于正常时，就可影响血浆的晶体渗透压。大量尿糖排出体外时,可引起渗透性利尿。此时,水分的损失常常显著地大于盐的损失,使血钠浓度升高,从而大大地增加了血浆晶体渗透压,造成了高渗性脱水。当血糖大于 33mmol/L 时,可造成严重的细胞内脱水,导致意识障碍、癫痫样抽搐、偏瘫、中枢性高热,这就是高渗性昏迷或糖尿病非酮症昏迷。

在糖尿病时应用激素如肾上腺素、肾上腺皮质激素、生长激素、高血糖素等也可加重或恶化糖代谢,这些激素又称为反调节激素。肾上腺素可抑制胰岛素的分泌;肾上腺素、肾上腺皮质激素、生长激素都可拮抗胰岛素的作用;高血糖素可促进糖原分解、糖原异生、脂肪分解、酮体形成而降低葡萄糖的利用及肾脏的清除。

胰岛素缺乏以及血浆肾上腺素、肾上腺皮质激素、生长激素、高血糖素等共同作用使葡萄糖的产生失去控制、利用而受到损害,因而发生高血糖及高渗状态。当血糖浓度超过肾阈时(9mmol/L),尿中就可以出现糖,并由此而产生利尿、脱水及代偿性口渴。

三、临床表现

(一)糖尿病酮症酸中毒的临床表现

糖尿病酮症酸中毒的患儿早期症状多为非特异性,虽然部分患儿有三多症状,但儿童多不明显。原来排尿习惯良好的儿童,若突然出现夜尿常是一个有意义的线索,化脓性皮肤病、女童出现念珠菌性阴道炎也是常见的表现及有价值的线索。在儿童期,胃肠症状如恶心、呕吐、腹痛等症状往往很明显,有时可类似腹部疾病。患儿可有腹肌强直、白细胞增高而酷似阑尾炎,也可能有血清淀粉酶增加,但这些症状一般不一定是外科急腹症的表现,绝大多数患儿的腹部症状都将随着胰岛素治疗及脱水、酸中毒、电解质紊乱的纠正而消失。

脱水、酸中毒常是糖尿病酮症酸中毒患儿的突出表现。严重时可有低血压、心动过速,但皮肤干燥、温暖、潮红都为其特点。酸中毒患者常出现呼吸急促,Kussmaul 呼吸,呼吸出现丙酮气味。酸中毒严重时 pH 可低至 7.0 以下。

患儿一般都有不同程度的意识改变,轻的只表现为淡漠、嗜睡,重的可发展为昏睡或昏迷。出现糖尿病酮症酸中毒昏迷时血糖常常＞16.7mmol/L,pH＜7.30,实际碳酸氢盐常＜15mmol/L,血酮＞30mg/L 或血清 2 倍稀释时仍然阳性。

(二)糖尿病非酮症昏迷

非酮症高渗性昏迷的特征为严重的高血糖(常＞33mmol/L 或 600mg/dL)和意识障碍。患儿可有严重的脱水、酸中毒,但血及尿中没有酮体或很少酮体,也没有丙酮味,呼吸急促浅表与乳酸性酸中毒一致,也可出现 Kussmaul 呼吸。血清渗透压常高达 350mmol/L 以上。这类情况常见于原有轻微糖尿病患儿。神经系统的症状与体征包括高热、癫痫样抽搐、偏瘫、巴宾斯基征阳性等。常可发生严重的神经系统损害。严重的高血糖可在几日内发生。患儿最初的高渗性利尿及脱水可由摄入更多的液体来代偿,但随着病情的进展,下丘脑的口渴中枢受到高渗的损害或者部分由于原来存在的下丘脑渗透压调节机制受损,口渴机制也受到损害,因而不能依靠口渴机制来调节水分的进出,从而加重高渗状态。在高渗性昏迷中酮体产生较少,这主要是由于高渗状态可减弱肾上腺的调节作用。

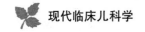

四、诊断

诊断糖尿病昏迷必须根据临床症状、血糖、尿糖、血酮、尿酮、血电解质、渗透压、血气分析来确定。凡血糖$>16.7mmol/L$，血 $pH<7.30$，$HCO_3^-<15mmol/L$，伴有血酮阳性，尿酮阳性者，可诊断糖尿病酮症酸中毒。若血糖$>33mmol/L$，而尿酮轻微或阴性者，应考虑为高渗性昏迷。

糖尿病昏迷必须与其他原因引起的昏迷及酸中毒相鉴别，这些情况包括低血糖、尿毒症、胃肠炎引起的脱水及酸中毒、颅内压增高等。

五、治疗

在确定高血糖及酮血症之后应对患者的血 pH、电解质、ECG 进行监测，如果怀疑败血症是糖尿病昏迷的诱因应进行血、尿培养及常规检查。治疗开始后应记录出入量、血气、电解质的变化值及胰岛素的用量。

糖尿病昏迷的紧急治疗措施是扩张血容量、纠正水电解质及酸碱紊乱并开始胰岛素治疗。

分述如下：

（一）液体疗法

最初的补液量应以体重的 10% 为基础，然后根据实验室资料进行调整。由于糖尿病昏迷患儿都有高血糖及高渗状态，因此，即使 0.9% 的氯化钠对患儿的血浆渗透压而言也是相对低渗的，故对年长儿可给予 0.9% 的氯化钠或乳酸林格液，而对幼儿则可给予 0.45% 的氯化钠。损失液体总量的一半应予头 8h 内补充，而其余的一半则在余下的 16～24h 内补足。简易的补液法是第 1 小时内补给 0.9% 氯化钠 20mL/kg，第 2～8h 内平均 10mL/(kg·h)，溶液可为 0.9% 氯化钠也可给予 0.9% 氯化钠与 5% 葡萄糖各半的混合液。

应及早补钾，因为即使血钾正常甚或增高也必定有大量的钾盐丢失。当补充胰岛素，大量的钾从细胞外转向细胞内也可导致低血钾迅速发生。当补入首批 20mL/kg 液体之后，若无急性肾衰竭，就应有尿出现。此时应在液体中将钾盐浓度加至 20～40mmol/L（0.15%～0.30%）。应定期监测血钾浓度。心电图是简便的监测方法之一，血钾高时 T 波高尖，血钾低时 T 波低平，U 波出现。由于总的钾盐的丢失不可能在最初 24h 内就全部纠正，因此在整个补液过程中都应给予钾的补充。

（二）纠正酸中毒

关于碱性药物的使用问题，目前认为：当给予足够的液体、电解质、葡萄糖、胰岛素之后，酮体生成停止，原来生成的酮体经代谢转变成为 CO_2 经肺排出或转变成 $NaHCO_3$ 在远端肾小管中排出，所以代谢性酸中毒可以自然纠正而不必过分强调使用碳酸氢钠。碳酸氢钠的使用有如下缺点：①给予碳酸氢钠后，碳酸氢根与氢离子结合变成碳酸而释放出 CO_2，CO_2 极易弥散通过血脑屏障而 $NaHCO_3$ 则不易通过血脑屏障，这样可加重脑组织的酸中毒。②根据公式计算出的碳酸氢钠值可能会使酸中毒纠正过度而造成碱中毒，碱中毒可以使氧离解曲线左移，使血红蛋白不易将氧释放给组织，这对严重的脱水、酸中毒、休克患者是极端不利的；另外,碱中毒可促使细胞外钾进入细胞内从而加重了低血钾的程度。但反过来说,当血 pH 降至 7.1 或更低时,它可降低每分钟呼吸量,降低血管对儿茶酚胺的敏感性而产生低血压并使心搏出量降低,它还可增加对胰岛素的抵抗。因此,建议当 pH 降低至 7.2 时才使用碳酸氢钠。当 pH 在 7.1～7.2 时,给予 NaHCO₃ 1mmol/kg,当 pH 低于 7.1 时给予 2.0mmol/kg,然后再根据 pH、碱缺乏来调整。碳酸氢钠应在 2h 内缓慢滴入,否则可加重高渗状态,也可能引起心律失常。碳酸氢钠用量可根据下列公式:

碳酸氢钠的毫摩尔数＝碱缺乏×0.3×体重或＝(22－实际 HCO_3^- 含量)×0.3×体重

在使用碳酸氢钠时按计算值先给予一半,然后再根据血气值给予第二剂。

(三)胰岛素治疗

在酮中毒伴有昏迷、低血压的患者,应立即静脉注入胰岛素 0.1U/kg,然后以 0.1U/(kg·h)持续滴入。这是一种简单、有效、得到普遍公认的方法,它可以提供持续而稳定的血药浓度,其血浆浓度可达正常人作口服葡萄糖耐量时所能达到的高峰胰岛素浓度。曾经一度认为胰岛素可吸附在玻璃瓶及胶管上,但目前已证明这并不存在。只要不与白蛋白及明胶制剂混合,胰岛素滴注是极为有效的。胰岛素应与氯化钠或葡萄糖分别以不同的管道及速度滴入,以免各自互相影响滴入速度。当血糖下降至 16.7mmol/L 时就应给予 5%的葡萄糖滴入,同时,胰岛素剂量也应降至 0.05U/(kg·h)或改为 0.25～0.50U/kg 皮下注射,每 6～8h 一次并结合葡萄糖滴注直至患儿能耐受正常食物为止。在治疗的最初 12h 内,至少应每 2h 监测血糖一次,其后的 24h 内应每 4h 监测一次。对于高渗性昏迷患者,胰岛素负荷量及维持量应各减少一半即 0.05U/kg 及 0.05U/(kg·h),以免血糖急剧下降而造成脑水肿。

(四)其他治疗

昏迷患者应进行气管插管以控制呼吸,防止分泌物、呕吐物吸入。休克患者应放置中心静脉导管及导尿管以监测中心静脉压及肾脏血流量。对高渗性昏迷患者的处理应十分小心,务必使血糖下降速度维持在 3～4mmol/(L·h),血糖下降过快引起的血浆渗透压的急剧偏移可造成急性脑水肿。有时即使十分小心,但由于脑血管壁的通透性增加(低血压的影响),也可能发生脑水肿及脑病,此时应按脑水肿及脑病处理,如给予高渗甘露醇、过度通气并进行颅内压监测。

应该着重指出:在治疗过程中,低血钾、低血糖也随时可能发生,因此,一旦有尿之后就应在输液内加入钾盐使其浓度在 20～40mmol/L(0.15%～0.30%)。一旦血糖下降至 16.7mmol/L 之后,补入液体就应是含 0.45%氯化钠及 2.5%葡萄糖的混合溶液以免发生低血糖。

第十一节　肾上腺危象

急性肾上腺危象(Adrenal crisis)是急性肾上腺皮质功能不全的一种表现,肾上腺皮质功能不全系由于许多先天或后天原因引起的肾上腺皮质分泌氢化可的松(皮质醇)和(或)醛固酮不足或缺乏产生的一系列临床表现。如恶心、呕吐、腹泻、消瘦、肌无力、低血压、低血糖、喜食盐及饮水等,并出现皮肤色素沉着。在感染、创伤、手术或由于盐缺失、腹泻或呕吐引起的

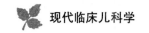

脱水等应激状态时可表现原有症状加重,并出现发热、惊厥、昏迷,甚至休克,即急性肾上腺危象。本症可发生于原有肾上腺皮质功能不全患儿,亦可发生于肾上腺皮质功能良好的患儿。急性肾上腺危象为儿科常见急症之一,病情进展急剧,如不及时治疗,常于 $24\sim48h$ 内死亡,故常需紧急处理。

一、病因

肾上腺皮质功能不全可有以下病因:

1.自身免疫。

2.恶性肿瘤转移。

3.肾上腺出血　新生儿窒息、白血病、血小板减少性紫癜、抗凝药物过量等导致。

4.感染　细菌感染(脑膜炎双球菌、金黄色葡萄球菌、肺炎双球菌、溶血性链球菌及革兰阴性杆菌败血症)、病毒感染(流行性感冒、流行性出血热)、结核感染、真菌感染(组织胞浆菌病、球孢子菌病)。

5.肾上腺脑白质营养不良。

6.浸润性病变。

7.淀粉样变。

8.先天性肾上腺激素缺乏症。

9.药物　长期应用肾上腺皮质激素或促皮质素治疗的患儿,突然中断或撤药过快。常见酮康唑、甲吡丙酮等药物。

其中由肾上腺破坏性病变引起的阿狄森病,结核、自身免疫性疾病、组织胞浆菌病、球孢子菌病等均可能是其发病因素。急性肾上腺危象的病因与以前相比发生了不少变化。以前以感染引起的肾上腺皮质功能不全较多见,如严重细菌感染、双侧肾上腺皮质出血坏死所致的华－弗氏综合征。近年来成人 AIDS 患者继发于机会感染(真菌、结核)的肾上腺疾病增多已引起人们的关注,估计儿童已有类似情况。新近以肾上腺萎缩、自身免疫性肾上腺炎引起增多,如先天性肾上腺皮质增生症患儿出现的慢性肾上腺皮质功能减退在应激状态下可出现;长期应用肾上腺皮质激素或促皮质素治疗的患儿,如突然中断用药或撤药过快,或严重应激情况未及时加量,可诱发肾上腺皮质危象。

腺皮质激素分泌不足,包括糖皮质激素和盐皮质激素分泌不足,可在短时间内发生代谢紊乱和脏器功能衰竭。

二、临床表现

由于引起危象的病因不同,可有各自的临床特点,但有其共同的临床表现,累及多个系统。其临床特征是原发病的临床表现加上全身多系统功能损害。

1.全身多系统表现

(1)全身症状:发热(多为高热)、脱水、血容量减少。

(2)循环系统:心率加快、手足凉、脉细弱、循环衰竭、低血压及休克。

(3)消化系统:恶心、呕吐、厌食、腹痛、腹泻。

（4）神经系统：虚弱、淡漠、抑郁、惊厥、昏迷。有低血糖者出现乏力、多汗、视物不清甚至低血糖昏迷。

2.泌尿系统表现 少尿、氮质血症，严重者肾衰竭。慢性肾上腺皮质功能不全可出现色素沉着，这也可提示诊断。

三、诊断及鉴别诊断

由于本症临床表现缺乏特征性，因此在疾病早期即考虑到肾上腺危象之诊断是挽救生命的关键。凡有严重败血症特别是脑膜炎双球菌败血症；长期应用肾上腺皮质激素的患儿或慢性肾上腺皮质功能减退，垂体功能减退者遇有感染、创伤、手术等应激情况或严重缺氧的情况，出现高热、中毒症状、胃肠道症状、循环衰竭、皮肤黏膜出血等现象即应考虑肾上腺危象的可能，肾上腺危象常发生低血容量性休克，因此在任何患者出现无法解释的脱水等循环衰竭表现时应考虑其可能，须给予必要的检查同时应积极治疗。诊断主要根据血和尿中的皮质激素降低而确定。

主要的临床辅助检查：①血生化检查：低钠血症、低氯血症、高钾血症、高钙血症，血钠/钾比例低于30，血尿素氮升高，空腹血糖降低，血气分析示代谢性酸中毒，碳酸氢根、血 pH 值、二氧化碳分压降低，血皮质激素浓度降低。②尿液检查：尿 17－羟、17－酮降低，尿排钠增加。③凝血时间延长、凝血酶原时间延长。④血象检查：伴有严重感染的患儿白细胞总数和中性粒细胞升高，嗜酸性粒细胞计数可增高，血小板计数减低。⑤其他检查如心电图可出现心率增快、心律失常、低电压、QT 间期延长等，X 线检查部分患儿可发现肾上腺钙化影。

下述试验用于测定肾上腺皮质功能：①促肾上腺皮质激素（ACTH）刺激试验：是最有意义的有确诊价值的试验，能检测肾上腺皮质储备功能，鉴别原发或继发性肾上腺皮质功能减退。②血浆 ACTH 水平增高，而氢化可的松水平降低，用 ACTH 刺激也不增高。③尿游离皮质醇和 17 羟皮质醇水平下降。④甲吡酮试验：用于诊断继发于垂体功能不全的肾上腺功能不全，但对已知有肾上腺功能受损者该试验可诱发急性肾上腺功能不全。

急性肾上腺危象应与感染性休克、糖尿病昏迷、中枢神经系统感染、急性中毒相鉴别。在新生儿期应与呼吸窘迫、颅内出血、败血症相鉴别。注意肾上腺危象与感染性休克两者在临床上有时难以区分，但治疗原则相同，因此诊断治疗同时进行。

四、急救处理

急性肾上腺危象的治疗原则为补充肾上腺皮质激素，纠正水电解质失衡，纠正酸碱紊乱，抗休克治疗，治疗原发病，抗感染及其他对症治疗。

（一）糖皮质激素的替代治疗

1.氢化可的松 第 1d 100～200mg，于 1～2h 内静脉注射，然后每 4～6h 50～100mg/m² 持续静脉滴入。第 2d 病情好转或休克改善可减为 50～100mg/m²，每 6h 1 次，连续 2～3d。到 4～5d 直至症状缓解逐渐减量而改为口服维持量。

2.盐皮质激素 必要时加用。醋酸去氧皮质酮每日 1 次 1～2mg。肌注或醋酸氟氢可的松 0.01～0.2mg/d 口服。依据水钠潴留情况调整。若并发症持续存在，氢化可的松可增量

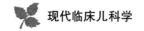

至 30～50mg/(m² · d)。

（二）液体疗法

静脉输入生理盐水和葡萄糖,纠正低血容量,脱水及低血糖。葡萄糖等渗盐水 20mL/kg,30～60min 内输入,再用葡萄糖盐水(有钠:无钠为 2:1)80～100mL/kg,24h 内滴入,第二天补液量根据病情调整,纠正电解质及酸碱平衡紊乱。

五、肾上腺危象的预防

在已诊断和治疗的肾上腺皮质功能不全患儿,如果合作,急性肾上腺功能不全的发生几乎完全可避免,基本环节是家长及患儿教育及在疾病期间增加糖皮质激素用量。

第十二节　低血糖

低血糖症是由代谢、内分泌等多种因素引起血糖水平降至生理低限以下,并出现一系列临床症状的一个临床综合征。血中葡萄糖几乎是新生儿脑耗氧代谢的全部物质。生后第一年脑发育最快,葡萄糖的利用率最大,当发生低血糖时对大脑损伤的程度也最重,月龄越小婴儿低血糖的危害性越大,对脑发育和脑功能的损害也更为严重。因此必须引起临床重视。

一、病因及发病机制

维持血糖平衡的多个环节及其调节机制的紊乱都可导致低血糖的发生。如葡萄糖产生过少和需要增加、葡萄糖消耗增加等。

二、临床表现

无症状性低血糖多见,此在新生儿尤其明显,有症状时主要是脑葡萄糖利用减少引起的脑功能障碍及交感神经兴奋两类症状。需注意低血糖症临床表现多种多样,且常无特异性。

交感神经兴奋症状有苍白、出汗、无力、摄入不足感、心悸、心动过速、收缩压增高、舒张压降低等。

脑功能障碍症状有头痛、头晕、焦虑、注意力不集中、定向障碍、视力模糊、复视、发音含糊或不连贯、意识不清、昏迷、抽搐。

需要注意的是新生儿和小婴儿低血糖的症状模糊、不明显,常无特异性易被忽略。小婴儿低血糖可表现为发绀发作、呼吸暂停、呼吸困难、拒奶、肌阵挛、衰弱、嗜睡、惊厥、体温不升等。

高胰岛素血症病儿常反复发生低血糖惊厥或发作性的衰弱无力或紧张不安。酮症性低血糖、糖原代谢病和糖异生障碍的疾病多发生在空腹时间,同时可有糖代谢紊乱。

三、诊断与鉴别诊断

本病诊断不难,其诊断标准是:①低血糖的临床症状(主要是交感神经兴奋和脑部症状)。

②血糖值下降。由于采集血标本和检测血液中葡萄糖方法的差异,低血糖症特别是新生儿低血糖症的低血糖诊断指标比较混乱。原来有人定义是凡足月儿最初 3d 血糖低于 1.65mmol/L,3d 后低于 2.2mmol/L,低出生体重儿最初 3d 低于 1.1mmol/L,出生 1 周后低于 2.2mmol/L,称为低血糖,现有人提出不论是足月儿或低出生体重儿,全血血糖低于 2.2mmol/L,均称为新生儿低血糖,并主张给予积极治疗。较大婴儿和儿童空腹血糖<2.8mmol/L 即是低血糖。出生婴儿血糖<2.24mmol/L(40mg/dL)时就应该开始积极治疗。③给予葡萄糖补充后症状缓解。临床上如遇到惊厥或昏迷患儿,应常规检测血糖水平,强调立即采血,如取血延迟,可因神经激素等调节作用使血糖迅速增高而延误诊断。本病诊断需与非低血糖引起的具有类似症状的疾病鉴别,如低钙惊厥、中枢神经系统疾病、瑞氏综合征等。

为明确低血糖的病因,详细的病史询问、体格检查和实验室检查是必要的。对低血糖患儿体格检查时注意身高、肝脏大小、皮肤有无色素沉着,取血时应测血糖、血胰岛素、酮体、乳酸、丙酮酸、血 pH 值,必要时还需测胰高糖素、氢化可的松、肾上腺素、甲状腺素及生长激素等反调节激素,疑先天性氨基酸代谢缺陷可测尿氨基酸。疑有胰岛细胞增生症或胰岛腺瘤存在时,可做腹部 B 超或 CT 检查,疑有糖原累积病时应选择性进行刺激试验和肝活检送肝糖原和酶活力测定。表 2－5 是低血糖病因的鉴别诊断。

表 2－5　低血糖病因鉴别诊断

	先天性代谢障碍(碳水化合物/氨基酸)	激素缺乏	高胰岛素症
低血糖症病史			
摄入不足	有	有	有
摄入乳糖后	半乳糖血症	无	无
摄入蔗糖后	遗传性果糖不耐受	无	无
摄入蛋白质后	氨基酸,有机酸	无	无
家族史	有	有或无	有或无
体格检查			
肝脏大	有	无	无
生长发育迟缓	有	有或无	有或无
实验室检查			
酮症	有	有或无	无
酸中毒	有	无	无
高血氨症	氨基酸,有机酸		
肝功能异常	有	无	无

四、治疗

低血糖的治疗原则是迅速提高血糖水平,缓解症状,防止神经系统器质性损伤,针对低血

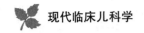

糖的病因给予病因治疗。对于低血糖症患儿,特别是新生儿低血糖,强调不管有无症状,均应给予积极治疗。

1.新生儿低血糖生糖基质不足时,应尽早喂养,生后 4～6h 开始给糖水及奶;不能进食时用 5%～10% 葡萄糖,按每分钟 6～10mg/kg 静脉输入,4～6h 后根据血糖结果调节输注速率,使血糖维持于 2.2～6.7mmol/L,稳定 24h 后停用。如低血糖复发应增加葡萄糖的输入量,直至采用 15%～20% 葡萄糖。对补充葡萄糖无明显效应者可加服泼尼松每日 2mg/kg,或肌注氢化可的松 2.5mg/kg,每 6～8h 1 次,一旦血糖恢复即逐渐减量。仍无效,可考虑加用生长激素 1μg/24h,肌注。

2.对患糖尿病的母亲在孕期内应对糖尿病加强控制,使其血糖水平接近正常;糖尿病母亲婴儿有高胰岛素血症时,输入葡萄糖后又刺激胰岛素分泌致低血糖的反跳,因此葡萄糖的输入应维持到高胰岛素症状消失才停止。

3.糖原代谢病及其他低血糖时应调整饮食:糖原代谢病时应日夜每 3～4h 进食一次,或夜间胃管连续滴注食物。食物按 60%～70% 的糖和淀粉,少食果糖及半乳糖,蛋白质 12%～15%,脂肪 12%～25%。夜间食量给全日食物总量的 1/3。食物总热量的需要按婴儿年龄的生理需要计算。

4.酮症性低血糖是以高蛋白、高糖饮食为主。

5.不具备输液条件时,可用胰高血糖素 0.03mg/kg(最大量 1mg)或 1∶1 000 肾上腺素 0.01mg/kg,肌内或皮下注射。此类药物作用短暂。一旦清醒即改经口进食,以维持血药浓度。肝糖原分解或糖异生障碍者则胰高血糖素不能使血糖升高。

第三章　小儿神经系统疾病

第一节　小儿癫痫

癫痫是一组反复发作的神经元异常放电（paradoxical discharge）所致的暂时性中枢神经系统功能失常的慢性疾病。癫痫的患病率，发达国家为 5.0‰（4‰～8‰），发展中国家为 7.2‰，不发达国家为 11.2‰，估计全球约有 5 亿癫痫患者，中国在 3.6‰～7.0‰。儿童是癫痫的发病高峰年龄，其中男性最为明显，9 岁以前发病者接近 50%，以后发病率随年龄升高而下降。癫痫的发病率与性别有关，男性的患病率与发病率均明显高于女性。我国 6 城市调查表明，男女发病率和患病率之比均为 1.3：1。

癫痫的死亡率明显高于非癫痫患者，多死于并发症肺炎；由癫痫发作直接导致死亡的占 6%～9%；死于意外事故，特别是溺水占 10%～20%；原因不明的突然死亡，约占 10%。国内报道癫痫的死亡率为 2.42～7.82/10 万，真正因癫痫死亡（死于癫痫持续状态）的只占所有死因的 20%，40.2% 因意外事件死亡，死于自杀者占 5.51%，不明原因死亡为 4.13%。癫痫的发病率，城市略高于农村。不同地区之间患病率存在明显差异，不同种族之间的患病率也存在差异。

一、癫痫发作与分类

癫痫发作是大脑神经元异常放电引起的发作性脑功能异常。发作大多短暂并有自限性、重复性。由于异常放电所累及的脑功能区不同，临床可有多种发作表现，包括局灶性或全身性的运动、感觉异常，或行为认知、自主神经功能障碍。全身性发作时涉及较大范围皮质功能障碍，往往伴有程度不同的意识障碍。结合发作时的临床表现和相伴随的脑电图特征，国际抗癫痫联盟于 1981 年提出对发作类型的国际分类，迄今仍是临床工作的重要指南。1983 年我国小儿神经学术会议将其简化，如表 3-1 所示。

表 3-1　痫性发作的国际分类

Ⅰ. 局灶性发作	Ⅱ. 全部性发作	Ⅲ. 不能分类的发作
单纯局灶性(不伴意识障碍)	强直—阵挛发作	
运动性发作	强直性发作	
感觉性发作	阵挛性发作	

(续表)

自主神经性发作	失神发作	
精神症状发作	典型失神	
复杂局灶性(伴有意识障碍)	不典型失神	
单纯局灶性发作继发意识障碍	肌阵挛发作	
发作起始即对意识障碍的局灶性发作	失张力发作	
局灶性发作继发全身性发作	痉挛发作	

二、分类与病因

(一)分类

根据病因,可粗略地将癫痫分为三大类。

1.特发性癫痫 又称原发性癫痫。是指由遗传因素决定的长期反复癫痫发作,不存在症状性癫痫可能性者。

2.症状性癫痫 又称继发性癫痫。痫性发作与脑内器质性病变密切关联。

3.隐原性癫痫 虽未能证实有肯定的脑内病变,但很可能为症状性者。

(二)病因

随着脑的影像学和功能影像学技术发展,近年对癫痫的病因有了重新认识。与遗传因素相关者占癫痫总病例数的 20%～30%,故多数(70%～80%)患儿为症状性或隐原性癫痫,其癫痫发作与脑内存在或可能存在的结构异常有关。国内有报道 0～9 岁小儿症状性癫痫的病因是:围产期损伤 21.0%,脑发育不良 18.9%,颅内感染 10.5%,脑外伤 9.1%,颅内软化灶 8.4%,海马病变 4.9%,脑肿瘤 2.8%,脑血管病 2.1%,其他 22.4%。

1.脑内结构异常 先天或后天性脑损伤可产生异常放电的致痫灶或降低了痫性发作阈值,如各种脑发育畸形、染色体病和先天性代谢病引起的脑发育障碍、脑变性和脱髓鞘性疾病、宫内感染、肿瘤、颅内感染、产伤或脑外伤后遗症等。

2.遗传因素 包括单基因遗传、多基因遗传、染色体异常伴癫痫发作、线粒体脑病等。过去主要依赖连锁分析和家族史来认定其遗传学病因。近年依靠分子生物学技术,至少有 10 种特发性癫痫或癫痫综合征的致病基因得到克隆确定,其中大多数为单基因遗传,系病理基因致神经细胞膜的离子通道功能异常,降低了痫性发作阈值而患病。

3.诱发因素 许多体内、外因素可促发癫痫的临床发作,如遗传性癫痫常好发于某一特定年龄阶段,有的癫痫则主要发生在睡眠或初醒时;女性患儿青春期来临时易有癫痫发作或加重等。此外,饥饿、疲劳、睡眠不足、过度换气、预防接种等均可能成为某些癫痫的诱发因素。

三、临床表现

(一)局灶性(部分性、局限性)发作

1.单纯局灶性发作 发作中无意识丧失,也无发作后不适现象。持续时间平均 10～20s,其中以局灶性运动性发作最常见,表现为面、颈或四肢某部分的强直或阵挛性抽动,特别易见

头、眼持续性同侧偏斜的旋转性发作。年长儿可能会诉说发作初期有头痛、胸部不适等先兆。有的患儿于局限性运动发作后出现抽搐后肢体短暂麻痹,持续数分钟至数小时后消失,称为Todd麻痹。局灶性感觉发作(躯体或特殊感觉异常)、自主神经性发作和局灶性精神症状发作在小儿时期少见,部分与其年幼无法表达有关。

2.复杂局灶性发作 见于颞叶和部分额叶癫痫发作。可从单纯局灶性发作发展而来,或一开始即有意识部分丧失伴精神行为异常。50%～75%的儿科病例表现为意识浑浊情况下自动症,如吞咽、咀嚼、解衣扣、摸索行为或自言自语等。少数患者表现为发作性视物过大或过小、听觉异常、冲动行为等。

3.局灶性发作演变为全部性发作 由单纯局灶性或复杂局灶性发作扩展为全部性发作。

(二)全部性发作

指发作中两侧半球同步放电,均伴有程度不等的意识丧失。

1.强直－阵挛发作 强直－阵挛发作是临床常见的发作类型。包括原发性以及从局灶性扩展而来的继发性全面性强直－阵挛发作。发作主要分为两期:①开始为全身骨骼肌伸肌或屈肌强直性收缩伴意识丧失、呼吸暂停与发绀,即强直期。②紧接着全身反复、短促的猛烈屈曲性抽动,即阵挛期。常有头痛、嗜睡、疲乏等发作后现象。发作中 EEG 呈全脑棘波或棘慢复合波放电,继发性者从局灶放电扩散到全脑。部分年长儿能回忆发作前先有眼前闪光、胸中一股气向上冲等先兆,直接提示继发性全面性癫痫的可能性。

2.失神发作 发作时突然停止正在进行的活动,意识丧失但不摔倒,手中物品不落地,两眼凝视前方,持续数秒钟后意识恢复,对刚才的发作不能回忆,过度换气往往可以诱发其发作。EEG 有典型的全脑同步 3Hz 棘－慢复合波。

3.非典型失神发作 与典型失神发作表现类似,但开始及恢复速度均较典型失神发作慢,EEG 为 1.5～2.5Hz 的全脑慢－棘慢复合波。多见于伴有广泛性脑损害的患儿。

4.肌阵挛发作 为突发的全身或部分骨骼肌触电样短暂($<0.35s$)收缩,常表现为突然点头、前倾或后仰,而两臂快速抬起。重症者致跌倒,轻症者感到患儿"抖"了一下。发作中通常伴有全脑棘－慢或多棘－慢波爆发。大多见于有广泛性脑损伤的患儿。

5.阵挛性发作 仅有肢体、躯干或面部肌肉节律性抽动而无强直发作成分。

6.强直性发作 突发的全身肌肉强直收缩伴意识丧失,使患儿固定于某种姿势,但持续时间较肌阵挛长,5～60s。常见到角弓反张、伸颈、头仰起、头躯体旋转或强制性张嘴、睁眼等姿势。通常有跌倒和发作后症状。发作间期 EEG 背景活动异常,伴多灶性棘－慢或多棘－慢波爆发。

7.失张力性发作 全身或躯体某部分的肌肉张力突然短暂性丧失伴意识障碍。全身性失张力发作者表现为患儿突然跌倒、头着地甚至头部碰伤。部分性失张力发作者表现为点头样或肢体突然下垂动作。EEG 见节律性或不规则、多灶性棘慢复合波。

8.痉挛 这种发作最常见于婴儿痉挛,表现为同时出现点头、伸臂(或屈肘)、弯腰、踢腿(或屈腿)或过伸样等动作,其肌肉收缩的整个过程为 1～3s,肌收缩速度比肌阵挛发作慢,持续时间较长,但比强直性发作短。

(三)癫痫(或惊厥)持续状态和癫痫综合征

1.癫痫(或惊厥)持续状态 凡一次性癫痫发作(或惊厥发作)持续 30min 以上,或反复发作而间歇期意识无好转超过 30min 者,均称为癫痫或惊厥持续状态(SE)。各种癫痫发作均可发生持续状态,但临床以强直-阵挛持续状态最常见。

2.小儿时期常见的几种癫痫和癫痫综合征　大多数癫痫患儿均以前述某一种发作类型为其主要临床表现。全身性发作中,以原发性或继发性强直-阵挛发作或阵挛性发作最常见。局灶性发作中以局灶性运动和复杂局灶性发作居多,后者又称颞叶癫痫。部分患儿因具有一组相同发作症状与体征,同属于某种特殊癫痫综合征,在治疗和预后的估计上有其特殊性。为此,国际抗癫痫联盟于 1989 年进一步提出了癫痫和癫痫综合征的分类。以下介绍儿科常见的几种癫痫综合征。

(1)伴中央颞区棘波的儿童良性癫痫:是儿童最常见的一种癫痫综合征,占小儿时期癫痫的 15%~20%。约 30%患者有类似家族史。多认为属常染色体显性遗传,但外显率低且有年龄依赖性。通常于 2~14 岁发病,9~10 岁为发病高峰期,男孩略多于女孩。3/4 的发作在入睡后不久及睡醒前。发作大多起始于口面部,呈局灶性发作,如唾液增多、喉头发声、不能主动发声或言语以及面部抽搐等,但很快继发全身性强直-阵挛发作伴意识丧失,此时才被家人发现,因此经常被描述为全身性抽搐。体检无异常。发作间期 EEG 背景正常,在中央区和颞中区可见棘、尖波或棘-慢复合波,一侧、两侧或交替出现,30%的患儿仅在睡眠记录中出现异常(图 3-1)。本病预后良好,药物易于控制,生长发育不受影响,大多在 15~19 岁前停止发作,但不到 2%的病例可能继续癫痫发作。

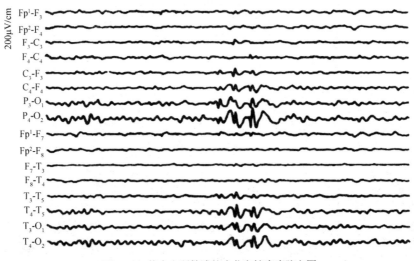

图 3-1　伴中央颞棘波的小儿良性癫痫脑电图

(2)儿童失神癫痫:大多于 3~13 岁发病,6~7 岁为高峰,近 2/3 为女孩,有明显遗传倾向。表现为频繁的失神发作,一日数次甚至上百次。每次发作数秒钟,不超过 30s,因而不跌倒,也无明显体位改变。患儿对发作中情况不能回忆,无头痛、嗜睡等发作后症状,体格检查无异常。EEG 为特征性全部性棘慢复合波爆发,过度换气常可诱发特征 EEG 爆发图形和临床发作(图 3-2)。药物易于控制,预后大多良好。

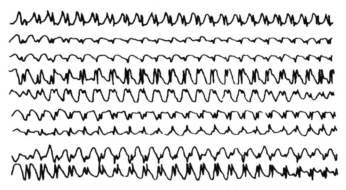

图 3-2 小儿失神癫痫脑电图

(3)婴儿痉挛(又称 West 综合征):本病以 1 岁前婴儿期起病(生后 4~8 月为高峰)、频繁的痉挛发作、特异性高幅失律 EEG 图形以及病后精神运动发育倒退为其基本临床特征。痉挛发作主要表现为屈曲型、伸展型和混合型 3 种形式,但以混合型和屈曲型居多。屈曲型痉挛发作时,婴儿呈点头哈腰屈(或伸)腿状。伸展型发作时婴儿呈角弓反张样。痉挛多成串地发作,每串连续数次或数十次,动作急速,可伴有婴儿哭叫。常于思睡和睡醒时加重。高幅失律 EEG 对本病诊断有价值,在不同步、不对称,并有爆发抑制交替倾向的高波幅慢波背景活动中,混有不规则的,多灶性棘、尖与多棘慢波爆发(图 3-3)。睡眠记录更易获得典型高幅失律图形。其病因复杂,大致可分为隐原性和症状性两大类。后者是指发病前已有宫内、围产期或生后脑损伤证据,如精神运动发育迟缓、异常神经系统体征或头颅影像学改变等,治疗效果差,80%以上存在遗留智力低下。约 20%的婴儿痉挛病例属隐原性,病前无脑损伤证据可寻,若早期治疗 40%患儿可望获得基本正常的智能和运动发育。

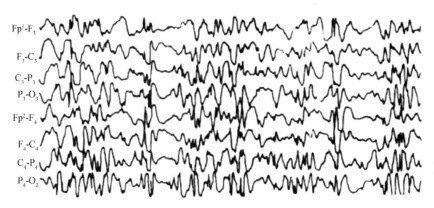

图 3-3 婴儿痉挛脑电图

（4）Lennox－Gastaul 综合征（简称 LGS）：本综合征以儿童期（1～8 岁）起病、频繁而多样的发作形式、EEG 呈慢棘慢（＜3Hz）复合波及智力运动发育倒退为基本特征。25％以上有婴儿痉挛病史。一天内可同时有多种形式发作，其中以强直性最多见，次为肌阵挛或失张力发作，还可有强直－阵挛、不典型失神等。非快速眼动（NREM）睡眠期较清醒时有更频繁发作。多数患儿的智力和运动发育倒退。EEG 显示在异常慢波背景活动上重叠 1.5～2.5Hz 慢－棘慢复合波（图 3－4）。治疗困难，1/3 以上患儿对多种抗癫痫药物无效，是儿童期一种主要的难治性癫痫。

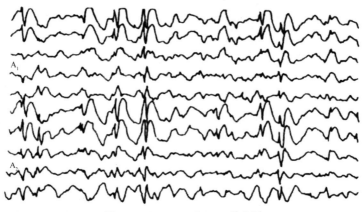

图 3－4　Lennox－Gastaut 综合征

（5）全面性癫痫伴热性惊厥附加征（GEFS＋）：近年，国际多数学者建议不再把热性惊厥（FS）诊断为癫痫，但认定为一种儿童时期常见的癫痫综合征 GEFS＋。然而，与一般 FS 不同，GEFS＋患儿于 6 岁后继续有频繁的、伴发热或无热的痫性发作，总发作次数超过一般 FS，甚至可达数十次（二至百余次）。小于 3Hz 的慢棘－慢复合波为本病的 EEG 特征。GEFS＋常有癫痫或 FS 家族史，一个家族中可有多种发作形式，多数仅表现为一般 FS，但部分于 6 岁后继续频繁的 FS（强直－阵挛性发作）发作，称为 FS＋。

GEFS＋的发生受遗传因素影响，一些人根据家系分析认定属常染色体显性遗传，由于不完全外显率，导致了临床各种表型。但有学者主张为复杂性多基因遗传，以此解释 GEFS＋的表型异质性。近年初步锁定本病的两个基因座分别在 19q 和 2q 上。

四、诊断

确立癫痫诊断，应力求弄清以下 3 个问题：①其发作究竟是否为痫性发作。②若系痫性发作，进一步弄清是什么发作类型，抑或属于某一特殊的癫痫综合征。③尽可能明确或推测癫痫发作的病因。

（一）相关病史

1. 发作史　癫痫患儿可无明显异常体征，详细而准确的发作史对诊断特别重要。癫痫发作应具有发作性和重复性这一基本特征。问清楚从先兆、发作起始到发作全过程，有无意识障碍,是局限性还是全身性发作,发作次数及持续时间,有无任何诱因,以及与睡眠的关系等。

2.提示与脑损伤相关的个人与过去史　如围产期异常、运动及智力发育落后、颅脑疾病与外伤史等。

3.家族病史　癫痫、精神病及遗传代谢病家族史。

（二）体格检查

尤其是与脑部疾患相关的阳性体征,如头围、智力低下、瘫痪、锥体束征或各种神经皮肤综合征等。

（三）辅助检查

癫痫定位检查的方法分为3大类,即:①脑电生理检查,如各种 EEG。②脑形态学检查,如 CT、MRI 等。③脑功能显像,如 MAR、DSA、脑代谢显像及脑神经受体显像。

1.脑电图(EEG)　EEG 是诊断癫痫最重要的实验室检查,不仅对癫痫的确诊,而且对临床发作分型和转归分析均有重要价值。EEG 中出现棘波、尖波、棘－慢复合波等痫样放电者,有利癫痫的诊断。多数痫样波的发放是间歇性的,EEG 描记时间越长,异常图形发现率越高。若仅做常规清醒描记,EEG 阳性率不到 40%,加上睡眠等各种诱发试验可增至 70%。故一次常规 EEG 检查正常不能排除癫痫的诊断。必要时可进一步做动态脑电图(AEEG)或录像脑电图(VEEG),连续做 24h 或更长时程记录,可使阳性率提高至 80%～85%。若在长时程记录中出现"临床发作",不仅能获得发作期痫性放电图形,还可弄清楚癫痫波发放的皮层起源区,区分原发与继发性癫痫。实时的观察"临床发作"录像,能更好确认发作类型。若"临床发作"中无癫痫发作 EEG 伴随,癫痫发作的可能性就很小了。

2.影像学检查　当临床表现或脑电图提示为局灶性发作或局灶－继发全身性发作的患儿,应做颅脑影像学包括 CT、MRI 甚至功能影像学检查。

五、鉴别诊断

（一）婴幼儿擦腿综合征

发作时婴儿双腿用劲内收,或相互摩擦,神情贯注,目不转睛,有时两上肢同时用劲,伴出汗。本病发作中神志始终清楚,面红而无苍白青紫,可随时被人为中断,发作期和发作间期 EEG 正常,可与癫痫区别。

（二）婴幼儿屏气发作

多发生于 6～18 个月婴儿。典型表现是当遇到不愉快而引起啼哭时,立即出现呼吸停止,青紫和全身肌张力低下,可有短暂意识障碍,一般不超过 1min。再现自主呼吸后随即一切恢复正常。与癫痫的区别在于本病明显以啼哭为诱因,意识丧失前先有呼吸暂停及青紫,EEG 无异常,随年龄增大发作逐渐减少,5 岁以后不再发作。

（三）睡眠障碍

1.夜惊　常见于 4～7 岁儿童,属非动眼睡眠期(NREM)的睡眠障碍。深睡中患儿突然坐起哭叫,表情惊恐,伴有瞳孔散大、出汗、呼吸急促等交感神经兴奋表现,不易唤醒。数分钟后即再度安静入睡。次日对发作无记忆。根据其发作的自限性,EEG 正常,可与癫痫区别。

2.梦魇　以学龄前或学龄期儿童居多。常发生在后半夜和动眼睡眠期(REM),患儿因噩梦而引起惊恐状发作。与夜惊不同,梦魇中患儿易被唤醒,醒后对刚才梦境能清楚回忆,并

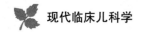

因此惶恐无法立即再睡。根据其 EEG 正常,对发作中梦境的清楚回忆,可与癫痫鉴别。

3.梦游症　梦游症也是 NREM 深睡期障碍。患儿从睡中突然起身,从事一些无目的的活动,如穿衣、搜寻、进食甚至开门窗等。发作中表情呆滞,自言自语地说一些听不懂的言辞。醒后对发作无记忆。与精神运动性癫痫发作的区别在于各次发作中梦游症的异常行为缺少一致性,发作中 EEG 正常,患儿易被劝导回床,也无发作后意识恍惚或乏力等表现。

(四)偏头痛

本病是小儿时期反复头痛发作的主要病因。典型偏头痛主要表现为视觉先兆、偏侧性头痛、呕吐、腹痛和嗜睡等。儿童以普通型偏头痛多见,无先兆,头痛部位也不固定。常有偏头痛家族史,易伴恶心、呕吐等胃肠道症状。实际上临床极少有单纯的头痛性或腹痛性癫痫者,偏头痛决不会合并惊厥性发作或自动症,EEG 中也不会有局灶性痫性波放电。

(五)抽动性疾患

抽动是指突发性不规则肌群重复而间断的异常收缩(即所谓运动性抽动)或发声(即声音性抽动)。大多原因不明,精神因素可致发作加剧。主要表现为以下 3 种形式:①简单性抽动:仅涉及一组肌肉的短暂抽动如眨眼、头部抽动或耸肩等,或突然爆发出含糊不清的单音如吸气、清喉、吸吮、吹气甚至尖叫声。②复杂性抽动:多组肌群的协同动作,如触摸、撞击、踢腿、跳跃等,缺乏目的性,成为不适时机的异常突发动作,或模仿性姿势。③Tourette 综合征:是指多种运动性和语声性抽动症状持续 1 年以上的 21 岁以下儿童及青少年患者。可能与遗传因素有关。发作程度时轻时重,形式常有变化。5～10 岁发病,男孩更多见。初期可能仅为简单性抽动,以后发展为复杂性抽动,病情波动,并反复迁延不愈,甚至持续到成年。

(六)晕厥

是暂时性脑血流灌注不足引起的一过性意识障碍。年长儿多见,尤其青春期。常发生在患儿持久站立,或从蹲位骤然起立以及剧痛、劳累、阵发性心律不齐、家族性 QT 间期延长等情况中。晕厥前,患儿常有眼前发黑、头晕、苍白、出汗、无力等先兆,继而短暂意识丧失,偶有肢体强直或抽动,清醒后对发作情况不能回忆,并有疲乏感。与癫痫不同,晕厥患者意识丧失和倒地均逐渐发生,发作中少有躯体损伤,EEG 正常,头竖直—平卧倾斜试验呈阳性反应。

(七)癔症性发作

可与多种癫痫发作类型混淆。但癔症发作并无真正意识丧失,发作时慢慢倒下不会有躯体受伤,无大小便失禁或舌咬伤。抽搐动作杂乱无规律,瞳孔散大、深、浅反射存在,发作中面色正常,无神经系统阳性体征,无发作后嗜睡,常有夸张色彩。发作期与发作间期 EEG 正常,提示治疗有效,与癫痫鉴别不难。

六、治疗

早期合理的治疗,能使 90％以上癫痫患儿的发作得到完全或大部分控制,多数患儿可不再复发。家长、学校及社会应树立信心,批驳"癫痫是不治之症"这一错误观念。在帮助患儿接受正规治疗同时,应安排规律的生活、学习、作息,并注意其安全。

(一)药物治疗

合理使用抗癫痫药物是当前治疗癫痫的主要手段。

1.早期治疗　反复的癫痫发作将导致新的脑损伤,早期规则治疗者成功率高。但对首次发作轻微,且无其他脑损伤伴随表现者,也可待第二次发作后再用药。抗癫痫药物的使用可参考表3-2。

表3-2　传统抗癫痫药物与抗癫痫新药

	药物	剂量 [mg/(kg·d)]	有效血药浓度(μg/mL)	消除半衰期(h)	主要不良反应
传统抗癫痫药物	丙戊酸钠(VPA)	15~40	50~100	11~20	食欲和体重增加、肝功能损害等
	卡马西平(CBZ)	15~30	4~12	8~20	头晕、皮疹、白细胞减少、肝功能损害等
	苯妥英钠(PHT)	3~8	10~20	22	齿龈增生、共济失调、皮疹、白细胞减少
	苯巴比妥(PB)	3~5	20~40	48	多动、注意力不集中、皮疹
	乙琥胺(ESX)	20	40~120	55	胃肠道反应、头痛、白细胞减少
	氯硝基安定(CZP)	0.02~0.2	20~80	20~60	嗜睡、共济失调、流涎、全身松软
	硝基安定(NZP)	0.2~1	—	8~36	同CZP
	促肾上腺皮质(ACTH)	25~40单位	—	—	肾上腺皮质功能亢进
抗癫痫药物	妥泰(托吡酯,TPM)	3~6		15	嗜睡、思维慢、食欲减退、体重减低、少汗
	拉莫三嗪(LTG)	5~15	1.5~3.0	20~30	皮疹、嗜睡头痛、共济失调、胃肠反应
	氨基烯酸(VGB)	40~80		5~6	嗜睡、精神压抑、视野缺失
	奥卡西平(OCBZ)	10~30	—	8~15	同CBZ,但较CBZ轻

2.根据发作类型选药　常用药物中,丙戊酸(VPA)与氯硝基安定(CZP)是对大多数发作类型均有效的广谱抗癫痫药;而抗癫痫新药中,主要是妥泰(托吡酯,TPM)和拉莫三嗪(LTG),这两种药物具有较广谱抗癫痫作用(表3-3)。

表3-3　不同癫痫发作类型的药物选择

发作类型	抗癫痫药物	
	常用抗癫痫药物	抗癫痫新药
强直-阵挛性发作(原发和继发)	VAP、CBZ、PB、PHT、CZP	TPM、LTG
肌阵挛、失张力、强直性或不典型失神发作	VPA、CZP、NZP	TPM、LTG
失神发作	ESM、VPA、CZP	LTG
局灶性发作,继发性强直-阵挛发作	CBZ、VPA、PHT、PB、CZP	TPM
婴儿痉挛	ACTH、CZP、VPA、NZP	VGB、TPM、LTG

3.单药或联合用药的选择　近3/4的病例仅用一种抗癫痫药物即能控制其发作。对于应用一种药物不能控制着,应考虑选择2~3种作用机理互补的药物联合治疗。

4.用药剂量个体化　从小剂量开始,依据疗效、患者依从性和药物血浓度逐渐增加并调整剂量,达最大疗效或最大血浓度时为止。一般经5个半衰期服药时间可达该药的稳态血浓度。

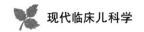

5.长期规则服药以保证稳定血药浓度 一般应在服药后完全不发作 2～4 年,又经 3～6月逐渐减量过程才能停药。婴幼儿期发病、不规则服药、EEG 持续异常以及同时合并大脑功能障碍者,停药后复发率高。青春期来临易致癫痫复发、加重,故要避免在这个年龄期减量与停药。

6.定期复查 密切观察疗效与药物不良反应。除争取持续无临床发作外,至少每年应复查一次常规 EEG 检查。针对所用药物主要副作用,定期监测血常规、肝肾功能。在用药初期、联合用药、病情反复或更换新药时,均应监测药物血浓度。

(二)手术治疗

有 20％～30％的患儿对各种抗癫痫药物(AEDS)治疗无效而被称为难治性癫痫,对其中有明确局灶性癫痫发作起源的难治性癫痫,可考虑手术治疗。手术适应证:①难治性癫痫,有缓慢发展的认知障碍及神经功能受损表现。②病灶切除后不致引起难于接受的新病灶。③证实无代谢性疾病。④体检发现有定位及定侧的皮质功能障碍。⑤MRI 定位在一个半球的局部病变。⑥三大常规检查(MRI、PET、V－EEG)有一致性定侧及定位表现。

手术禁忌证包括:伴有进行性大脑疾病、严重精神智能障碍(IQ＜70),或活动性精神病,或术后会导致更严重脑功能障碍的难治性癫痫患者。

(三)癫痫持续状态(ES)的急救处理

1.尽快控制 ES 发作 立即静脉注射有效而足量的抗癫痫药物,通常首选地西泮,大多在 1～2min 内止惊,每次剂量 0.3～0.5mg/kg,一次总量不超过 10mg。原液可不稀释直接静脉推注,速度不超过 1～2mg/min(新生儿 0.2mg/min)。必要时 0.5～1h 后可重复一次,24h 内可用 2～4 次。静脉注射困难时同样剂量经直肠注入比肌注见效快,5～10min 可望止惊。静脉推注中要密切观察有无呼吸抑制。与地西泮同类的有效药物还有劳拉西泮或氯硝西泮。此外,苯妥英钠、苯巴比妥都属于抢救 ES 的第一线药物,其作用各有特色,可单独或联合应用。

2.支持治疗 主要包括:①生命体征监测,重点注意呼吸循环衰竭和脑疝体征。②保持呼吸道通畅,吸氧,必要时人工机械通气。③监测与矫治血气、血糖、血渗透压及血电解质异常。④防治颅压增高。

(四)其他

1.干细胞移植 人类颞叶癫痫的主要病理改变是海马硬化,即选择性神经细胞丢失和胶质细胞增生。用移植细胞替代丢失的神经元,可修复损伤的神经系统,阻断颞部癫痫的发生与发展,并克服药物治疗和手术治疗的缺点,从根本上治愈癫痫。供体细胞主要是胚胎细胞。如将绿色荧光蛋白(GFP)转基因骨髓基质干细胞(BMSCS)移植至致痫鼠后能够存活、迁移,并能够改善癫痫鼠的脑细胞功能。这可成为一种有效的癫痫治疗手段。

2.神经肽 Y(NPY) 在中枢神经系统中,有相当数量的不同类型的中间神经元以它们各自所表达的一系列神经肽的不同而被区分,而中间神经元在调节中枢神经兴奋性的过程中,神经肽起着非常关键的作用。神经肽 Y(NPY)能够强有力地抑制人类齿状回的兴奋性突触传递,在动物模型中具有强大的抗痫作用。

第二节　注意缺陷与多动障碍

注意缺陷与多动障碍（儿童多动症）（attention deficit and hyperactivity disorder，ADHD）是指发生于儿童时期，主要表现为与患儿年龄不相称的过度活动、注意力不集中、冲动任性、情绪不稳并伴有认知障碍和学习困难的一组综合征。注意缺陷与多动障碍是最常见的一种儿童行为问题，其患病率一般报道为 $3\%\sim5\%$，男女比例为 $4:1\sim9:1$。

一、病因

注意缺陷与多动障碍病因复杂，可能与以下因素有关。

（一）遗传因素

多项研究表明 ADHD 是具有复杂遗传特征的家族性疾病，遗传度平均为 0.76，提示遗传因素在 ADHD 病因学方面起主要作用。

（二）器质性因素

母孕期、围生期及出生后各种原因所致的轻微脑损伤可能是部分患儿发生该障碍的原因，但没有一种脑损伤存在于所有该障碍患儿，也不是所有有此损伤的儿童都患该障碍，而且许多患儿并没有脑损伤的证据。

（三）神经解剖学因素

磁共振研究报道该障碍患儿存在胼胝体和尾状核体积的减小，功能磁共振研究尚有报道该障碍患儿尾状核、额区、前扣带回代谢减少。

（四）神经生理学因素

该障碍患儿脑电图异常率高，主要为慢波活动增加。脑电图功率谱分析发现慢波功率增加，α 波功率减小、平均频率下降。提示该障碍患儿存在中枢神经系统成熟延迟或大脑皮质的觉醒不足。

（五）神经生化因素

有研究表明该障碍可能与中枢神经递质代谢障碍和功能异常有关，包括：多巴胺和肾上腺素更新率降低，多巴胺和去甲肾上腺素功能低下等。

（六）心理社会因素

早期智力开发过度，学习负担过重，不良的社会环境、家庭环境，如经济过于贫穷、父母感情破裂、教育方式不当等均可增加儿童患该障碍的危险性。

（七）其他因素

该障碍可能与锌、铁缺乏，血铅增高有关。食物添加剂可能增加儿童患本病的危险性。

二、临床表现

注意缺陷与多动障碍的主要临床表现为活动过度、注意障碍、冲动任性，并常伴有学习困难，以及情绪和行为方面的障碍。

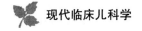

（一）活动过度

活动过度是指与同年龄、同性别大多数儿童比，儿童的活动水平超出了与其发育相适应的应有的水平。活动过度多起始于幼儿早期，但也有部分患儿起始于婴儿期。在婴儿期，患儿表现为格外活泼，爱从摇篮或小车里向外爬，当开始走路时，往往以跑代步。在幼儿期后，患儿表现好动，坐不住，爱登高爬低，翻箱倒柜，难以安静地玩耍。上学后，因受到纪律等限制，患儿表现更为突出。患儿上课坐不住，在座位上扭来扭去，小动作多，常常玩弄铅笔、橡皮甚至书包带，与同学说话，甚至下座位。下课后招惹同学，话多，好奔跑喧闹，难以安静地玩耍。进入青春期后，患儿小动作减少，但可能主观感到坐立不安。

（二）注意障碍

该障碍患儿注意很易受环境的影响而分散，因而注意力集中的时间短暂。他们在玩积木或其他游戏时，往往也显得不专心。他们在上课时，专心听课的时间短暂，老师布置的作业常听不清，以致做作业时常出现遗漏，倒置和解释错误。他们对来自各方的刺激几乎都起反应，不能滤过无关刺激，所以注意力难以集中。

（三）情绪不稳、冲动任性

患儿自我克制能力差，容易激惹，在遇到一些不愉快的刺激时，往往过分激动，或作出愤怒反应，常因一些小事与同学争吵打架。他们在行动之前，不经大脑考虑，也不顾后果，以致感情用事，小题大做，甚至在冲动之下伤人毁物。患儿情绪不稳，哭笑无常，要求必须立刻满足，显得很任性，否则会哭闹发脾气。

（四）认知障碍和学习困难

部分该障碍患儿存在空间知觉障碍、视听转换障碍等。虽然患儿智力正常或接近正常，但由于注意障碍、活动过度和认知障碍，患儿常常出现学习困难，学业成绩常明显落后于智力应有的水平。

三、诊断与鉴别诊断

应综合病史、躯体和神经系统检查、精神检查、辅助检查的结果予以诊断。在此过程中，采集详细而正确的病史非常重要，因病情较轻的患儿在短暂的精神检查过程中，症状表现可能并不突出。

（一）诊断要点

1.起病于 7 岁前，满足以下 2、3 条至少 6 个月。

2.以注意障碍、活动过度、好冲动为主要临床表现。

3.对社会功能（学业或人际关系等）产生不良影响。

4.排除精神发育迟滞、广泛发育障碍、情绪障碍等。

（二）鉴别诊断

1.精神发育迟滞　该障碍患儿可伴有多动和注意障碍，如能上学，学习困难也相当突出，因此易与注意缺陷与多动障碍相混淆。但追溯病史，可发现该障碍患儿自幼生长发育较同龄正常儿童迟缓，社会适应能力低下，学业水平与智力水平多相当，智测智商低于 70。以上有助于鉴别。

2.儿童孤独症 虽然该症患儿常存在多动、注意障碍,但患儿还存在儿童孤独症的三大类核心症状,即:社会交往障碍、交流障碍、兴趣狭窄和刻板重复的行为方式,因此,不难与注意缺陷与多动障碍进行鉴别。

3.品行障碍 品行障碍和注意缺陷与多动障碍同病率较高。如患儿不伴有多动和注意障碍,只诊断品行障碍。如患儿同时伴有多动、注意障碍,并符合注意缺陷与多动障碍诊断标准,则两个诊断均需作出。

4.儿童情绪障碍或心境障碍 儿童在焦虑、抑郁或躁狂状态下可能出现活动过多、注意力不集中、学习困难等症状,注意缺陷与多动障碍患儿因为经常受到老师和家长的批评及同伴的排斥等也可出现焦虑和抑郁,因此两者需要鉴别。两者的鉴别要点如下:①注意缺陷与多动障碍起病于7岁之前,而儿童情绪障碍或心境障碍的起病时间则可早可晚。②注意缺陷与多动障碍为慢性持续性病程,而情绪障碍的病程则长短不一,心境障碍则为发作性病程。③注意缺陷与多动障碍的首发和主要症状为注意障碍、活动过度和冲动,而情绪障碍或心境障碍的首发和主要症状是情绪问题。④情绪障碍或心境障碍儿童通过治疗改善情绪后,多动和注意障碍将消失。而注意缺陷与多动障碍患儿服用抗焦虑药或抗抑郁药改善情绪后,过度活动、注意障碍和冲动可能有所改善,但仍持续存在。

5.儿童精神分裂症 本病起病时间较注意缺陷与多动障碍晚,发病高峰时间为青春前期和青春期,在早期出现注意力不集中、学习成绩下降的同时,常伴有其他情绪、行为或个性方面的改变,且随着病情的发展,会逐渐出现感知觉障碍、思维障碍、情感淡漠和不协调、行为怪异、意向缺乏等精神分裂症症状,据此可与注意缺陷与多动障碍相鉴别。

四、治疗

应采用综合治疗的方法治疗注意缺陷与多动障碍。

(一)药物治疗

1.中枢兴奋药 主要用于6~14岁患儿,可减轻多动、冲动,改善注意力。常用:①哌甲酯,又名利他林。该药有效率为75%~80%,起始剂量为每晨5mg,如症状改善不明显,无明显药物不良反应,可每3~7d增加5mg。一般日量不超过40mg。哌甲酯控释剂,商品名为专注达,每天晨间服用一次,疗效可维持12h。此类药物服用初期有口干、食欲缺乏、恶心、上腹不适、心悸、血压轻度升高、焦虑、烦躁等不良反应,但随治疗时间延长或减量可减轻或消失。大剂量可能诱发癫痫或抽动障碍,因此,癫痫或抽动障碍患儿不宜服用。长期大量服用可能抑制生长发育,儿童中尚未见成瘾报道。②匹莫林,又名苯异妥英。该药有效率基本同盐酸哌醋甲酯,起始剂量为每晨10~20mg,因该药作用时间长,每日服用1次即可。如症状改善不明显,无明显药物不良反应,可每周增加10~20mg。一般日量不超过100mg,周末及节假日宜停药。该药不良反应较轻,部分患儿服用后可出现失眠、食欲减退、恶心、胃部不适、头痛等,约3%患儿出现肝脏损害,故应定期检查肝功能。个别患儿尚可出现抽动。该药是否抑制生长发育尚不清楚。儿童无成瘾报道。

2.其他药物 最近获准应用的非兴奋剂药物——托莫西汀,是一种选择性去甲肾上腺素重摄取抑制剂,同时具有对额叶中多巴胺的抑制作用。它是目前唯一获美国食品和药物监督

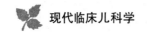

管理局(FDA)批准用于 ADHD 儿童、青少年与成人患者的非兴奋剂药物,已有超过 10 项的对照研究证实其在改善 18 岁以下 ADHD 患儿的核心症状方面,疗效显著。

如患儿经上述治疗无效,或不适于选用上述药,或伴有明显情绪问题,可选用可乐定、抗抑郁药。抗抑郁药可选用丙米嗪、地昔帕明、舍曲林等。

(二)非药物治疗

1.认知行为治疗　该治疗可改善多动、冲动和攻击行为,并使患儿学会适当的社交技能。

2.家庭治疗　家庭治疗的目的在于:①协调和改善家庭成员间关系,尤其是亲子关系。②给父母必要的指导,使他们了解该障碍,正确地看待患儿的症状,有效地避免与孩子之间的矛盾和冲突,和谐地与孩子相处和交流,掌握行为矫正的方法,并用适当的方法对患儿进行行为方面的矫正。

3.学校教育　应给老师提供咨询和帮助,使老师了解该障碍,运用适合于患儿的方法对患儿进行教育,采取适当的行为矫正方法改善患儿症状,针对患儿的学习困难给予特殊的辅导和帮助。

4.感觉统合治疗、脑电生物反馈治疗　对该障碍也有一定治疗作用。

五、预后

随着多种治疗方法的应用,多数患儿的症状到少年期后逐渐缓解,但约 30% 的患儿症状持续到成年,在成人中有 1%～2% 存在注意缺陷障碍。如不治疗,注意缺陷与多动障碍儿童到成年时,大约有 1/3 符合 DSM－Ⅲ－R 轴Ⅰ上的诊断,主要包括:①注意缺陷与多动障碍的残留症状。②反社会人格障碍。③酒和药物依赖。④癔症、焦虑症和类精神分裂症。

预后不良的因素包括:童年期合并品行障碍、智力偏低和学习困难、合并情绪障碍(如抑郁、焦虑)、不良的家庭和社会因素。

第三节　急性感染性多发性神经根神经炎

急性感染性多发性神经根神经炎又称格林－巴利综合征(CBS)。本病多见于儿童,夏秋季好发,男略多于女,农村多于城市。其主要临床特征是急性进行性对称性弛缓性麻痹,多为上行性进展,重者可出现呼吸肌麻痹甚至危及生命;腱反射消失;脑脊液呈蛋白－细胞分离现象。

一、病因和发病机制

CBS 的病因及发病机制尚未阐明。但近年的相关研究取得很大进展,国内外学者一致认为本病是与感染有关的一种急性免疫性周围神经病。多种因素均能诱发本病,除与感染因素,如呼吸道病毒、肠道病毒、空肠弯曲菌等前驱感染有关外,尚与疫苗接种、免疫遗传因素有关。本病的基本发病过程可能是:前驱感染激发变态反应,损伤脊神经根,造成神经纤维脱髓鞘。

二、病理

脊神经根及近、远端神经均可受累,部分病例颅神经也可受累。主要病理改变为水肿、神经内膜淋巴细胞浸润、节段性髓鞘脱失。部分患者可见神经轴突变性。

三、临床表现

病前1～3周多有上呼吸道和肠道感染症状。多数患儿起病急,1～2周内神经系统症状达高峰,持续数日后开始缓慢恢复。主要临床表现如下。

1.运动障碍 多数患儿自下肢开始出现肌肉无力,逐渐向上发展。少数自脑神经麻痹开始,由上向下发展。麻痹可为完全性或不完全性。麻痹的特点为弛缓性、对称性、远端重于近端。腱反射及腹壁反射减弱或消失。

2.脑神经麻痹 约半数患儿累及后组颅神经(Ⅸ、Ⅹ、Ⅻ)时,患者表现为声音低哑、吞咽困难、进食呛咳、易发生误吸。面神经麻痹表现为表情缺失。

3.呼吸肌麻痹 当病变波及颈胸段脊神经根时,可出现轻重不等的呼吸肌麻痹。根据表现,一般分为三度。

(1)一度麻痹:语音较小,轻度咳嗽无力,无呼吸困难,肋间肌和(或)膈肌运动减弱,无矛盾呼吸,X射线透视下肋间肌和(或)膈肌运动减弱。

(2)二度麻痹:语音小,中度咳嗽无力,有呼吸困难,除肋间肌和(或)膈肌运动减弱外,稍深吸气时可见矛盾呼吸,X射线透视下肋间肌和(或)膈肌运动明显减弱。

(3)三度麻痹:语音明显小,咳嗽重度无力或消失,有重度呼吸困难,除有肋间肌和(或)膈肌运动减弱外,于平静呼吸时可见矛盾呼吸,X射线透视下肋间肌和(或)膈肌运动严重减弱,深吸气时膈肌下降小于一个肋间,平静呼吸时膈肌下降小于1/3肋间,甚至不动。

4.感觉障碍 感觉障碍症状相对轻微,且主观感觉障碍明显多于客观检查发现。主要表现为神经根痛和皮肤感觉过敏。一些年长儿体检可见手套、袜套样感觉功能减退。

5.自主神经功能障碍 症状也较轻微,主要表现为多汗、便秘、不超过12～24h的一过性尿潴留。少数患儿可出现血压波动及严重的心律失常,这可能因支配心脏的自主神经受累所致。

四、实验室检查

1.脑脊液检查 80%～90%的GBS患者脑脊液中蛋白增高但白细胞计数和其他均正常,乃本病特征。然而,这种蛋白—细胞分离现象一般要到起病后第2周才出现。

2.肌电图检查 显示下运动神经元受累,运动及感觉神经传导减慢。

五、诊断

典型病例不难诊断。以下几点可作为诊断的参考:①急性起病,不发热,可见上行性、对称性、弛缓性瘫痪,少数患儿为下行性瘫痪。②四肢主观有麻木或酸痛等异常感觉,或呈手套、袜套样感觉障碍。③可伴有脑神经麻痹。④严重者常有呼吸肌麻痹。⑤脑脊液可有蛋

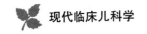

白－细胞分离和神经传导功能异常。

六、鉴别诊断

要注意和其他急性弛缓性瘫痪疾病鉴别,主要是以下几种:

1.肠道病毒引起的急性弛缓性麻痹 我国已基本消灭野生型病毒脊髓灰质炎的发生,但仍有柯萨奇病毒、埃可病毒等其他肠道病毒引起的急性弛缓性瘫痪。根据其肢体瘫痪多为单侧肢体,脑脊液中可有白细胞增多,周围神经传导功能正常以及急性期粪便病毒分离,容易与GBS鉴别。

2.急性横贯性脊髓炎 在脊髓休克期易与GBS混淆,但急性横贯性脊髓炎有尿潴留等持续括约肌功能障碍和感觉障碍平面,而且急性期周围神经传导功能正常。

3.脊髓肿瘤 起病呈慢性渐进性,多有根性痛,呈不对称性上运动神经元瘫痪,有明显的感觉障碍,脑脊液检查有梗阻性改变。CT和MRI可确定诊断。

七、治疗

本病虽缺少特效治疗,但病程自限,大多可望完全恢复。积极的支持治疗和护理措施是顺利康复的关键。

1.保持呼吸道通畅,勤翻身,防止坠积性肺炎或褥疮。

2.吞咽困难者要鼻饲,以防吸入性肺炎。

3.保证足量的水分、热量和电解质供应。

4.尽早对瘫痪肌群康复训练,防止肌肉萎缩,促进恢复。

5.呼吸肌麻痹的抢救 保持呼吸道通畅,正确掌握气管切开及机械通气的指征。对三度呼吸肌麻痹,二度呼吸肌麻痹合并舌咽,迷走神经麻痹或合并肺炎、肺不张;发病48h内已出现二度呼吸肌麻痹者均应及时做气管插管或切开,并根据病情需要适时进行机械通气。目前经喉气管插管多用,气管切开已很少应用。

6.药物治疗 对病情进行性加重,尤其有呼吸肌或后组颅神经麻痹者,可试用静脉注射大剂量免疫球蛋白(IVIG),400mg/(kg·d),连用5d。也可按2g/kg一次负荷剂量静脉滴注,效果较好。有效者24～48h内可见麻痹不再进展,但也有不见效者。多数专家认为皮质激素对本病治疗无效。

7.恢复期治疗 宜采用功能训练、物理治疗促进肢体功能恢复。

第四节 化脓性脑膜炎

化脓性脑膜炎简称化脑,是由各种化脓菌感染所引起的以脑膜炎症为主的中枢神经系统感染性疾病。临床以急性发热、惊厥、意识障碍、颅内压增高和脑膜刺激征以及脑脊液脓性改变为特征。随着诊断治疗水平不断发展本病预后已有明显改善,但病死率和后遗症发生率仍较高,早期诊断和恰当治疗是改善预后的关键。

一、病因和发病机制

引起化脑的细菌种类依年龄不同而异。但 2/3 以上患儿是由脑膜炎球菌、肺炎链球菌和流感嗜血杆菌 3 种细菌引起。新生儿出生后 1 周内的感染以大肠杆菌、B 组溶血链球菌及绿脓杆菌为主；日龄 7d 以上，通过皮肤或脐部感染者以金黄色葡萄球菌、表皮葡萄球菌为主；2 个月以上的小儿以流感嗜血杆菌、脑膜炎球菌及肺炎链球菌为主；年长儿以脑膜炎球菌及肺炎链球菌多见。细菌进入颅内的途径以血行为主，少数通过邻近组织器官感染而蔓延，如中耳炎、鼻窦炎、乳突炎及脊柱窦道等。小儿较成人易患化脓性脑膜炎，原因是：①小儿免疫功能不完善，易于感染，且感染易于突破原感染部位而扩散。②小儿血脑屏障通透性高，细菌易于通过血行进入颅内。

二、病理

在细菌毒素和多种炎症相关细胞因子作用下形成以软脑膜、蛛网膜和表层脑组织为主的炎症反应，表现为广泛性血管充血、大量中性粒细胞浸润和纤维蛋白渗出，伴有弥漫性血管源性和细胞毒性脑水肿。在早期或轻型病例，炎性渗出物主要在大脑顶部表面，逐渐蔓延至大脑基底部和脊髓表面。严重者可有血管壁坏死和灶性出血，或发生闭塞性小血管炎而致灶性脑梗死。

三、临床表现

大多急性起病。病初常有上呼吸道或胃肠道感染病史。典型临床表现可简单概括为以下 3 个方面。

（一）感染中毒症候群

包括发热、烦躁、精神萎靡等。金葡菌感染者可有猩红热样皮疹。

（二）颅内压增高和急性脑功能障碍

症状包括头痛、呕吐、意识障碍、惊厥等。婴儿则有前囟饱满与张力增高、头围增大等。合并脑疝时，则有呼吸不规则、突然意识障碍加重或瞳孔不等大等征兆。

（三）脑膜刺激征

以颈强直最常见，其他如 Kernig 征和 Brudzinski 征阳性。

年龄小于 3 个月的幼婴和新生儿化脑表现多不典型，主要差异在：①体温可高可低，或不发热，甚至体温不升。②颅压增高表现可不明显，幼婴不会诉头痛，可能仅有吐奶、尖叫或颅缝开裂。③惊厥可不典型，如仅见面部、肢体局灶或多灶性抽动，局部或全身性肌阵挛或各种不显性发作。④脑膜刺激征不明显。与婴儿肌肉不发达、肌力弱和反应低下有关。

四、并发症

（一）硬脑膜下积液

30%～60% 的化脑并发硬脑膜下积液。多见于 1 岁以下流感嗜血杆菌及肺炎链球菌引起的化脑患儿，特别是治疗较晚和治疗过程不顺利者。其表现特点为：①治疗中体温不退或

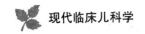

退而复升。②治疗后脑脊液已明显好转，但前囟饱满不见明显好转。③病程中进行性前囟饱满、颅缝分离、头围增大。诊断靠头颅透光试验、CT扫描及硬膜下穿刺（如穿出液量超过2mL，蛋白定量大于0.4g/L则可确诊）。

（二）脑室管膜炎

细菌沿脑脊液循环通路逆行进入脑室引起脑室膜及脉络膜丛炎症，产生脑室管膜炎。多见于革兰阴性杆菌感染且治疗不及时、治疗方案不合理者，是造成严重后遗症的原因之一。诊断线索主要是患儿在强力抗生素治疗下发热不退，惊厥、意识障碍不改善，进行性加重的颈项强直甚至角弓反张，脑脊液始终无法正常化以及CT见脑室扩大。确诊依赖侧脑室穿刺，如穿刺液白细胞数>50×10⁶/L，糖<1.6mmol/L，蛋白>0.4g/L即可诊断。

（三）脑积水

炎症渗出物粘连堵塞脑室内脑脊液流出通道引起梗阻性脑积水；也可因炎症破坏蛛网膜颗粒，或颅内静脉窦堵塞致脑脊液重吸收障碍造成交通性脑积水。发生脑积水后，患儿出现烦躁不安、嗜睡、呕吐、惊厥发作、头颅进行性增大、骨缝分离、前囟扩大饱满、头颅破壶音和头皮静脉扩张。晚期出现落日眼、进行性智力减退和其他神经功能倒退。

（四）抗利尿激素异常分泌综合征

炎症刺激垂体后叶致抗利尿激素过量分泌，引起低钠血症和血浆低渗透压，可能加剧脑水肿，致惊厥和意识障碍加重，或直接因低钠血症引起惊厥发作。

（五）其他

脑实质受累可继发癫痫及智力障碍。脑神经受损可致失明、耳聋等。

五、辅助检查

（一）外周血象

白细胞总数大多明显增高，中性粒细胞为主。但在感染严重或不规则治疗者，又可能出现白细胞总数的减少。

（二）脑脊液检查

脑脊液检查是确诊本病的重要依据。典型病例表现为压力增高。外观混浊似米汤样。白细胞总数显著增多达1 000×10⁶/L以上甚至超过10 000×10⁶/L，分类以中性粒细胞为主。糖含量常有明显降低，常<1.1mmol/L。蛋白含量增高，多在1g/L以上。涂片革兰染色检查，部分可找到致病菌。脑脊液培养是确定病原菌的主要方法。

需要注意的几个问题：①暴发性脑膜炎起病24h内脑脊液检查结果可以正常，须重复检查。②经抗生素治疗后，化脓的脑脊液改变变得不典型，细胞数不升高，糖可正常，蛋白增高不明显。③涂片查菌阳性率不高，反复检查可提高阳性率。④经抗生素治疗后，脑脊液培养阳性率不高。

（三）血培养

对所有疑似化脑的病例均应做血培养以帮助寻找致病菌。

（四）头颅CT及磁共振（MRI）检查

有助于了解脑损伤情况及并发症的诊断。

六、诊断

早期诊断是保证患儿获得早期治疗的前提。典型病例根据病史、临床表现及脑脊液改变诊断较容易。应强调的是脑脊液检查是本病诊断不可缺少的手段，没有其他方法可以代替。对有明显颅压增高者，最好先适当降低颅压后再行腰椎穿刺，以防腰穿后脑疝的发生。婴幼儿和不规则治疗者临床表现常不典型，后者的脑脊液改变也可不明显，诊断时应结合临床资料及治疗过程等综合分析。

七、鉴别诊断

除化脓菌外，结核杆菌、病毒、真菌等皆可引起脑膜炎，并出现与化脑某些相似的临床表现而需注意鉴别。脑脊液检查，尤其病原学检查是鉴别诊断的关键。

（一）病毒性脑炎

起病急，中毒症状相对较轻，但脑功能障碍常较化脑严重且常有局灶性损伤症状。脑脊液外观清亮透明，白细胞数每毫升至几十万，淋巴为主，糖和氯化物含量正常，蛋白含量正常或稍高，细菌学检查阴性。脑脊液中特异性抗体和病毒分离有助诊断。

（二）结核性脑膜炎

该病呈亚急性起病，不规则发热 1~2 周才出现脑膜刺激征、惊厥或意识障碍等表现，或于昏迷前先有颅神经或肢体麻痹。具有结核接触史、PPD 阳转或肺部等其他部位结核病灶者支持结核诊断。脑脊液外观呈毛玻璃样，白细胞数多 $<5\ 000\times10^6/L$，分类以淋巴细胞为主，糖和氯化物同时降低，蛋白增高，薄膜涂片抗酸染色和结核菌培养可帮助诊断确立。

（三）流行性脑脊髓膜炎

由脑膜炎球菌引起，属法定传染病。本病多在冬春季流行，社区内的流行史可提供重要的鉴别依据。皮肤多有出血点及淤斑。脑脊液改变与化脓性脑膜炎相同。确定诊断须靠细菌学检查。

（四）感染中毒性脑病

表现为严重感染情况下出现抽搐、昏迷，缺少脑膜刺激征，脑脊液检查正常或仅有蛋白轻度增高。

八、治疗

（一）抗生素治疗

1. 用药原则 化脑预后严重，应早期、足量、足疗程，选用能透过血脑屏障的药物、静脉用药。

2. 病原菌明确前的抗生素选择 包括诊断初步确立但致病菌尚未明确，或院外不规则治疗者。应选用对肺炎链球菌、脑膜炎球菌和流感嗜血杆菌三种常见致病菌皆有效的抗生素。目前主要选择能快速在患者脑脊液中达到有效灭菌浓度的第三代头孢菌素，包括头孢噻肟 200mg/（kg·d）或头孢三嗪 100mg/（kg·d），疗效不理想时可联合使用万古霉素 40mg/

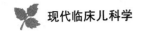

(kg·d)。对β一内酰胺类药物过敏的患儿,可改用氯霉素 60～100mg/(kg·d),分两次静脉点滴。

3.病原菌明确后的抗生素选择 应根据药敏实验结果选药。对多发耐药的金葡菌及肺炎球菌宜用万古霉素;阴性杆菌多耐药菌感染者可选用美平、三代头孢和β一内酰胺酶抑制剂的复合制剂或四代头孢类抗生素。

4.抗生素疗程 目前国内要求严格掌握停药指征,即症状消失,热退 1 周以上,脑脊液完全恢复正常后方可停药。一般认为流感嗜血杆菌脑膜炎和肺炎链球菌脑膜炎治疗不少于 2～3 周,脑膜炎双球菌者 7～10d,而金黄色葡萄球菌和革兰阴性杆菌脑膜炎疗程应选 3～4 周以上。若有并发症,还应适当延长。

(二)肾上腺皮质激素的应用

细菌释放大量内毒素,可促进细胞因子介导的炎症反应,加重脑水肿和中性粒细胞浸润,使病情加重。抗生素迅速杀死致病菌后,内毒素释放尤为严重,此时使用肾上腺皮质激素不仅可抑制多种炎症因子的产生,还可降低血管通透性,减轻脑水肿和颅内高压,减轻颅内炎粘连,减少脑积水、颅神经麻痹等后遗症,同时还可减轻中毒症状,有利于退热。常用地塞米松 0.4～0.6mg/(kg·d),分 4 次静脉注射。一般连续用 2～3d,过长使用并无益处。

(三)并发症的治疗

1.硬膜下积液 少量积液无须处理。如积液量较大引起颅压增高症状时,应作硬膜下穿刺放出积液,放液量每次每侧不超过 15mL。有的患儿须反复多次穿刺,大多逐渐减少而治愈。个别迁延不愈者,需外科手术治疗。

2.脑室管膜炎 进行侧脑室穿刺引流以缓解症状。同时,针对病原菌并结合用药安全性选择适宜抗生素脑室内注入。

3.脑积水 主要依赖手术治疗,包括正中孔粘连松解、导水管扩张和脑脊液分流术。

(四)对症和支持治疗

1.急性期严密监测生命体征,定期观察患儿意识、瞳孔和呼吸节律改变。

2.低颅内压。

3.控制惊厥发作,并防止再发。

4.有高热者及时给予降温措施。

5.保证足量营养,监测并维持体内水,电解质、血浆渗透压和酸碱平衡。能进食者适当进食,呕吐频繁者应禁食,给予静脉营养。昏迷者给予鼻饲。对有抗利尿激素异常分泌综合征表现者,积极控制脑膜炎同时,适当限制液体入量,对低钠症状严重者酌情补充钠盐。

第五节 病毒性脑炎

病毒性脑炎简称脑病,是由多种病毒引起的脑实质的炎症,如果脑膜同时受累明显则称为病毒性脑膜炎脑炎。根据其流行情况可分为流行性和散发性两类。前者如流行性乙型脑炎,后者主要指一般肠道、呼吸道病毒引起者。本节重点介绍散发性脑炎。

一、病因及感染途径

临床工作中,目前仅能在 1/4～1/3 的中枢神经病毒感染病例中确定其致病病毒,其中,80％为肠道病毒,其次为虫媒病毒、腺病毒、单纯疱疹病毒、腮腺炎病毒和其他病毒等。病毒侵犯中枢神经系统主要有两种途径:病毒感染呼吸道、消化道等,在局部复制、增殖后进入血液,透过血脑屏障而引起脑膜及(或)脑实质损伤;病毒先在靠近中枢神经的区域形成感染,而后沿神经组织潜入颅内,引起脑组织损伤,如口周疱疹后引起的疱疹病毒性脑炎。

二、病理

脑膜和(或)脑实质广泛性充血、水肿,伴淋巴细胞和浆细胞浸润。可见炎症细胞在小血管周围呈袖套样分布,血管周围组织神经细胞变性、坏死和髓鞘崩解。病理改变大多弥漫分布,但也可在某些脑叶突出,呈相对局限倾向。单纯疱疹病毒常引起颞叶为主的脑部病变。在有的脑炎患者,见到明显脱髓鞘病理表现,但相关神经元和轴突却相对完好。此种病理特征,代表病毒感染激发的机体免疫应答,提示"感染后"或"过敏性"脑炎的病理学特点。

三、临床表现

由于病脑的病变部位和轻重程度差异很大,因此临床表现多种多样且轻重不一。

(一)前驱症状

神经系统症状出现前 1～3d 可有发热、咳嗽、腹泻、腹痛、恶心、呕吐、嗜睡等前驱感染症状。

(二)神经系统症状体征

1.颅内压增高 主要表现为头痛、呕吐、血压升高、婴儿前囟饱满等,严重时可呈去大脑强直状态,甚至发生脑疝危及生命。

2.意识障碍 轻者无意识障碍,重者可出现不同程度意识障碍、精神症状和异常行为。

3.惊厥 惊厥大多呈全身性,但也可有局灶性发作,严重者呈惊厥持续状态。

4.病理征和脑膜刺激征 均可阳性。

5.局灶性症状体征 如肢体瘫痪、失语、失明、面神经麻痹等。一侧大脑血管病变为主者可出现小儿偏瘫;小脑受累明显时可出现共济失调;脑干受累明显可出现交叉性偏瘫和中枢性呼吸衰竭;后组颅神经受累明显则出现吞咽困难、声音低微;基底神经节受累则出现手足徐动、舞蹈动作和扭转痉挛等。

(三)其他系统症状

若单纯疱疹病毒脑炎可伴有口唇或角膜疱疹;肠道病毒脑炎可伴有心肌炎和不同类型皮疹;腮腺炎病毒性脑炎常伴有腮腺肿大等。

病毒性脑炎病程大多2～3周。多数完全恢复但少数遗留癫痫、肢体瘫痪、智能发育迟缓等后遗症。

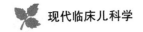
四、辅助检查

（一）血常规

白细胞总数正常或降低,分类淋巴细胞比例增高。

（二）脑脊液检查

外观清亮,压力正常或增加。白细胞数正常或轻度增多,分类计数以淋巴细胞为主,蛋白质大多正常或轻度增高,糖和氯化物含量正常。涂片和培养无细菌发现。

（三）脑电图

以弥漫性或局限性异常慢波背景活动为特征,少数伴有棘波、棘—慢综合波。慢波背景活动只能提示异常脑功能,不能证实病毒感染性质。某些患者脑电图也可正常。

（四）病毒学检查

部分患儿脑脊液病毒培养及特异性抗体检测阳性。恢复期血清特异性抗体滴度高于急性期 4 倍以上有诊断价值。

（五）影像学检查

严重病例 CT 和 MRI 均可显示炎性病灶形成的大小不等、界限不清、不规则的低密度灶,但早期多不能发现明显异常改变。如 CT 显示单侧颞叶损害,常说明为单纯疱疹病毒性脑炎。

五、诊断和鉴别诊断

病脑的诊断主要依靠病史、临床表现、脑脊液检查和病原学鉴定。本病应与下列疾病鉴别。

（一）颅内其他病原感染

主要根据脑脊液外观、常规、生化和病原学检查,与化脓性、结核性、隐球菌脑膜炎鉴别。此外合并硬膜下积液者支持婴儿化脓性脑膜炎。发现颅外结核病灶和皮肤 PPD 阳性有助于结核性脑膜炎诊断。

（二）Reye 综合征

因急性脑病表现和脑脊液无明显异常使两病易相混淆,但依据 Reye 综合征常有肝脏轻中度肿大伴肝功明显异常、起病后 3～5d 病情不再进展、血氨明显增高并常有血糖降低等特点,可与病毒性脑膜炎或脑炎鉴别。

六、治疗

本病缺乏特效治疗。主要采用对症支持治疗。主要治疗原则包括以下几方面:

（一）维持水、电解质平衡与合理营养供给

因意识障碍长期不能进食者应给予鼻饲或静脉营养。高热者及时降温。

（二）降低颅内压

一般用脱水剂如 20%甘露醇降低颅压,每次 0.5～1g/kg,每 4～6h 一次。必要时再给予呋塞米(速尿)每次 1～2g/kg,每日 2～3 次。出现脑疝症状者可用人工机械过度换气,降低

$PaCO_2$ 并将其控制于 $20\sim25kPa$，一般在数分钟内即可使颅压显著降低。

（三）控制惊厥

可适当应用止惊剂如安定、苯巴比妥等。

（四）抗病毒药物

阿昔洛韦（无环鸟苷），主要对单纯疱疹病毒作用最强，每次 $5\sim10mg/kg$，每 8h 一次，疗程 $10\sim14d$，静脉滴注给药。更昔洛韦，$5\sim10mg/(kg \cdot d)$，分两次静脉滴注。利巴韦林，$5\sim10mg/(kg \cdot d)$，每日 1 次静脉滴注。

（五）抗生素应用

合并细菌感染和昏迷患儿应用抗生素治疗或预防细菌感染。

（六）康复治疗

脑损伤明显者，可在恢复期给予神经生长因子、脑活素等药物，以改善脑细胞功能。按摩、针灸、电刺激、功能训练均可用于康复治疗。

第六节　重症肌无力

重症肌无力（MG）是神经肌肉接头间传递功能障碍所致的慢性疾病，与其自身的免疫异常有关，所以又认为是一种自身免疫疾病，患病者轻则眼睑下垂、复视或斜视，眼球转动不灵；重则四肢无力、全身倦怠、颈软头倾、吞咽困难、饮水反呛、咀嚼无力、呼吸气短、语言障碍、生活不能自理，甚至呼吸困难发生危象。

一、诊断

（一）病史

与遗传因素、免疫功能异常等因素有关。

（二）临床表现

1. 症状

（1）眼睑下垂，晨轻暮重，眼睑下垂多伴有复视、斜视、视物不清，眼睛闭合不全，眼球活动受限。

（2）四肢无力，难以连续高举双臂或难以连续蹲下与站起，或难以连续握拳与舒展开，故生理功能下降。

（3）颈软抬头无力或咀嚼无力、呼吸气短、无力，吞咽不顺利等症状互相关联，而吞咽困难与之相关的症状有发音不清、声音嘶哑、饮水呛咳、咀嚼无力等。

2. 体征　眼外肌麻痹、肢体肌耐力减弱，疲劳试验阳性，对受累肌肉反复作同一动作或连续叩击某一反射，可见反应逐渐减弱或消失。

3. 儿童重症肌无力（MG）分型

（1）少年型重症肌无力（JMG）：临床最常见，除发病年龄不同外，与成人 MG 病理及发病机制均相同。起病多在 2 岁以后，最小年龄 6 个月，平均年龄 3 岁。女多于男。肌无力特点为休息后好转，重复用力则加重，并有晨轻暮重现象。JMG 分为以下几种。①眼肌型：最多

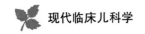

见,患儿仅表现眼外肌受累症状,而无其他肌群受累的临床和电生理表现。首发症状是单侧或双侧上睑下垂,可伴眼球活动障碍,从而引起复视、斜视。重症者双眼几乎不动。②全身型:躯干及四肢受累,可伴眼外肌或球肌麻痹。轻者步行或上阶梯极易疲劳,重症者肢体无运动功能,常有呼吸肌及球肌麻痹。患儿腱反射多减弱或消失,无肌纤颤及明显肌萎缩,感觉正常。③脑干型:有明显吞咽、咀嚼及言语障碍,除伴眼外肌受累外,无躯干及肢体受累。

(2)新生儿暂时性重症肌无力:患重症肌无力母亲所生新生儿约 1/7 患本病。母亲的乙酰胆碱受体抗体(AchR-Ab)通过血-胎盘屏障进入胎儿血循环,作用于新生儿神经肌肉接头处 AchR 而表现 MG 临床特征。患儿生后数小时至 3d 内,出现全身肌张力低下,哭声弱,吸吮、吞咽、呼吸均显困难,腱反射减弱或消失;患儿很少有眼外肌麻痹。如未注意家族史,易与围生期脑损伤、肌无力综合征等相混淆。肌内注射甲基硫酸新斯的明后,症状明显减轻。重复神经刺激(RNS)检测对确诊有重要意义。患儿血中 AchR-Ab 可增高。轻症可自行缓解,2~4 周内完全恢复。重症者如不治疗,可在数小时内死于呼吸衰竭。

(3)先天性重症肌无力(CMG):发生于母亲未患重症肌无力所娩出的新生儿或小婴儿。血中无 AchR-Ab,常有阳性家族史。患儿在宫内胎动减少,出生后表现肌无力,哭声微弱,喂养困难,双上睑下垂,眼球活动受限。早期症状并不严重,故确诊较困难。少数患儿可有呼吸肌受累。病程一般较长,对胆碱酯酶抑制药有效,但对眼外肌麻痹效果较差。CMG 主要有四种缺陷,即乙酰胆碱合成缺陷、乙酰胆碱释放障碍、胆碱酯酶缺乏、终板 AchR 缺陷。

(三)辅助检查

1.新斯的明试验　是目前诊断重症肌无力的最简单方法。新斯的明,每次 0.04mg/kg,肌内注射。新生儿 0.1~0.15mg,儿童常用量 0.25~0.5mg,最大量不超过 1mg。观察 30min,肌力改善为阳性。一旦发现新斯的明的毒蕈碱样反应,可肌内注射阿托品 0.5~1mg。

2.免疫功能检查　可有异常。

3.血清胆碱酯酶、免疫球蛋白、乙酰胆碱受体抗体效价测定升高。

4.胸部 X 线片或 CT 检查　可有胸腺肿大或肿瘤。

5.心电图可异常。

6.电生理检查　感应电持续刺激受累肌肉反应迅速消失。EMG 重复频率刺激,低频刺激有波幅递减,高频刺激有波幅递增现象,如递减超过起始波幅 10% 以上或递增超过 50% 为阳性。肌电图检查是诊断重症肌无力的重要依据,尤其延髓型,不以眼睑下垂为首发症状的患者,新斯的明无法观察眼睑的变化,因此进行肌电图检查十分必要。

(四)诊断标准

1.受累骨骼肌无力,晨轻暮重。

2.肌疲劳试验阳性。

3.药物试验阳性　新斯的明,每次 0.04mg/kg,肌内注射。新生儿 0.1~0.15mg,儿童常用量 0.25~0.5mg,最大量不超过 1mg。观察 30min,肌力改善为阳性。

4.肌电图重复电刺激　低频刺激(通常用 3Hz)肌肉动作电位幅度很快地递减 10% 以上为阳性。

5.血清抗乙酰胆碱抗体阳性。

6.单纤维肌电图 可见兴奋传导延长或阻滞,相邻电位时间差(Jitter)值延长。

以上6项标准中,第1项为必备条件,其余5项为参考条件,必备条件加参考条件中的任何一项即可诊断。

二、治疗

(一)抗胆碱酯酶(ChE)药物

1.新斯的明

(1)溴化新斯的明,5岁以内0.5mg/(kg·d),5岁以上0.25mg/(kg·d),每4h1次,逐渐加量,一旦出现不良反应则停止加量。10~20min生效,持续3~4h,极量为0.1g/d。作用时间短,胃肠道不良反应明显。

(2)甲基硫酸新斯的明,每岁0.05~0.1mg或每次0.0125mg/kg,皮下注射、肌内注射、静脉滴注。作用较迅速,但持续时间短(2~3h)。一般用于诊断和急救。

2.溴吡斯的明(吡啶斯的明) 化学结构类似新斯的明,但毒性仅为其1/8~1/4,治疗量与中毒量距离大,作用时间3.5~4.5h。且对延髓支配肌、眼肌的疗效比新斯的明强。新生儿每次5mg,婴幼儿每次10~15mg,年长儿20~30mg,最大量每次不超过60mg,每日3~4次。根据症状控制需求及有无不良反应,适当增减每次剂量及间隔时间。

3.依酚氯铵(腾喜龙) 0.2mg/(kg·d),静脉注射,先注射1/5量,如无反应再注射余量。20~30s发生作用,持续2~4min。仅用于诊断及确定危象的性质。

(二)免疫治疗

1.胸腺摘除术 术后有效率(完全缓解与好转)44%~90%。特别对非胸腺瘤术后缓解好转率较高;但75%~80%胸腺瘤可恶变,仍应尽早切除。对15岁以上的全身型MG,胸腺摘除术是常规治疗方法,术后继续用泼尼松1年。有胸腺瘤者可静脉滴注地塞米松或环磷酰胺后进行手术切除,但疗效比胸腺增生和正常者差,术后需进行放射治疗和长期免疫抑制药治疗。无胸腺瘤的眼肌型MG,即使肢体肌电图(EM)阳性,也非胸腺切除术适应证。

2.激素疗法 激素疗法的适应证为:①病程在1年以内各型MG。②单纯用抗ChE药物不能控制MG。③单纯眼肌型MG。④已行胸腺摘除术,但疗效不佳或恶化的MG。⑤MG胸腺摘除术术前准备。

具体疗法:①泼尼松长期维持疗法。泼尼松1~2mg/(kg·d)小剂量开始逐渐增加,症状明显缓解后,持续服用8~12周后逐渐减量,至每日或隔日顿服,总疗程2年。②大剂量甲泼尼龙冲击疗法。甲泼尼龙20mg/(kg·d),静脉滴注3d,再以泼尼松维持治疗。其优点是起效时间和达最佳疗效时间比泼尼松长期维持疗法短。适用于肌无力危象,胸腺摘除术前准备。应有气管切开和辅助呼吸的准备。如病情严重,应服用大剂量抗ChE药物,在开始大剂量激素治疗时适当减少抗ChE药剂量,以减少一过性肌无力加重现象。

3.其他免疫抑制疗法

(1)环磷酰胺,2mg/(kg·d)分2次服用。多半于2个月内见效,有效率为73%。EMG证明治疗有效。应注意白细胞减少、出血性膀胱炎、口腔炎、恶心、呕吐、皮疹和脱发等不良反应,疗程不超过12周,以免损伤性腺。

(2)嘌呤拮抗药,6-巯基嘌呤 1.5mg/(kg·d),分 1～3 次。硫唑嘌呤 1.5～3mg/(kg·d),分 2 次。

(3)环孢素(环孢霉素 A),5mg/(kg·d),8～16 周后增至 10mg/(kg·d),分 2 次服。4周见效,8～12 周明显改善。

(4)血浆置换法,去除 Ach 受体抗体,见效快,显效率几乎是 100%,但疗效持续短,价格昂贵,仅用于重症。不良反应有低血压、出血和电解质紊乱。

(5)大剂量静脉注射丙种球蛋白,0.4～0.6g/(kg·d)静脉滴注,4～6h 输完,连续 5d 为 1个疗程。急性或复发病例有效率 75%～100%。显效较快,绝大多数在 3～10d 见效,最短者次日即见效;缓解后维持 20～120d,大多 40～60d。间断 3～4 周重复用药,可能有更长的缓解期。因价格昂贵,主要用于 MG 危象,或其他治疗无效者。

(三)辅助性药物

1.氯化钾片剂或 10%氯化钾溶液　2～3g/d,分 2～3 次。

2.螺旋内酯胶囊　2mg/(kg·d),分 2～4 次。

3.麻黄碱片剂　每次 0.5～1.0mg/kg,3 次/d。

4.换血疗法　对新生儿一过性肌无力有呼吸困难者可考虑换血疗法。

(四)肌无力危象与胆碱能危象的处理

各种危象发生时,首要的抢救措施是设法保持呼吸道通畅,必要时气管切开辅以人工辅助呼吸。同时根据危象的类型予以处理,如为肌无力危象需用新斯的明 1mg 肌内注射或静脉滴注,然后在依酚氯铵(腾喜龙)试验的监护下每隔半小时注射 0.5mg,至病情好转后改为口服。如考虑为胆碱能危象,立即停用抗胆碱酯酶药物,并静脉注射阿托品直至症状消失,以后在依酚氯铵试验阳性后再慎用抗胆碱酯酶药。

第七节　肝豆状核变性

肝豆状核变性,又称 Wilson 病,是一种常染色体隐性遗传的铜代谢缺陷病,发病率为 1/(50 万～100 万),以不同程度的肝细胞损害、脑退行性病变和角膜边缘有铜盐沉着环为临床特征。发病机制迄今未阐明,已知其基本代谢缺陷是肝不能正常合成铜蓝蛋白和自胆汁中排出铜量减少,尿铜排泄量增加,许多器官和组织中有过量的铜沉积,尤以肝、脑、角膜、肾等处为明显,过度沉积的铜损害这些器官的组织结构和功能而致病。

一、诊断步骤

(一)病史采集要点

1.家族史　父母是否近亲婚配,家族中有无同样病患者。

2.发病　一般起病缓慢,大多在 10～25 岁出现症状,男稍多于女,同胞中常有同病患者。有时仅因体检发现肝功能异常或肝大而就诊。

3.症状表现　临床表现多种多样,由于症状的出现与组织器官铜的沉积有关,因此不同症状出现的年龄亦不同。

从出生后开始的无症状期,患儿除有轻度尿铜增高外一切正常,甚少被发现。至 6～8 岁以后,随着肝细胞中铜沉积量的增加,逐渐出现肝脏受损症状,发病隐匿。初时因症状轻微,易被忽视,或可反复出现疲乏、食欲不振、呕吐、黄疸、浮肿或腹水等就诊。其中有部分病例可能并发病毒性肝炎,多数与慢性活动性肝炎不易鉴别,亦有少数病情迅速发展至急性肝功能衰退者。约 15％本病患儿在出现肝病症状前可发生溶血性贫血,这种溶血过程常常是一过性的,是由于铜向血液内释放过多损伤红细胞而发生。溶血可与其他症状同时存在或单独发生,由于患儿此时常无 K－F 环出现,因此,对凡是非球形红细胞性溶血性贫血且 Coombs 试验阴性的患儿都应注意除外本病的可能性。患儿在本阶段内尿铜明显增高,血清铜蓝蛋白含量低下,一般尚无 K－F 环。

继而,铜开始在脑、眼、肾和骨骼等肝外组织中沉积日趋严重,尿铜更高,血清铜蓝蛋白明显低下。患儿在 12 岁以后逐渐出现其他器官功能受损的症状。神经系统的早期症状主要是构语困难(讷痴)、动作笨拙或不自主运动、表情呆板、吞咽困难、肌张力改变等,发展到晚期时精神症状更为明显,常见行为异常和智能障碍;肾病症状包括肾结石、蛋白尿、糖尿、氨基酸尿和肾小管酸中毒表现;角膜色素环常伴随神经系统症状出现,开始时铜在角膜周缘的上、下方沉积为主,逐渐形成环状,呈棕黄色,初期需用裂隙灯检查;约 20％患儿发生背部或关节疼痛症状,X 线检查常见骨质疏松、关节间隙变窄或骨赘生等病变。

少数本病患者尚可并发甲状旁腺功能减低、葡萄糖不耐受症、胰酶分泌不足、体液或细胞免疫功能低下等情况。

(二)体格检查要点

1.注意患儿的生长发育情况　可有生长发育迟缓。

2.皮肤　颜色铜色,水肿;合并溶血时面色苍白。

3.注意肝脾有无肿大　本病肝脏肿大,质较硬而有触痛。

4.神经系统体征　首发表现为细微的震颤、轻微的言语不清或动作缓慢。典型者以锥体外系表现为主,四肢肌张力强直性增高、运动缓慢、面具样脸、语言低沉含糊、流涎、咀嚼和吞咽常有困难。不自主动作以震颤最多见,常在活动时明显,严重者除肢体外头部及躯干均可波及,此外也可有扭转痉挛、舞蹈样动作和手足徐动症等。精神症状以情感不稳和智能障碍较多见,严重者面无表情、口常张开、智力倒退。少数可有腱反射亢进和锥体束征,有的可出现癫痫样发作。

5.眼科检查　角膜边缘可见宽 2～3mm 的棕黄或绿褐色色素环,用裂隙灯检查可见细微的色素颗粒沉积,为本病重要体征,一般于 7 岁之后可见。

(三)门诊资料分析

1.血常规　可有贫血(溶血时),正细胞正色素性贫血,网织红细胞增加。白细胞和血小板可减少。

2.尿常规　肾脏受累时可有蛋白尿、糖尿。

3.Coombs 试验　阴性。

4.肝功能　异常,肝酶显著升高。

5.B 超　示肝脏增大,回声异常。晚期肝硬化表现。可能有肾结石。

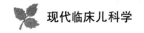

6.脑电图 异常。

(四)进一步检查项目

1.血清铜蓝蛋白测定 显著低于正常。

2.血清铜检查 血清铜总量降低。

3.尿铜排出量 增高。青霉胺负荷试验有助于诊断,尤其适用于症状前期及早期患者的检出。

4.肾小管功能 异常,有氨基酸尿、糖尿、蛋白尿。

5.颅脑CT检查 双侧豆状核区可见异常低密度影,尾状核头部、小脑齿状核部位及脑干内也可有密度减低区,大脑皮质和小脑可示萎缩性改变。

6.组织微量铜测定 体外培养的皮肤成纤维细胞和肝、肾活检组织中含铜量增高。肝细胞含铜量显著增高,要排除胆汁淤积性肝铜增加。

二、诊断对策

(一)诊断要点

本病是可治性的,治疗开始愈早,预后愈好,但由于本病的早期症状常较隐匿,容易延误诊断。因此,对有本病家庭史、原因不明的肝病(包括肝功能异常)、溶血性贫血、肾脏病变或精神神经症状的患儿,都要考虑本病的可能性,采取必要的实验室检查。

(二)鉴别诊断要点

1.神经系统方面 本病须与震颤麻痹、舞蹈病、扭转痉挛、手足徐动症及肝性脑病等相鉴别。后者临床表现可与肝豆状核变性相似,但其发病年龄较晚,伴原发肝病,无家族史,无铜代谢障碍的相应表现。

2.儿童单纯肝病表现 应与肝炎、其他代谢病如糖原累积病等鉴别。

3.单纯溶血性贫血 应与其他原因如免疫性、红细胞酶缺陷等相鉴别。

4.肾脏改变 与肾炎等鉴别。

(三)临床类型

根据受累器官可分为:

1.肝型 以肝脏功能损害为首发症状。该型隐匿,症状轻微,易被忽视。有时仅因体检发现肝功能异常,或肝大而就诊。其中的暴发性肝衰竭型,是一种较为少见且极为严重的类型。主要是肝细胞急性坏死,临床表现为乏力、食欲缺乏、恶心、腹痛、黄疸进行性加深,多伴有急性溶血,可并发肝性脑病、出血、自发性腹膜炎、肾功能衰竭等。该型一旦发病预后很差,患者可在数日至2个月内死亡,不进行肝移植者病死率几乎为100%。死亡原因主要为肝衰竭、肝性脑病、出血和继发感染。

2.神经型 以神经系统症状如锥体外系症状为首发表现。

3.肝神经型 以肝脏功能损害和神经系统症状为主要表现。该型多见,由于肝脏表现隐匿,很多患者到出现神经症状后才作出诊断。

三、治疗对策

（一）治疗原则

治疗的原则是减少铜的摄入和增加铜的排出，以改善其症状。

（二）治疗计划

终身治疗，包括低铜饮食、铜络合剂促进尿铜排出、锌剂减少肠铜吸收、其他支持治疗、肝移植等。

（三）治疗方案的选择

1. 低铜高蛋白饮食　每日食物中含铜量不应＞1mg，不宜进食动物内脏、鱼虾、海鲜和坚果等含铜量高的食物。避免食用含铜量高的食物如甲壳鱼类、坚果类、巧克力、瘦肉、猪肝、羊肉等。禁用龟板、鳖甲、珍珠、牡蛎、僵蚕、地龙等高铜药物。

2. 使用驱铜剂

（1）D-青霉胺：是目前最常用的药物，为铜络合剂，能与铜离子络合，且可促进细胞合成金属硫因。应长期服用，每日 20～30mg/kg，分 3～4 次于饭前半小时口服。用前先做青霉素过敏试验，副作用可有发热、皮疹、关节疼痛、白细胞和血小板减少、蛋白尿、视神经炎等，但发生率不高，必要时可短期合并应用糖皮质激素治疗。一般在服药数周后神经系统症状可见改善，而肝功能好转则常需 3～4 个月治疗。长期治疗也可诱发自身免疫性疾病，如免疫复合体肾炎、红斑狼疮等。应并服维生素 B_6 20mg，3 次/d。

（2）三乙基四胺：对青霉胺有不良反应时可改服本药，0.2～0.4g，3 次/d，长期应用可致铁缺乏。

（3）二巯丙醇（BAL）：2.5～5mg/kg，肌注，1～2 次/d，10d 为一疗程。副作用有发热、皮疹、恶心、呕吐、黏膜烧灼感、注射局部硬结等，不宜久用。也可用二巯基丙酸钠，2.5～5mg/kg，以 5% 浓度的溶液肌注，1～2 次/d，10 次一疗程，或二巯丁二钠，每次 1～2g（成人），配成 5% 浓度溶液缓慢静注，10 次为一疗程。后两药作用与 BAL 相似，驱铜作用较 BAL 强，副作用较小。以上三种药物可间歇交替使用。

（4）近年应用另一高效铜络合剂，连四硫代钼酸铵（TTM），可与铜络合成 $Cu(MoS_4)_2$ 自尿液排出，短期内即可改善症状。

3. 锌剂　口服锌制剂可促进肠黏膜细胞分泌金属硫因，与铜离子结合后减少肠铜吸收。常用者为硫酸锌或醋酸锌，后者胃肠反应较少，每日口服量以相当于 50mg 锌为宜，分 2～3 次，餐间服用。毒性较低，可长期服用。硫酸锌餐前半小时服 200mg，3 次/d，并可根据血浆锌浓度，以不超过 30.6μmol/L 加以调整，与 D-青霉胺合用时，两者至少相距 2h 服用，以防锌离子在肠道内被 D-青霉胺络合。

4. 对症治疗

（1）护肝治疗：多种维生素、能量合剂等。针对肝功能受损、高铜血症可给予白蛋白输入。

（2）针对锥体外系症状，可选用苯海索（安坦）2mg，3 次/d；或东莨菪碱 0.2mg，3 次/d，口服。左旋多巴可用以改善神经系统症状。

（3）如有溶血发作时，可用肾上腺皮质激素或血浆替换疗法。

5.肝移植术　对本病所致的急性肝功能衰竭或失代偿性肝硬化患儿经上述各种治疗无效者可考虑进行肝移植。

第八节　脑性瘫痪

脑性瘫痪(CP)简称脑瘫，自1843～1862年Little提出并不断完善了作为CP雏形的痉挛性强直概念以来(后称Little's病)，CP的定义变得更为复杂。2006年中国康复医学会儿童康复专业委员会和中国残疾人康复协会小儿脑瘫康复专业委员会定义CP为：自受孕开始至婴儿期非进行性脑损伤和发育缺陷所致的综合征，主要表现为运动障碍及姿势异常。该定义强调了CP的脑源性、脑损伤非进行性，症状在婴儿期出现，可有较多并发症，并排除进行性疾病所致的中枢运动障碍及正常儿童暂时性运动发育迟缓。本病并不少见，发达国家患病率为1‰～3‰，我国在2‰左右。脑瘫患儿中男孩多于女孩，男：女为(1.13：1)～(1.57：1)。

一、分型与病因

（一）根据临床特点CP分为5型

1.痉挛型　最常见，占全部病例的50％～60％。主要因锥体系受累，表现为上肢、肘、腕关节屈曲，拇指内收，手紧握拳；下肢内收交叉呈剪刀腿和尖足(图3—5)。

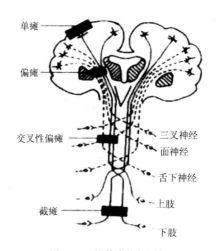

图3—5　椎体束病损图解

2.不随意运动型　以锥体外系受损为主，不随意运动增多，表现为手足徐动、舞蹈样动作、肌张力不全、震颤等。

3.共济失调型　以小脑受损为主。

4.肌张力低下型 往往是其他类型的过渡形式。

5.混合型。

(二)根据瘫痪部位(指痉挛型)分为5型

1.单瘫 单个肢体受累。

2.双瘫 四肢受累,上肢轻,下肢重。

3.三肢瘫 三个肢体受累。

4.偏瘫 半侧肢体受累。

5.四肢瘫 四肢受累,上、下肢受累程度相似。

(三)根据病因病理学分4型

1.脑损伤型CP 指围生期及生后以脑损伤为主,包括异常妊娠、异常分娩、围生期感染、缺氧、窒息、惊厥、低血糖等导致脑损伤。诊断必备下列条件,即妊娠早、中期胚胎发育无异常;围生期有明显的导致脑损伤的物理、化学或生物学等致病因素;影像学存在脑损伤及损伤后遗症的依据。

2.脑发育异常型CP 主要由妊娠早、中期感染或妊娠期间持续存在的各种环境、遗传、心理和社会等因素导致。诊断必备下列条件:孕早、中期持续存在导致神经发育阻滞或发育异常的因素;围生期无明显导致脑损伤的物理、化学或生物等致病因素;影像学存在脑发育异常的依据。

3.混合型CP 指既有妊娠期间各种环境、遗传因素、心理社会因素等导致胚胎神经发育阻滞或发育异常,又有围生期各种致病因子对脑组织的损害。

4.原因不明CP 指妊娠期和围生期均没有任何明确导致CP的危险因素,此型可能与遗传和某些原因不明的先天性因素有关。脑性瘫痪要与下运动神经元性瘫痪鉴别(表3-4)。

表3-4 上、下运动神经元性瘫痪的鉴别

	上运动神经元性(中枢性)瘫痪	下运动神经元性(周围性)瘫痪
病变部位	皮质运动投射区或锥体束	脊髓前角、前根和周围神经的运动纤维
瘫痪的范围	常为广泛的	常为局限的
肌张力	张力过强,痉挛	张力减退,弛缓
肌萎缩	晚期失用性肌萎缩	有
反射	深反射增强,浅反射减弱或消失	深、浅反射均减弱或消失
病理反射	阳性	阴性
连带运动	有	无
肌电变性反应	无	有

二、临床表现

(一)基本表现

脑瘫以出生后非进行性运动发育异常为特征,一般都有以下4种表现。

1.运动发育落后和瘫痪肢体主动运动减少　患儿不能完成相同年龄正常小儿应有的运动发育进程,包括竖颈、坐、站立、独走等粗大运动,以及手指的精细动作。

2.肌张力异常　因不同临床类型而异,痉挛型表现为肌张力增高;肌张力低下型则表现为瘫痪肢体松软,但仍可引出腱反射;而手足徐动型表现为变异性肌张力不全。

3.姿势异常　受异常肌张力和原始反射消失等不同情况影响,患儿可出现多种肢体异常姿势,并因此影响其正常运动功能的发挥。体检中将患儿卧位、直立位以及由仰卧牵拉成坐位时,即可发现瘫痪肢体的异常姿势和非正常体位。

4.反射异常　多种原始反射消失延迟。痉挛型脑瘫患儿腱反射活跃,可引出踝阵挛和阳性 Babinski 征(图3-6)。

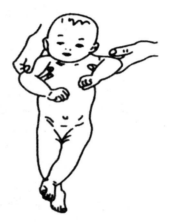

图3-6　痉挛型脑瘫直立位姿

(二)伴随症状和疾病

作为脑损伤引起的共同表现,一半以上脑瘫患儿可能合并智力低下、听力和语言发育障碍,其他如视力障碍、过度激惹、小头畸形、癫痫等。有的伴随症状如流涎、关节脱位则与脑瘫自身的运动功能障碍相关。

(三)头颅影像学检查

脑发育不全最常见部位以颞叶、额叶及脑室周围多见;脑萎缩、头颅出血、胼胝体发育不良、脑积水等较常见;白质软化、巨脑回、皮质裂等少见。头颅影像学无特异性,且严重程度与脑瘫临床表现的严重程度并不一致,不能仅以头颅影像作为脑瘫治疗效果和预后的评价指标。

近年来,国外学者利用 MRI 技术对脑瘫患儿进行影像学研究,报道其 MRI 异常在80%～100%,MRI 异常表现与脑瘫类型、病因、出生胎龄等均有密切关系。不随意运动型脑瘫异常率68.2%。早产儿仍以脑室周围 TW_2 相低信号(PVL)改变为主,阳性率达87%;而足月儿则以双侧丘脑、壳核和苍白球改变为主,与窒息和黄疸有关,异常率仅有17%。胆红素脑病引起的不随意运动型脑瘫患儿,颅脑 MRI 特征与缺氧性损伤所致者有所不同,前者主要损伤苍白球,后者则主要损伤丘脑和壳核。

三、诊断与鉴别诊断

脑瘫有多种类型,使其临床表现复杂,容易与婴幼儿时期其他神经肌肉性瘫痪相混淆。然而,只要认真问清病史和体格检查,遵循脑瘫的定义,正确确立诊断并不困难。1/2～2/3 的患儿可有头颅 CT、MRI 异常,但正常者不能否定本病的诊断。脑电图可能正常,也可表现异常背景活动,伴有痫性放电波者应注意合并癫痫的可能性。诊断脑瘫同时,需对患儿同时存在的伴随症状和疾病如智力低下、癫痫、语言听力障碍、关节脱位等作出判断,为本病的综合治疗创造条件。

诊断条件:①引起脑瘫的脑损伤为非进行性。②引起运动障碍的病变部位在脑部。③症状在婴儿期出现。④有时合并智力障碍、癫痫、感知觉障碍及其他异常。⑤除外进行性疾病所致的中枢性运动障碍及正常小儿暂时性的运动发育迟缓。

四、治疗

采用损伤、残能、残障的国际分类(ICIDH)和粗大运动功能分类系统(GMFCS)对脑瘫患儿进行评价,运动障碍与肌张力障碍型脑瘫属于中、重度残疾,患儿的移动运动、手功能、言语、社交技能等随意运动都受到不同程度的影响。目前的治疗措施仍以神经发育学治疗为主,以运动康复为主流,兼顾所有受累功能区以及相关障碍。不但应及早进行物理治疗、作业治疗,而且应重视口运动、进食技能、语言与言语功能的早期干预。

(一)治疗原则

1.早期发现和早期治疗　婴儿运动系统正处于发育阶段,早期治疗容易取得较好疗效。

2.促进正常运动发育　抑制异常运动和姿势。

3.采取综合治疗手段　除针对运动障碍外,同时控制其癫痫发作,以阻止脑损伤的加重。对同时存在的语言障碍、关节脱位、听力障碍等也需同时治疗。

4.医师指导和家庭训练相结合　以保证患儿得到持之以恒的正确治疗。

(二)主要治疗措施

物理治疗(PT)主要通过制定治疗性训练方案来实施,常用的技术包括:软组织牵拉、抗异常模式的体位性治疗、调整肌张力技术、功能性运动强化训练、肌力和耐力训练、平衡和协调控制、物理因子辅助治疗等等。具体治疗方法有作业治疗、支具或矫形器的应用、语言治疗、心理行为治疗、特殊教育。

(三)药物治疗

目前还没发现治疗脑瘫的特效药物,可用小计量苯海索(安坦)缓解手足徐动症的多动,改善肌张力;注射肉毒毒素 A 可缓解肌肉痉挛,配合物理治疗可治疗痉挛性脑瘫。

(四)手术治疗

主要用于痉挛型,目的是矫正畸形,恢复或改善肌力与肌张力的平衡。

(五)其他

如高压氧舱、水疗、电疗等。

第四章　小儿心血管系统疾病

第一节　先天性心脏病

先天性心脏病的发病率约为0.7%。轻症可无任何症状或症状不明显,一般是在体格检查时发现心脏杂音的。多数患儿在3岁以前,特别是1岁以内出现症状,包括体重和身长增长缓慢,活动耐受差,易患肺炎,口唇和甲床发绀,婴儿时期喂养困难、气急、多汗、声音嘶哑等。先天性心脏病可根据有无青紫分成3大类:无青紫型、潜在青紫型和青紫型。

一、室间隔缺损

室间隔缺损(ventricular septal defect)是先天性心脏病中最常见的类型,约占总数的25%。

(一)血流动力学

由于左心室的收缩压显著高于右心室,分流方向为左心室到右心室,室间隔缺损的血流动力学改变与缺损大小及肺血管床状况有关。缺损小时,左向右分流量很小,血流动力学改变不明显。中等大小的室间隔缺损时,有明显的左向右分流,肺动脉压正常或轻度升高。大型的室间隔缺损时,分流量大,肺循环的血流量可为体循环的3~5倍。随着病程进展,肺小动脉痉挛,产生动力性肺动脉高压,渐渐引起继发性肺小动脉内膜增厚及硬化,形成阻力性肺动脉高压。左向右分流量显著减少,继而呈现双向分流,甚至反向分流,临床上出现发绀,发展成为艾森曼格综合征。

(二)临床表现

1.症状　中型及大型室间隔缺损在新生儿后期及婴儿期即可出现喂养困难、多汗、体重不增、反复呼吸道感染,出生后半年内常发生充血性心力衰竭。

2.体格检查　发现胸骨左缘下方响亮、粗糙的全收缩期杂音,向心前区及后背传导,并有震颤,心尖部伴随较短的舒张期隆隆样杂音。肺动脉第二心音可增强,提示肺动脉高压。当有明显肺动脉高压或艾森曼格综合征时,临床上出现发绀,并逐渐加重。此时心脏杂音往往减轻,肺动脉第二心音显著亢进。小型室间隔缺损多无临床症状。40%左、右室间隔缺损可能在3~4岁自行关闭。膜周部、肌部缺损容易自然愈合。

(三)诊断

根据病史及临床表现和心脏杂音特点多可作出临床诊断,进一步可做心电图、X线胸片、超声心动图确诊。如有重度肺动脉高压需做心导管检查。

1.心电图　大型缺损为左心室、右心室肥大。

2.X线检查　大型室间隔缺损，心影呈中度或中度以上增大，肺动脉段明显突出，血管影增粗，搏动强烈，左心室、右心室增大，左心房也增大，主动脉影正常或较小，肺动脉高压以右心室增大为主。

3.超声心动图　二维超声心动图可探查室间隔缺损的部位、大小和数目，结合叠加彩色多普勒心动图还可以明确分流方向、速度。在无肺动脉口狭窄的病例，尚可利用多普勒技术无创性估测肺动脉压力。

4.心导管检查及选择性左心室造影　单纯性室间隔缺损者不需施行创伤性心导管检查。如有重度肺动脉高压、主动脉瓣脱垂、继发性右心室漏斗部狭窄或合并其他心脏畸形时，才需要做心导管检查。

(四)治疗原则

婴儿期间发生的心力衰竭，应用洋地黄、利尿剂、扩血管药物等内科治疗。任何年龄的大型缺损内科治疗无效、婴儿期已出现肺动脉高压、$Qp/Qs > 2：1$，以及脊上型室间隔缺损等均为外科手术指征。小型室间隔缺损因是感染性心内膜炎(infective endocarditis, IE)的危险因素，也应在学龄前手术修补。如出现艾森曼格综合征则无手术指征。

二、房间隔缺损

房间隔缺损(atrial septal defect)约占先天性心脏病发病总数的10%，是成人时期最常见的先天性心脏病。根据解剖病变部位的不同，可分为3种类型：第1孔型(原发孔)缺损、第2孔型(继发孔)缺损和静脉窦型缺损。房间隔缺损可单独存在，也可合并其他畸形，较常见的为肺静脉异位引流、肺动脉瓣狭窄及二尖瓣裂缺。

(一)血流动力学

房间隔缺损时左向右分流量取决于缺损的大小，两侧心室的相对顺应性和体循环、肺循环的相对阻力。小型房间隔缺损时，两心房压相差无几，分流量小；大型房间隔缺损时，左心房水平大量含氧量高的血流向右心房分流，右心房接受腔静脉回流血量加上左房分流的血量，导致右心室舒张期容量负荷过重，小部分病例当分流量已超过肺血管床容量的限度，可产生动力性肺动脉高压。

(二)临床表现

1.症状　婴儿期房间隔缺损大多无症状。一般由常规体格检查时闻及心脏杂音而发现此病。儿童期可表现为乏力，活动后气促，易患呼吸道感染。大分流量病例在成人可能发生心力衰竭和发绀。

2.体征　心前区较饱满，右心搏动增强，胸骨左缘第2～3肋间可闻收缩中期Ⅱ～Ⅲ级喷射性杂音。肺动脉瓣区第二心音固定分裂，分流量大时，造成三尖瓣相对狭窄，胸骨左缘下方可闻及舒张期隆隆样杂音。如同时合并二尖瓣脱垂，心尖区可闻及全收缩期或收缩晚期杂音，并向腋下传导。

（三）诊断和鉴别诊断

1.诊断　根据病史及临床表现和心脏杂音特点多可作出临床诊断。进一步可做心电图、X线胸片、超声心动图确诊。一般无须心导管检查。

（1）心电图：电轴右偏，右心室肥大，右侧心前区可有不完全右束支传导阻滞，P－R间期延长，少数可有P波高尖。如果电轴左偏，提示原发孔型房间隔缺损。

（2）X线检查：右心房、右心室、肺动脉均可扩大，肺门血管影增粗，搏动强烈。

（3）超声心动图：右心房、右心室流出道扩大，室间隔与左心室后壁呈矛盾运动或室间隔于收缩期呈异常向前运动。大多数单纯房间隔缺损经超声心动图诊断后，无须心导管检查而可直接行矫治手术。

（4）心导管检查：当临床资料与诊断不一致，或怀疑有肺动脉高压时，需做心导管检查。

2.鉴别诊断　需与其他类型先天性心脏病相鉴别。

（四）治疗

单纯性房间隔缺损有明显临床症状或无症状，但肺循环血流量（Qp）为体循环血流量（Qs）的1倍以上者，均应在2～6岁行手术修补治疗，或应用蘑菇伞装置堵闭缺损。婴儿症状明显或并发心力衰竭者可早期施行手术治疗，手术死亡率<1%。

三、动脉导管未闭

动脉导管未闭（patent ductus arteriosus，PDA）为小儿先天性心脏病常见类型之一，占先天性心脏病发病总数的15%。出生后，动脉导管渐渐关闭，经数月到1年，在解剖学上也完全关闭。若持续开放，并产生病理、生理改变，即称动脉导管未闭。

（一）血流动力学

左向右分流量的大小与导管的粗细及主动脉、肺动脉的压差有关。由于主动脉在收缩期和舒张期的压力均超过肺动脉，因而通过未闭动脉导管的左向右分流的血液连续不断，使肺循环及左心房、左心室、升主动脉的血流量明显增加，左心负荷加重。长期大量血流向肺循环的冲击，肺小动脉可有反应性痉挛，形成动力性肺动脉高压；继之管壁增厚硬化导致阻力性肺动脉高压，右心室肥厚甚至衰竭。当肺动脉压力超过主动脉压时，产生肺动脉血流逆向分流入主动脉，患儿出现差异性发绀，即两下肢发绀较显著，左上肢有轻度青紫，右上肢正常。

（二）临床表现

1.症状　动脉导管细小者临床上可无症状，导管粗大者可有咳嗽、气急、喂养困难及生长发育落后等。

2.体征　胸骨左缘上方有一连续性"机器"样杂音，占整个收缩期与舒张期，于收缩末期最响，杂音向左锁骨下、颈部和背部传导。分流量大者因相对性二尖瓣狭窄而在心尖部可闻及较短的舒张期杂音。肺动脉瓣区第二心音增强，由于舒张压降低，脉压增宽，可出现周围血管体征，如水冲脉、指甲床毛细血管搏动等。

（三）诊断和鉴别诊断

1.诊断　根据病史、临床表现和心脏杂音特点多可作出临床诊断。进一步可做心电图、X线胸片、超声心动图确诊。一般无须心导管检查。

（1）心电图：分流量大者可有不同程度的左心室、左心房肥大，显著肺动脉高压者左心室、右心室肥厚，严重者甚至仅见右心室肥厚。

（2）X线检查：动脉导管细者心血管影可正常。分流量大者示心胸比率增大，左心室增大，心尖向下扩张，左心房亦轻度增大，肺血增多，肺动脉段突出，肺门血管影增粗。肺动脉高压时肺门处肺动脉总干及其分支扩大，而远端肺野肺小动脉狭小，主动脉弓正常或凸出。

（3）超声心动图：对诊断极有帮助。可以直接探查到未闭合的动脉导管，脉冲多普勒也可探测到典型的收缩期与舒张期连续性湍流频谱。彩色多普勒可见红色流柱出自降主动脉。

（4）心导管检查：当肺血管阻力增加或疑有其他合并畸形时有必要施行心导管检查，它可发现肺动脉血氧含量较右心室为高。有时心导管可以从肺动脉通过未闭导管插入降主动脉。

（5）心血管造影：逆行主动脉造影对复杂病例的诊断有重要价值，在主动脉根部注入造影剂可见主动脉与肺动脉同时显影，未闭动脉导管也能显影。

2.鉴别诊断　需与其他类型先天性心脏病相鉴别。

（四）并发症

感染性动脉炎、充血性心力衰竭、心内膜炎等是常见的并发症。

（五）治疗原则

为防止心内膜炎，有效治疗和控制心功能不全和肺动脉高压，不同年龄、大小的动脉导管均应手术或经介入方法予以关闭。早产儿动脉导管未闭伴有症状者，生后1周内使用吲哚美辛（消炎痛）治疗。采用介入疗法可选择弹簧圈（coil）、蘑菇伞等堵闭动脉导管。

四、肺动脉狭窄

肺动脉狭窄（pulmonary stenosis，PS）是先天性心脏病之一，占先天性心脏病的$10\%\sim20\%$，包括肺动脉瓣狭窄、漏斗部狭窄和肺动脉分支狭窄。其中，以肺动脉瓣狭窄最常见。

（一）血流动力学和病理生理变化

肺动脉狭窄，右心室排血受阻，收缩期负荷加重，致右心室压力增高，右心室出现代偿性增厚，狭窄后的肺动脉压力降低，形成右心室与肺动脉之间的压力阶差。右心室代偿失调后可出现右心衰竭，右心房压力增高。如合并房间隔缺损或卵圆孔未闭，可产生右向左分流，出现发绀。

（二）临床表现

1.症状　症状和狭窄的严重程度及年龄有关。早期可无症状，狭窄较轻者可无症状。主要表现为劳累后气急、乏力、心悸，少数发生水肿、晕厥。

2.体征　轻度狭窄者一般不影响生长、发育。心脏可见心前区隆起，胸骨左缘下方搏动较强。肺动脉瓣区可扪及收缩期震颤，并可闻及Ⅱ～Ⅳ级收缩喷射性杂音，向颈部传导。肺动脉瓣区第二心音减低。如发生右心室衰竭，可有颈静脉怒张、肝大、下肢水肿。

（三）诊断和鉴别诊断

1.诊断　根据临床表现，X线、心电图、超声心动图检查，一般可明确诊断。右心导管检查可测定右心室与肺动脉之间的压力阶差，结合右心室造影可鉴别有无漏斗部狭窄。

2.鉴别诊断　需与其他类型先天性心脏病相鉴别。

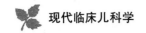

（四）治疗原则

轻度狭窄一般可以随访，中重度狭窄首选经心导管球囊扩张肺动脉瓣，多可以获得满意疗效。介入治疗效果不佳，合并漏斗部狭窄者可用外科手术治疗。

五、法洛四联症

法洛四联症（tetralogy of Fallot）是存活婴儿中最常见的青紫型先天性心脏病，占先天性心脏病的 $10\% \sim 15\%$。法洛四联症由以下 4 种畸形组成。

①肺动脉狭窄：以漏斗部狭窄多见，其次为漏斗部和瓣膜合并狭窄。

②室间隔缺损（VSD）：多属高位膜周部缺损。

③主动脉骑跨：主动脉骑跨于左右两心室之上。

④右心室肥厚：为肺动脉狭窄后右心室收缩期阻力负荷增大的结果。

以上 4 种畸形中以肺动脉狭窄最重要。

（一）血流动力学

由于肺动脉口狭窄，血液从右心室进入肺循环受阻，引起右心室的肥厚，右心室压力增高。右心室的静脉血部分射入骑跨的主动脉，导致青紫。同时因肺循环的血流减少，更加重了青紫的程度。由于进入肺循环的血流减少，增粗的支气管动脉与血管间常形成侧支循环。

（二）临床表现

1.症状　在动脉导管关闭前，肺循环血流量减少程度较轻，青紫可不明显。动脉导管的关闭和漏斗部狭窄随年龄增长而逐渐加重，青紫日益明显，并出现杵状指（趾）。因血含氧量下降，活动耐力差，啼哭、情绪激动、体力活动时即可出现气急及青紫加重。患儿多有蹲踞症状，蹲踞时下肢屈曲，使静脉回心血量减少，减轻了心脏负荷。同时下肢动脉受压，体循环阻力增加，使右心室流向主动脉的血流量减少，从而缺氧症状暂时得以缓解。1 岁以内婴儿则喜欢取蜷曲卧位，其道理与蹲踞症状相同。长期缺氧致使指、趾端毛细血管扩张增生，局部软组织、骨细胞、骨组织也增生肥大，随后指（趾）端膨胀如鼓槌状。年长儿常诉头痛、头昏，与脑缺氧有关。婴儿有时在吃奶或哭闹后出现阵发性呼吸困难，严重者可引起突然昏厥、抽搐。这是由于在肺动脉漏斗部狭窄的基础上，突然发生该处肌部痉挛，引起一时性肺动脉口梗阻，使脑缺氧加重所致，称为缺氧发作。此外，可因红细胞增加，血黏稠度高，血流变慢而引起脑血栓，若为细菌性血栓，则易形成脑脓肿。法洛四联症常见并发症为脑血栓、脑脓肿及感染性心内膜炎。

2.体征　体格发育多落后。体格检查时胸骨左缘中部可闻及 Ⅱ～Ⅲ 级喷射性收缩期杂音，其响度取决于肺动脉狭窄程度。漏斗部痉挛时，杂音暂时消失。肺动脉第二心音均减弱或消失。但主动脉骑跨时位置靠近胸壁，故有时在肺动脉瓣区仅可听到来自主动脉瓣关闭时响亮而单一的第二心音。

（三）诊断和鉴别诊断

1.诊断　根据病史及临床表现和心脏杂音特点多可作出临床诊断，进一步可做心动图、X线胸片、超声心动图确诊。必要时施行心导管检查。

（1）心电图检查：电轴右偏，右心室肥大，狭窄严重者往往出现 S−T 段和 T 波异常，亦可见右心房肥大。

（2）X 线胸片：心脏大小正常或稍增大，心尖圆钝上翘，肺动脉段凹陷，构成"靴状"心影，肺门血管影缩小，两侧肺野透亮度增加。侧支循环丰富者两肺野呈网状血管影。

（3）超声心动图：主动脉骑跨于室间隔之上，内径增宽。右心室内径增大，流出道狭窄，右心室壁和室间隔呈对称性增厚。左心室内径缩小。多普勒彩色血流显像可见右心室直接将血液注入骑跨的主动脉。

（4）心导管检查：可测定右心室与肺动脉之间的压力差。将造影剂注于右心室，可见主动脉与肺动脉几乎同时显影。主动脉阴影增粗，且位置偏前、稍偏右。此外，尚可显示肺动脉狭窄的部位和程度以及肺动脉分支的形态。造影对制定手术方案有较大帮助。

2.鉴别诊断　需与其他类型先天性心脏病相鉴别。

（四）治疗

须行根治手术。

第二节　病毒性心肌炎

病毒性心肌炎是病毒侵犯心脏所致的以心肌炎性病变为主要表现的疾病，可伴有心包或心内膜炎症改变。近年来国内发病有增多趋势，是小儿常见的心脏疾患。本病临床表现轻重不一，预后大多良好，少数可发生心力衰竭、心源性休克，甚至猝死。

一、病因

近年来动物实验及临床观察表明，可引起心肌炎的病毒有 20 余种，其中以柯萨奇 B 组病毒（1～6 型）最常见。另外，柯萨奇 A 组病毒、埃可病毒、脊髓灰质炎病毒、腺病毒、传染性肝炎病毒、流感和副流感病毒、麻疹病毒、单纯疱疹病毒及流行性腮腺炎病毒等也可引起本病。

二、发病机制

本病的发病机制尚不完全清楚。一般认为与病毒直接侵犯心脏和免疫反应有关。

1.疾病早期，病毒及其毒素可经血液循环直接侵犯心肌细胞，产生变性、坏死。临床上可从心肌炎患者的鼻咽分泌物或粪便中分离出病毒，并在恢复期血清中检出相应的病毒中和抗体有 4 倍以上升高；从心肌炎死亡病例的心肌组织中可直接分离出病毒，用荧光抗体染色技术可在心肌组织中找到特异性病毒抗原，电镜检查可发现心肌细胞有病毒颗粒。这些均强有力地支持病毒直接侵犯心脏的学说。

2.病毒感染后可通过免疫反应造成心肌损伤。临床观察，往往在病毒感染后经过一定潜伏期才出现心脏受累征象，符合变态反应规律；患者血清中可测到抗心肌抗体增加；部分患者表现为慢性心肌炎，部分可转成扩张性心肌病，符合自身免疫反应；尸体解剖病例免疫荧光检查在心肌组织中有免疫球蛋白（IgG）及补体沉积。以上现象说明本病的发病机制中还有变态

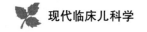

反应或自身免疫反应参与。

三、临床表现

发病前1~3周常有呼吸道或消化道病毒感染史,患者多有轻重不等的前驱症状,如发热、咽痛、肌痛等。

临床表现轻重不一,轻型患儿一般无明显自觉症状,仅表现心电图异常,可见期前收缩或ST-T改变。心肌受累明显时,可有心前区不适、胸闷、气短、心悸、头晕及乏力等症状,心脏有轻度扩大,伴心动过速、心音低钝或奔马律,心电图可出现频发期前收缩、阵发性心动过速或Ⅱ度以上房室传导阻滞,可导致心力衰竭及昏厥等。反复心衰者,心脏明显扩大,可并发严重心律失常。重症患儿可突然发生心源性休克,表现为烦躁不安、面色苍白、皮肤花纹、四肢湿冷、末梢发绀、脉搏细弱、血压下降、闻及奔马律等,可在数小时或数天内死亡。

体征主要为心尖区第一音低钝,心动过速,部分有奔马律,一般无明显器质性杂音,伴心包炎者可听到心包摩擦音,心界扩大。危重病例可有脉搏微弱、血压下降、两肺出现啰音及肝脏肿大,提示循环衰竭。

四、辅助检查

(一)心电图检查

常有以下几种改变:①ST段偏移,T波低平、双向或倒置。②QRS低电压。③房室传导阻滞或窦房阻滞、束支传导阻滞。④各种期前收缩,以室性早搏最常见,也可见阵发性心动过速、房性扑动等。

(二)X线检查

轻者心脏大小正常,重者心脏向两侧扩大,以左侧为主,搏动减弱,可有肺淤血或肺水肿。

(三)心肌酶测定

血清肌酸磷酸激酶(CK)早期多有增高,其中以来自心肌的同工酶(CK-MB)特异性强,且较敏感。血清谷草转氨酶(AST)、α-羟丁酸脱氢酶(α-HBDH)、乳酸脱氢酶(LDH)在急性期也可升高,但恢复较快,其中乳酸脱氢酶特异性较差。

(四)病原学诊断

疾病早期可从咽拭子、咽冲洗液、粪便、血液、心包液中分离出病毒,但需结合血清抗体测定才有意义。恢复期血清抗体滴度比急性期增高4倍以上或病程早期血中特异性IgM抗体滴度在1:128以上均有诊断意义。应用聚合酶链反应(PCR)或病毒核酸探针原位杂交法自血液中查到病毒核酸可作为某一型病毒存在的依据。

五、诊断

1999年9月在昆明召开的全国小儿心肌炎心肌病学术会议对病毒性心肌炎诊断标准进行了重新修订。

(一)临床诊断依据

1.心功能不全、心源性休克或心脑综合征。

2. 心脏扩大（X线、超声心动图检查具有表现之一）。

3. 心电图改变　以R波为主的2个或2个以上主要导联（Ⅰ、Ⅱ、aVF、V_5）ST-T改变持续4周以上伴动态变化，出现窦房、房室传导阻滞，完全性右束支或左束支传导阻滞，成联律、多形、多源、成对或并行期前收缩，非房室结及房室折返引起的异位心动过速，低电压（新生儿除外）及异常Q波。

4. 血清CK-MB升高或心肌肌钙蛋白（cTnI或cTnT）阳性。

（二）病原学诊断依据

1. 确诊指标　自患儿心内膜、心肌、心包（活检、病理）或心包穿刺液中发现以下之一者可确诊为病毒性心肌炎：①分离到病毒。②用病毒核酸探针查到病毒核酸。③特异性病毒抗体阳性。

2. 参考指标　有以下之一者结合临床可考虑心肌炎系病毒引起。①自患儿粪便、咽拭子或血液中分离到病毒，且恢复期血清同型抗体滴度较第1份血清升高或降低4倍以上。②病程早期患儿血清型特异性IgM抗体阳性。③用病毒核酸探针自患儿血中查到病毒核酸。

如具备临床诊断依据2项，可临床诊断。发病同时或发病前2～3周有病毒感染的证据支持诊断。①同时具备病原学确诊依据之一者，可确诊为病毒性心肌炎。②具备病原学参考依据之一者，可临床诊断为病毒性心肌炎。③凡不具备确诊依据，应给予必要的治疗或随诊，根据病情变化，确诊或除外心肌炎。④应除外风湿性心肌炎、中毒性心肌炎、先天性心脏病、结缔组织病以及代谢性疾病的心肌损害、甲状腺功能亢进症、原发性心肌病、原发性心内膜弹力纤维增生症、先天性房室传导阻滞、心脏自主神经功能异常、β-受体功能亢进及药物引起的心电图改变。

六、治疗

本病目前尚无特效疗法，可结合病情选择下列处理措施。

（一）休息

急性期至少应休息到热退后3～4周，有心功能不全及心脏扩大者应绝对卧床休息，以减轻心脏负担。

（二）营养心肌及改善心肌代谢药物

1. 大剂量维生素C和能量合剂　维生素C能清除氧自由基，增加冠状动脉血流量，增加心肌对葡萄糖的利用及糖原合成，改善心肌代谢，有利于心肌炎恢复，一般每次100～150mg/kg加入10%葡萄糖液静脉滴注，1次/d，连用15d。能量合剂有加强心肌营养、改善心肌功能的作用，常用三磷腺苷（ATP）、辅酶A、维生素B_6与维生素C加入10%葡萄糖液中一同静脉滴注。因ATP能抑制窦房结的自律性，抑制房室传导，故心动过缓、房室传导阻滞时禁用。

2. 泛癸利酮（辅酶Q_{10}）　有保护心肌作用，每次10mg，3岁以下1次/d，3岁以上2次/d，肥胖年长儿3次/d，疗程3个月。部分患者长期服用可致皮疹，停药后可消失。

3. 1,6-二磷酸果糖（FDP）　FDP是一种有效的心肌代谢酶活性剂，有明显保护心肌代谢作用。150～250mg/（kg·d）静脉滴注，1次/d，10～15d为1个疗程。

（三）维生素E

为抗氧化剂，小剂量短疗程应用，每次5mg，3岁以下1次/d，3岁以上2次/d，疗程1

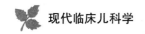

个月。

（四）抗生素

急性期应用青霉素清除体内潜在细菌感染病灶,20 万 U/(kg·d)静脉滴注,疗程 7～10d。

（五）肾上腺皮质激素

在病程早期(2 周内),一般病例及轻型病例不主张应用,因其可抑制体内干扰素的合成,促进病毒增殖及病变加剧。对合并心源性休克、心功能不全、心脏明显扩大、严重心律失常(高度房室传导阻滞、室性心动过速)等重症病例仍需应用,有抗炎、抗休克作用,可用地塞米松 0.2～1mg/kg 或氢化可的松 15～20mg/kg 静脉滴注,症状减轻后改用泼尼松口服,1～1.5mg/(kg·d),逐渐减量停药,疗程 3～4 周。对常规治疗后心肌酶持续不降的病例可试用小剂量泼尼松治疗,0.5～1mg/(kg·d),每 2 周减量 1 次,共 6 周。

（六）积极控制心力衰竭

由于心肌炎患者对洋地黄制剂极为敏感,易出现中毒现象,故多选用快速或中速制剂,如毛花苷 C(西地兰)或地高辛等,剂量应偏小,饱和量一般用常规量的 1/2～2/3,洋地黄化量时间不能短于 24h,并需注意补充氯化钾,因低钾时易发生洋地黄中毒和心律失常。

（七）抢救心源性休克

静脉推注大剂量地塞米松 0.5～1mg/kg 或大剂量维生素 C 200～300mg/kg 常可获得较好效果。及时应用血管活性药物,如多巴胺[(1mg/kg 加入葡萄糖液中用微泵 3～4h 内输完,相当于 5～8mg/(kg·min)]、间羟胺(阿拉明)等可加强心肌收缩力、维持血压及改善微循环。持续氧气吸入,烦躁者给予苯巴比妥、地西泮(安定)或水合氯醛等镇静剂。适当输液,维持血液循环。

（八）纠正心律失常

对严重心律失常除上述治疗外,应针对不同情况及时处理。

1. 房性或室性早搏　可口服普罗帕酮(心律平)每次 5～7mg/kg,每隔 6～8h 服用 1 次,足量用 2～4 周。无效者可选用胺碘酮(可达龙),5～10mg/(kg·d),分 3 次口服。

2. 室上性心动过速　普罗帕酮每次 1～1.5mg/kg 加入葡萄糖液中缓慢静脉推注,无效者 10～15min 后可重复应用,总量不超过 5mg/kg。

3. 室性心动过速　多采用利多卡因静脉滴注或推注,每次 0.5～1.0mg/kg,10～30min 后可重复使用,总量不超过 5mg/kg。对病情危重,药物治疗无效者,可采用同步直流电击复律。

4. 房室传导阻滞　可应用肾上腺皮质激素消除局部水肿,改善传导功能,地塞米松 0.2～0.5mg/kg,静注或静滴。心率慢者口服山莨菪碱(654－2)、阿托品或静脉注射异丙肾上腺素。

第三节　原发性心肌病

原发性心肌病分为扩张(充血)型心肌病、肥厚型心肌病和限制型心肌病。扩张型以心肌细胞肥大、纤维化为主,心脏和心腔扩大,心肌收缩无力。肥厚型以心肌肥厚为主,心室腔变小,舒张期容量减少;若以心室壁肥厚为主,为非梗阻性肥厚型心肌病;以室间隔肥厚为主,左室流出道梗阻,为梗阻性肥厚型心肌病。限制型以心内膜及心内膜下心肌增厚、纤维化为主,心室以舒张障碍为主,此型小儿少见。

一、诊断要点

（一）扩张（充血）型心肌病

1.临床表现　多见于学龄前及学龄儿童,部分病例可能是病毒性心肌炎发展而来。缓慢起病,早期活动时感乏力、头晕,进而出现呼吸困难、咳嗽、心慌、胸闷、浮肿、肝大等心力衰竭症状。心动过速,心律失常,心尖部第一心音减弱,有奔马律,脉压低。易出现脑、肺及肾栓塞。

2.X线　心影增大如球形,心搏减弱,肺淤血。

3.心电图　左室肥大最多,ST段、T波改变,可有室性期前收缩、房室传导阻滞等。

4.超声心动图　心腔普遍扩大,左室为著。左室壁运动幅度减低。

（二）肥厚型心肌病

1.临床表现　可有家族史,缓慢起病,非梗阻型症状较少,以活动后气喘为主。梗阻型则有气促、乏力、头晕、心绞痛或昏厥,可致猝死。心脏向左扩大,胸骨左缘2～4肋间有收缩期杂音。

2.X线　心影稍大,以左室增大为主。

3.心电图　左室肥厚及ST段、T波改变,I、aVL及V_5、V_6导联出现Q波（室间隔肥厚所致）,室性期前收缩等心律失常。

4.超声心动图　心肌非对称性肥厚,向心腔突出;室间隔厚度与左室后壁厚度的比值大于1.3:1;左室流出道狭窄,左室内径变小;收缩期二尖瓣前叶贴近增厚的室间隔。

（三）限制型心肌病

1.临床表现　缓慢起病,活动后气促。以右室病变为主者,出现类似缩窄性心包炎表现,如肝大、腹水、颈静脉怒张及浮肿;以左室病变为主者,有咳嗽、咯血、端坐呼吸等。

2.X线　心影扩大,肺淤血。

3.心电图　P波高尖,心房肥大,房性期前收缩,心房纤颤,ST－T改变,P－R间期延长及低电压。

4.超声心动图　示左右心房扩大;心室腔正常或略变小;室间隔与左室后壁有向心性增厚;心内膜回声增粗;左室舒张功能异常。

二、鉴别诊断

1.扩张（充血）型心肌病应与风湿性心脏病、先天性心脏病、心包积液相鉴别。风心病有风湿热及瓣膜性杂音;先心病常较早出现症状,心脏杂音大多较响;心包积液在超声心动图检查时可见积液。

2.肥厚型心肌病应与主动脉瓣狭窄相鉴别。主动脉瓣狭窄有主动脉瓣区收缩期喷射性杂音,第二心音减弱,X线升主动脉可见主动脉瓣狭窄后扩张,超声心动图检查示主动脉瓣开

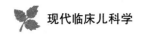

口小。

3. 限制型心肌病应与缩窄性心包炎相鉴别。缩窄性心包炎有急性心包炎病史,X 线心包膜钙化,超声心动图示心包膜增厚。

三、治疗方法

1. 有感染时应积极控制感染。

2. 促进心肌能量代谢药如三磷腺苷、辅酶 A、细胞色素 C、辅酶 Q_{10}、维生素 C、极化液(10%葡萄糖注射液 250mL、胰岛素 6U、10%氯化钾 5mL),有辅助治疗作用。

3. 心力衰竭时按心力衰竭处理,但洋地黄类药剂量宜偏小(用一般量的 1/2～2/3),并宜长期服用维持量。

4. 对发病时间较短的早期患儿,或并发心源性休克、严重心律失常或严重心力衰竭者,可用泼尼松开始量 2mg/(kg·d),分 3 次口服,维持 1～2 周逐渐减量,至 8 周左右减量至0.3mg/(kg·d),并维持此量至 16～20 周,然后逐渐减量至停药,疗程半年以上。

5. 梗阻性肥厚型心肌病,可用 β—受体阻滞药降低心肌收缩力,以减轻流出道梗阻,并有抗心律失常作用,可选用普萘洛尔 3～4mg/(kg·d),分 3 次口服,根据症状及心律调节剂量,可增加到每日 120mg,分 3 次服。一旦确诊,调节适当剂量后,应长期服用。因洋地黄类药及异丙肾上腺素等可加重流出道梗阻,应避免使用,利尿药和血管扩张药物均不宜用。流出道梗阻严重的可行手术治疗或心脏移植。

第四节　高血压

小儿血压超过该年龄组平均血压的 2 个标准差以上,即在安静情况下,若动脉血压高于以下限值并确定无人为因素所致,应视为高血压(表 4－1)。

表 4－1　各年龄组血压正常值

年龄组	正常值	限值
新生儿	80/50mmHg	100/60mmHg
婴儿	90/60mmHg	110/70mmHg
≤8 岁	(90～100)/(60～70)mmHg	120/70mmHg
>8 岁	(100～110)/(70～80)mmHg	130/90mmHg

小儿高血压主要为继发性,肾脏实质病变最常见。其中尤以各种类型的急慢性肾小球肾炎多见,其次为慢性肾盂肾炎、肾脏血管疾病。此外,皮质醇增多症、嗜铬细胞瘤、神经母细胞瘤及肾动脉狭窄等亦是小儿高血压常见的病因。高血压急症系指血压(特别是舒张压)急速升高引起的心、脑、肾等器官严重功能障碍甚至衰竭,又称高血压危象。高血压危象发生的决定因素与血压增高的程度、血压上升的速度以及是否存在合并症有关,而与高血压的病因无关。危象多发生于急进性高血压和血压控制不好的慢性高血压患儿。如既往血压正常者出

现高血压危象往往提示有急性肾小球肾炎,而且血压无须上升太高水平即可发生。如高血压合并急性左心衰、颅内出血时即使血压只有中度升高,也会严重威胁患儿生命。

一、病因

根据高血压的病因,分为原发性高血压和继发性高血压。小儿高血压80%以上为继发性高血压。

（一）继发性高血压

小儿高血压继发于其他病因者为继发性高血压。继发性高血压中80%可能与肾脏疾病有关,如急性和慢性肾功能不全、肾小球肾炎、肾病综合征、肾盂肾炎;其他涉及心血管疾病,如主动脉缩窄、大动脉炎;内分泌疾病,如原发性醛固酮增多症、库欣综合征、嗜铬细胞瘤、神经母细胞瘤等;中枢神经系统疾病及铅、汞中毒等。

（二）原发性高血压

病因不明者为原发性高血压,与下列因素有关:

1.遗传 根据国内外有关资料统计,高血压的遗传度在60%～80%,随着年龄增长,遗传效果更明显。检测双亲均患原发性高血压的正常血压子女的去甲肾上腺素、多巴胺浓度明显高于无高血压家族史的相应对照组,表明原发性高血压可能存在有遗传性交感功能亢进。

2.性格 具有A型性格(A型性格行为的主要表现是具有极端竞争性、时间紧迫性、易被激怒或易对他人怀有进攻倾向)行为类型的青少年心血管系统疾病的发生率高于其他类型者。

3.饮食 钠离子具有一定的升压作用,而食鱼多者较少患高血压病。因此,对高危人群应限制高钠盐饮食,鼓励多食鱼。

4.肥胖 肥胖者由于脂肪组织的堆积,使毛细血管床增加,引起循环血量和心输出量增加,心脏负担加重,日久易引起高血压和心脏肥大。另外高血压的肥胖儿童,通过减少体重可使血压下降,亦证明肥胖对血压升高有明显影响。

5.运动 对少年运动员的研究表明,体育锻炼使心输出量增加、心率减慢、多余的热量消耗,从而有效地控制肥胖、高血脂、心血管适应能力低下等与心脑血管疾病有关的危险因素的形成与发展,为成人期心脑血管疾病的早期预防提供良好的基础。

二、临床表现

轻度高血压患儿常无明显症状,仅于体格检查时发现。血压明显增高时可有头晕、头痛、恶心、呕吐等,随着病情发展可出现脑、心脏、肾脏、眼底血管改变的症状。脑部表现以头痛、头晕常见,血压急剧升高常发生脑血管痉挛而导致脑缺血,出现头痛、失语、肢体瘫痪;严重时引起脑水肿、颅内压增高,此时头痛剧烈,并有呕吐、抽搐或昏迷,这种情况称为高血压脑病。心脏表现有左心室增大,心尖部可闻及收缩期杂音,出现心力衰竭时可听到舒张期奔马律。肾脏表现有夜尿增多、蛋白尿、管型尿,晚期可出现氮质血症及尿毒症。眼底变化,早期见视网膜动脉痉挛、变细,以后发展为狭窄,甚至眼底出血和视盘水肿。某些疾患有特殊症状:主

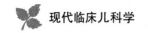

动脉缩窄，发病较早，婴儿期即可出现充血性心力衰竭，股动脉搏动明显减弱或消失，下肢血压低于上肢血压；大动脉炎多见于年长儿，有发热、乏力、消瘦等全身表现，体检时腹部可闻及血管性杂音；嗜铬细胞瘤有多汗、心悸、血糖升高、体重减轻、发作性严重高血压等症状。

三、实验室检查

①尿常规、尿培养、尿儿茶酚胺定性。②血常规和心电图、胸部正侧位片。③血清电解质测定，特别是钾、钠、钙、磷。④血脂测定。总胆固醇、三酰甘油、高密度脂蛋白胆固醇、低密度脂蛋白胆固醇、载脂蛋白 A、载脂蛋白 B。⑤血浆肌酐、尿素氮、尿酸、空腹血糖测定。⑥肾脏超声波检查。如血压治疗未能控制，或有继发性高血压的相应特殊症状、体征，经综合分析，可选择性进行下列特殊检查。

（一）静脉肾盂造影

快速序列法，可见一侧肾排泄造影剂迟于对侧，肾轮廓不规则或显著小于对侧（直径相差1.5cm 以上），造影剂密度大于对侧，或输尿管上段和肾盂有压迹（扩张的输尿管动脉压迫所致）。由于仅能半定量估测肾脏大小和位置，且有假阳性和假阴性，目前多已不用。

（二）放射性核素肾图

$^{131}I-Hippuran(^{131}I-$马尿酸钠$)$肾图，测$^{131}I-Hippuran$从尿中排泄率，反映有效肾血流量。$^{99m}Tc-DTPA(^{99m}$锝－二乙烯三胺戊乙酸$)$肾扫描，反映肾小球滤过率。肾动脉狭窄时双肾血流量不对称，一侧大于对侧$40\%\sim60\%$；一侧同位素延迟出现；双肾同位素浓度一致，排泄一致。

（三）卡托普利－放射性核素肾图

卡托普利为血管紧张素转换酶（ACEI）抑制剂，由于阻止血管紧张素 II 介导的肾小球后出球小动脉的收缩，因此服用卡托普利后行放射性核素肾图检查，可发现患侧肾小球滤过率急剧降低，而血浆流量无明显改变。

（四）肾动脉造影

可明确狭窄是双侧或单侧，狭窄部位在肾动脉或分支，并可同时行球囊扩张肾动脉成型术。如患儿肌酐超过 119mmol/L，则造影剂总量应限制，并予适当水化和扩充容量。

（五）肾静脉血浆肾素活性比测定

手术前准备：口服呋塞米，成人每次 40mg，1 天 2 次，小儿每次 1mg/kg，1 天 2 次，共 1～2d，并给予低钠饮食，停用 β 受体阻滞剂，30min 前给予单剂卡托普利，口服。结果患侧肾静脉肾素活性大于对侧 1.5 倍以上。

（六）血浆肾素活性测定

口服单剂卡托普利 60min 后测定血浆肾素活性，如大于 12mg/（mL·h），可诊断肾血管性高血压，注意不能服用利尿剂等降压药物。

（七）内分泌检查

血浆去甲肾上腺素、肾上腺素和甲状腺功能测定。

四、诊断

目前我国小儿血压尚缺乏统一的标准,判断儿童高血压的标准常有三种。

1.国内沿用的标准 学龄前期高于 110/70mmHg,学龄期高于 120/80mmHg,13 岁及以上高于 140/90mmHg。

2.WHO 标准 小于 13 岁者为高于 130/80mmHg,13 岁及以上者为 140/90mmHg。

3.按 Londe 建议,收缩压和舒张压超过各年龄性别组的第 95 百分位数。目前倾向于应用百分位数。百分位是 1996 年美国小儿血压监控工作组推荐的,根据平均身高、年龄、性别组的标准,凡超过第 95 百分位为高血压。具体标准见表 4-2。

表 4-2 小儿高血压的诊断标准 mmHg

年龄(岁)	男	女
3	109/65	107/68
5	112/71	110/71
7	115/76	113/74
9	115/79	117/77
11	121/80	121/79
15	131/83	128/83
17	136/87	129/84

诊断高血压后进一步寻找病因,小儿高血压多数为继发性。通过详细询问病史,仔细体格检查,结合常规检查和特殊检查,常能作出明确诊断。经过各种检查均正常,找不出原因者可诊断为原发性高血压。

五、高血压急症处理原则

1.处理高血压急症时,治疗措施应该先于复杂的诊断检查。

2.对高血压脑病、高血压合并急性左心衰等高血压危象应快速降压,旨在立即解除过高血压对靶器官的进行性损害。恶性高血压等长期严重高血压者需比正常略高的血压方可保证靶器官最低限度的血流灌注,过快过度地降低血压可导致心、脑、肾及视网膜的血流急剧减少而发生失明、昏迷、抽搐、心绞痛或肾小管坏死等严重持久的并发症。故对这类疾病患儿降压幅度及速度均应适度。

3.高血压危象系因全身细小动脉发生暂时性强烈痉挛引起的血压急骤升高所致。因此,血管扩张剂如钙拮抗剂、血管紧张素转换酶抑制剂,及 α 受体、β 受体抑制剂的临床应用,是治疗的重点。这些药物不仅给药方便(含化或口服),起效迅速,而且在降压同时还可改善心、肾的血流灌注。尤其是降压作用的强度随血压下降而减弱,无过度降低血压之虑。

4.高血压危象常用药物及高血压危象药物的选择参考,见表 4-3 和表 4-4。

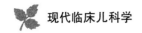

表4—3　高血压危象常用药物

药物	剂量及用法	起效时间	持续时间	不良反应	相对禁忌
硝苯地平(NF)	0.3～0.5mg/kg	含化5min;口服30min	6～8h	心动过速、颜面潮红	
巯甲丙脯酸(CP)	1～2mg/(kg·d)	口服30min	4～6h	皮疹、高钾血症、发热	肾动脉狭窄
柳胺苄心定(LB)	20～80mg加入糖水中,2mg/min静滴(成人剂量)	5～1.0min		充血性心衰、哮喘心动过速、AVB二度以上	
硝普钠(NP)	1μg/(kg·min)开始静滴,无效可渐增至8μg/(kg·min)	即时	停后2min	恶心、精神症状、肌肉痉挛	高血压脑病
二氮嗪(diazoxide)	每次5mg/kg静注,无效30min可重复	1～2min	4～24h	高血糖呕吐	
肼屈嗪(HD)	每次0.1～0.2mg/kg静注或肌注	10min	2～6h	心动过速、恶心呕吐	充血性心衰,夹层主动脉瘤

表4—4　高血压急症药物选择

高血压危象	药物选择	高血压危象	药物选择
高血压脑病	NF、CP、LB、diazoxide、NP	急性左心衰	NP、CP、NF
脑出血	LB、CP、NF	急进性高血压	CP、NF、HD
蛛网膜下隙出血	NF、LB、CP、diazoxide	嗜铬细胞瘤	PM(酚妥拉明)、LB

六、高血压急症的表现

在儿童期高血压急症的主要表现为:①高血压脑病。②急性左心衰。③颅内出血。④嗜铬细胞瘤危象等。现分析如下:

(一)高血压脑病

高血压脑病为一种综合征,其特征为血压突然升高伴有急性神经系统症状。虽任何原因引起的高血压均发生本病,但最常见为急性肾炎。

1.临床表现　头痛并伴有恶心、呕吐,出现精神错乱、定向障碍、谵妄、痴呆;亦可出现烦躁不安,肌肉阵挛性颤动,反复惊厥甚而呈癫痫持续状态。也可发生一过性偏瘫,意识障碍如嗜睡、昏迷;严重者可因颅内压明显增高发生脑疝。眼底检查可见视网膜动脉痉挛或视网膜出血。脑脊液压力可正常亦可增高,蛋白含量增加。

本症应与蛛网膜下隙出血、脑肿瘤、癫痫大发作等疾病鉴别。蛛网膜下隙出血常有脑膜刺激症状,脑脊液为血性而无严重高血压。脑肿瘤、癫痫大发作亦无显著的血压升高及眼底出血。临床确诊高血压脑病最简捷的办法是给予降压药治疗后病情迅速好转。

2.急症处理　一旦确诊高血压脑病,应迅速将血压降至安全范围之内为宜(140/

90mmHg 左右),降压治疗应在严密的观察下进行。

(1)降压治疗:①常用的静脉注射药物为柳胺苄心定,是目前唯一能同时阻滞 α、β 肾上腺素受体的药物,不影响心排出量和脑血流量。因此,即使合并心脑肾严重病变亦可取得满意疗效。本品因独具 α 和 β 受体阻滞作用,故可有效地治疗中毒性甲亢和嗜铬细胞瘤所致的高血压危象。二氮嗪,因该药物可引起水钠潴留,可与呋塞米(速尿)并用增强降压作用。又因本品溶液呈碱性,注射时勿溢到血管外。硝普钠,也颇为有效,但对高血压脑病不做首选。该药降压作用迅速,维持时间短,应根据血压水平调节滴注速度。使用时应避光并新鲜配制,溶解后使用时间不宜超过 6h,连续使用不要超过 3d,当心硫氰酸盐中毒。②常用口服或含化药物为:硝苯地平。通过阻塞细胞膜钙离子通道,减少钙内流,从而松弛血管平滑肌使血压下降。神志清醒,合作患儿可舌下含服,意识障碍或不合作者可将药片碾碎加水 0.5~1mL 制成混悬剂抽入注射器中缓慢注入舌下。巯甲丙脯酸,为血管紧张素转换酶抑制剂,对于高肾素恶性高血压和肾血管性高血压降压作用特别明显,对非高肾素性高血压亦有降压作用。

(2)保持呼吸道通畅,镇静,制止抽搐。可用苯巴比妥钠(8~10mg/kg,肌内注射,必要时 6h 后可重复)、安定(0.3~0.5mg/kg 肌肉或静脉缓注,注射速度在 3mg/min 以下,必要时 30min 后可重复)等止惊药物,但须注意呼吸。

(3)降低颅内压:可选用 20%甘露醇(每次 1g/kg,每 4h 或 6h1 次)、呋塞米(每次 1mg/kg)以及 25%血清白蛋白(20mL,每日 1~2 次)等,减轻脑水肿。

(二)颅内出血(蛛网膜下隙出血或脑实质出血)

1.临床表现及诊断 蛛网膜下隙出血起病突然,伴有严重头疼、恶心呕吐及不同程度意识障碍。若出血量不大,意识可在几分钟到几小时内恢复,但最后仍可逐渐昏睡或谵妄。若出血严重,可以很快出现颅内压增高的表现,有时可出现全身抽搐,颈项强直是很常见的体征,甚至是唯一的体征,伴脑膜刺激征。眼底检查可发现新鲜出血灶。腰椎穿刺脑脊液呈均匀的血性,但发病后立即腰穿不会发现红细胞,要等数小时以后红细胞才到达腰部的蛛网膜下隙。1~3d 后可由于无菌性脑膜炎而发热,白细胞增高似与蛛网膜下隙出血的严重程度呈平行关系,因此,不要将诊断引向感染性疾病。CT 脑扫描检查无改变。

脑实质出血起病时常伴头痛呕吐,昏迷较为常见,腰椎穿刺脑脊液压力增高,血性者占 80%以上。除此而外,可因出血部位不同伴有如下不同的神经系统症状。

(1)壳核—内囊出血:典型者出现"三偏症",出血对侧肢体瘫痪和中枢性面瘫;出血对侧偏身感觉障碍;出血对侧的偏盲。

(2)脑桥出血:初期表现为交叉性瘫痪,即出血侧面瘫和对侧上、下肢瘫痪,头眼转向出血侧。后迅速波及两侧,出现双侧面瘫痪和四肢瘫痪,头眼位置恢复正中,双侧瞳孔呈针尖大小,双侧锥体束征。早期出现呼吸困难且不规则,常迅速进入深昏迷,多于 24~48h 内死亡。

(3)脑室出血:表现为剧烈头痛呕吐,迅速进入深昏迷,瞳孔缩小,体温升高,可呈去大脑强直,双侧锥体束征。四肢软瘫,腱反射常引不出。

(4)小脑出血:临床变化多样,但是走路不稳是常见的症状。常出现眼震颤和肢体共济失调症状。

颅内出血可因颅内压增高发生心动过缓,呼吸不规则,严重者可发生脑疝。多数颅内出血的患儿心电图可出现巨大倒置 T 波,QT 期间延长。血常规可见白细胞升高,尿常规可见蛋白、红细胞和管型,血中尿素氮亦可见升高。在诊断中尚需注意,颅内出血本身可引起急性高血压,即使患儿以前并无高血压史。此外,尚需与癫痫发作、高血压脑病以及代谢障碍所致昏迷相区别。

2.急症处理

(1)一般治疗:绝对卧床,头部降温,保持气道通畅,必要时做气管内插管。

(2)控制高血压:对于高血压性颅内出血的患儿,应及时控制高血压。但由于颅内出血常伴颅内压增高,因此,投予降压药物应避免短时间内血压下降速度过快和幅度过大,否则脑灌注压将受到明显影响。一般低压不宜低于出血前水平。舒张压较低,脉压差过大者不宜用降压药物。降压药物的选择以硝苯地平、卡托普利和柳胺苄心定较为合适。

(3)减轻脑水肿:脑出血后多伴脑水肿并逐渐加重,严重者可引起脑疝。故降低颅内压,控制脑水肿是颅内出血急性期处理的重要环节。疑有继续出血者可先采用人工控制性过度通气、静脉注射呋塞米等措施降低颅内压,也可给予渗透性脱水剂如 20％甘露醇(1g/kg,每 4~6h1 次)以及 25％的血清清蛋白(20mL,每日 1~2 次)。短程大剂量激素有助于减轻脑水肿,但对高血压不利,故必须要慎用,更不宜长期使用。治疗中注意水电解质平衡。

(4)止血药和凝血药:止血药对脑出血治疗尚有争议,但对蛛网膜下隙出血,对羧基苄胺及 6-氨基己酸能控制纤维蛋白原的形成,有一定疗效,在急性期可短时间使用。

(5)其他:经检查颅内有占位性病灶者,条件允许时可手术清除血肿,尤其对小脑出血、大脑半球出血疗效较好。

(三)高血压合并急性左心衰竭

1.临床表现及诊断 儿童期血压急剧升高时,造成心脏后负荷急剧升高。当血压升高到超过左心房所能代偿的限度时就出现左心衰竭及急性肺水肿。急性左心衰竭时,动脉血压,尤其是舒张压显著升高,左室舒张末期压力、肺静脉压力、肺毛细血管压和肺小动脉楔压均升高,并与肺淤血的严重程度呈正相关。当肺小动脉楔压超过 30mmHg 时,血浆自肺毛细血管大量渗入肺泡,引起急性肺水肿。急性肺水肿是左心衰竭最重要的表现形式。患儿往往面色苍白、口唇青紫、皮肤湿冷多汗、烦躁、极度呼吸困难、咯大量白色或粉红色泡沫痰,大多被迫采取前倾坐位,双肺听诊可闻大量水泡音或哮鸣音,心尖区特别在左侧卧位和心率较快时常可闻及心室舒张期奔马律等。在诊断中应注意的是,即使无高血压危象的患儿,急性肺水肿本身可伴有收缩压及舒张压升高,但升高幅度不会太大,且肺水肿一旦控制,血压则自行下降。而急性左心衰竭肺水肿患儿眼底检查如有出血或渗出时,考虑合并高血压危象。

2.急症处理

(1)体位:患儿取前倾坐位,双腿下垂(休克时除外),四肢结扎止血带。止血带压力以低于动脉压又能阻碍静脉回流为度,相当于收缩压及舒张压之间,每 15min 轮流将一肢体的止血带放松。该体位亦可使痰较易咳出。

(2)吗啡:吗啡可减轻左心衰竭时交感系统兴奋引起的小静脉和小动脉收缩,降低前、后负荷。对烦躁不安、高度气急的急性肺水肿患儿,吗啡是首选药物,可皮下注射盐酸吗啡 0.1~0.2mg/kg,但休克、昏迷及呼吸衰竭者忌用。

(3)给氧:单纯缺氧而无二氧化碳潴留时,应给予较高浓度氧气吸入,活瓣型面罩的供氧效果比鼻导管法好,提供的 FiO_2 可达 $0.3\sim0.6$。肺水肿时肺部空气与水分混合,形成泡沫,妨碍换气。可使氧通过含有乙醇的雾化器,口罩给氧者乙醇浓度为 $30\%\sim40\%$,鼻导管给氧者乙醇浓度为 70%,1 次不宜超过 20min。但乙醇的去泡沫作用较弱且有刺激性。近年有报道用二甲硅油消泡气雾剂治疗,效果良好。应用时将瓶倒转,在距离患儿口腔 $8\sim10cm$ 处,于吸气时对准咽喉或鼻孔喷雾 $20\sim40$ 次。一般 5min 内生效,最大作用时间在 $15\sim30min$。必要时可重复使用。如低氧血症明显,又伴有二氧化碳潴留,应使用间歇正压呼吸配合氧疗。间歇正压呼吸改善急性肺水肿的原理,可能由于它增加肺泡压与肺组织间隙压,降低右心房充盈压与胸腔内血容量;增加肺泡通气量,有利于清除支气管分泌物,减轻呼吸肌工作,减少组织氧耗量。

(4)利尿剂:宜选用速效强效利尿剂,可静注呋塞米(每次 $1\sim2mg/kg$)或依他尼酸(利尿酸钠)($1mg/kg$,20mL 液体稀释后静注),必要时 2h 后重复。对肺水肿的治疗首先由于呋塞米等药物有直接扩张静脉作用,增加静脉容量,使静脉血自肺部向周围分布,从而降低肺静脉压力,这一重要特点在给药 5min 内即出现,其后才发挥利尿作用,减少静脉容量,缓解肺淤血。

(5)洋地黄及其他正性肌力药物:对急性左心衰竭患儿几乎都有指征应用洋地黄。应采用作用迅速的强心剂如毛花苷 C(西地兰)静脉注射,1 次注入洋地黄化量的 1/2,余 1/2 分为 2 次,每隔 $4\sim6h1$ 次。如需维持疗效,可于 24h 后口服地高辛维持量。如仍需继续静脉给药,每 6h 注射 1 次 1/4 洋地黄化量。毒毛旋花子苷 K,1 次静脉注射 $0.007\sim0.01mg/kg$,如需静脉维持给药,可 $8\sim12h$ 重复 1 次。使用中注意监护,以防洋地黄中毒。

多巴酚丁胺为较新、作用较强、不良反应较小的正性肌力药物。用法:静脉点滴 $5\sim10mg/(kg\cdot min)$。

(6)降压治疗:应采用快速降压药物使血压速降至正常水平以减轻左室负荷。硝普钠为一种强力短效血管扩张剂,直接使动脉和静脉平滑肌松弛,降低周围血管阻力和静脉贮血。因此,硝普钠不仅降压迅速,还能减低左室前、后负荷,改善心脏功能,为高血压危象并急性左心衰竭较理想的首选药物。一般从 $1\mu g/(kg\cdot min)$ 开始静滴,在监测血压的条件下,无效时每 $3\sim5min$ 调整速度渐增至 $8\mu g/(kg\cdot min)$。此外,也可选用硝苯地平或卡托普利,但忌用柳胺苄心定和肼屈嗪,因柳胺苄心定对心肌有负性肌力作用,而后者可反射性增快心率和心输出量,加重心肌损害。

第五节　心力衰竭

心力衰竭(HF)简称心衰,是临床上的一个综合征,指因心肌收缩或舒张功能下降,导致心排血量绝对或相对不足而不能满足机体组织代谢需要的病理状态,是各种心脏病的严重阶段,也是儿童时期危重症之一。各个年龄均可发生,以 1 岁内发病率最高。

一、诊断步骤

（一）病史采集要点

1.病史　先天性心脏病、心肌炎、心肌病、风湿性心脏病、感染性心内膜炎、川崎病、严重心律失常、心脏手术后、甲状腺功能亢进、急性肾炎等常是心衰的病因。心衰往往有诱发因素，注意了解有无以下常见诱因：①感染。②过度劳累或情绪激动。③贫血。④心律失常。⑤摄入钠过多。⑥停用洋地黄过早或洋地黄过量。

2.主要临床表现　依年龄、病因、起病缓急而有所不同。新生儿表现可不典型，应注意有无嗜睡、淡漠或烦哭，吃奶费力、呕吐、呼吸浅速、呼吸困难、哭声弱、面色灰白、皮肤湿冷。婴儿起病常较急，发展迅速，可突然出现烦躁哭闹、呼吸急促费力、发绀、肢端冷，起病稍缓者喂养困难，吸乳费劲气促、体重不增、多汗、哭声变弱或声嘶。年长儿与成人相似，乏力、体力活动能力减退、头晕、心慌、气促、呼吸困难、端坐呼吸、食欲缺乏、长期咳嗽、体重短期内增加、少尿、下肢水肿、发绀等。

（二）体格检查要点

1.一般表现　慢性心衰患儿生长发育迟缓，体格瘦小、疲乏、面色苍白。患儿烦躁、多汗、哭声低弱。

2.心血管体征　心界增大，心率增快，婴儿＞160 次/min。学龄儿童＞100 次/min，心音减弱，呈奔马律，心前区可闻 2/6 级收缩期杂音。血压偏低、脉搏细弱、奇脉、皮肤花纹、四肢冷、口唇、肢端发绀。

3.其他系统　呼吸急促、浅表，三凹征，端坐呼吸，叹息，肺部喘鸣音、湿性啰音，颈静脉充盈或怒张，肝脏肿大、边缘较钝，双下肢水肿，重者有胸腔、腹腔积液。

4.原发病的体征。

（三）门诊资料分析

1.血常规　可有贫血改变。

2.尿常规　可有轻度蛋白尿和镜下血尿。

3.血心肌酶谱　可升高，提示心肌缺血征象。

4.心电图　除原发性心脏病心电图改变外，心力衰竭无特异性改变，可有左右心室肥厚和 ST-T 改变，心电图改变不能表明有心衰，但对心律失常及心肌缺血引起的心衰有诊断及指导治疗意义。

5.X 线胸片　心尖搏动减弱，心影多增大，心胸比例增大，1 岁内超过 0.55，1 岁后超过 0.5。可见肺淤血或肺水肿、胸腔积液表现。

（四）进一步检查项目

1.补充门诊未做的项目　心肌肌钙蛋白、肝肾功能、电解质生化。

2.超声心动图　超声可估量心腔的大小和左室射血分数。心衰者射血分数（EF）降低，左室短轴缩短率（FS）下降，左室每搏量减少，心排血指数减低，心室内径增大。超声心动图对心衰的病因诊断有重要作用，如可诊断先心病的结构，彩超可显示心内分流、瓣膜反流及狭窄，还可估量狭窄前后的压差、体、肺循环的流量比及心排量等。

3. 血气分析 心衰时不同血流动力学改变可有相应的血气及 pH 变化。容量负荷增加, 肺静脉充血, 影响肺内通气, 氧分压降低; 心排血量绝对或相对不足, 组织灌注不足致组织代谢异常, 易导致低血氧降低、代谢性酸中毒及电解质紊乱。血气分析可反映病情严重的程度。

4. 血压、体温、呼吸、心律、心率和经皮血氧饱和度监测。

5. 中心静脉压 与右室舒张末压一致, 正常 0.59～1.18kPa, 增高提示右心衰竭或补液过多过快; <0.59kPa 说明血容量不足。

6. 肺毛细血管楔嵌压(肺楔压) 正常 0.59～1.18kPa, 反映左心房压, 左心房压一般反映左室舒张末压。主要反映心脏前负荷, 压力增高提示左心衰竭。>1.96kPa 示轻～中度肺淤血, >2.45kPa 为重度, >2.94kPa 提示肺水肿。

7. 记录 24h 出入量 避免液体入量过多而加重心脏负担。

二、诊断对策

(一)诊断要点

1. 具备以下四项考虑心力衰竭

(1)呼吸急促:婴儿>60 次/min;幼儿>50 次/min;儿童>40 次/min。

(2)心动过速:婴儿>130 次/min;幼儿>130 次/min;儿童>120 次/min。

(3)心脏扩大:体检、X 线、胸片或超声心动图证实。

(4)烦躁、喂哺困难、体重增加、尿少、水肿、多汗、青紫、呛咳、阵发性呼吸困难(2 项以上)。

2. 具备上述 4 项加以下 1 项或上述 2 项加以下 2 项即可确诊心力衰竭

(1)肝大:婴幼儿在肋下≥3cm, 儿童≥1cm, 有进行性肝大或伴有触痛者更有意义。

(2)肺水肿。

(3)奔马律。

(4)周围循环障碍。

3. 心功能评级

Ⅰ级 仅有心脏病的体征(如杂音), 但体力活动不受限制。

Ⅱ级 一般体力活动无症状, 但较重的劳动后可引起疲乏, 心悸及呼吸急促。

Ⅲ级 能耐受较轻的体力活动, 短程平路尚能健步而行, 但步行时间稍长, 快步或常速登三楼时, 发生呼吸急促、心悸等。

Ⅳ级 体力活动能力完全丧失, 休息时仍有心力衰竭的症状和体征, 如呼吸困难、水肿和肝大等, 活动时症状加剧。

对婴儿心功能评价按以下分级:

0 级 无心衰表现。

Ⅰ级 即轻度心衰。其指征为每次哺乳量<105mL, 或哺乳时间需 30min 以上, 呼吸困难, 心率>150 次/min, 可有奔马律, 肝脏肿大肋下 2cm。

Ⅱ级 即中度心衰。指征为每次哺乳量<90mL, 或哺乳时间需 40min 以上, 呼吸>60 次/min, 呼吸形式异常, 心率>160 次/min, 肝大肋下 2～3cm, 有奔马律。

Ⅲ级 即重度心衰。指征为每次哺乳量<75mL, 或哺乳时间需 40min 以上, 呼吸>60 次/

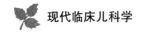

min,呼吸形式异常,心率>170次/min,肝大肋下3cm以上,有奔马律。并有末梢灌注不良。

(二)鉴别诊断要点

婴儿心力衰竭应与毛细支气管炎、支气管肺炎相鉴别。后两病有感染史,表现发热、咳嗽咳痰、气促气喘症状,肺部满布湿性啰音,胸片表现肺部有片状阴影,血象有炎症改变支持肺部炎症改变。吸氧后发绀可以减轻或消失,血氧分压升高,氧饱和度正常。抗感染治疗有效。但病情严重可出现心力衰竭,可进行心脏超声检查,按心力衰竭治疗。

(三)临床类型

1.按起病急缓　分为急性和慢性心力衰竭。

2.按受累部位　分为左、右心及全心衰竭。

3.按心输出量　分为高输出量和低输出量心衰。

4.按心脏收缩或舒张功能　分为收缩功能衰竭和舒张功能衰竭。

三、治疗对策

(一)治疗原则

1.消除病因及诱因。

2.减轻心脏负荷,改善心脏功能,改善血流动力学。

3.保护衰竭心脏。

4.对症治疗。

(二)治疗计划

1.一般治疗　保证患儿休息,防止躁动,必要时用镇静剂。严重心衰患儿常不能平卧,年长儿可取半坐位,年小婴儿可抱起,使下肢下垂,减少静脉回流。供给湿化氧,并做好护理工作,避免便秘及排便用力。婴儿吸吮费力,宜少量多次喂奶。给予营养丰富、易于消化的食品。急性心力衰竭或严重浮肿者,应限制入量及食盐,每日入液量大约为1 200mL/m² 或50~60mL/kg。

2.洋地黄类药物　迄今为止洋地黄类仍是儿科临床上广泛使用的强心药物,其作用于心肌细胞上的 Na^+-K^+-ATP 酶,抑制其活性,使细胞内 Na^+ 浓度升高,细胞内 Ca^{2+} 升高,增强心肌收缩。强心甙通过正性肌力作用、负性传导作用及负性心率作用而起效应,以往强调洋地黄对心肌的正性肌力作用,近年认识到它对神经内分泌和压力感受器的影响。心衰时,洋地黄能改善压力感受器的敏感性和功能,亦可直接抑制过度的神经内分泌活性,降低去甲肾上腺素的分泌,降低血浆肾素活性,减少血管紧张素Ⅱ的量等。洋地黄的治疗量与正性肌力作用呈线性关系,小剂量小作用,大剂量大作用。

(1)洋地黄制剂的剂量及用法:①地高辛:有口服和静脉制剂。口服负荷量早产儿0.02mg/kg,足月儿0.02~0.03mg/kg,婴儿及儿童0.025~0.04mg/kg;维持量为1/5~1/4负荷量,分2次,每12h/次。②毛花苷C:仅有静脉剂型。负荷量<2岁0.03~0.04mg/kg,>2岁0.02~0.03mg/kg。

急性心衰常用快速洋地黄类制剂,常用毛花苷C0.02~0.03mg/kg(2岁以上),先给半量,余下半量分2次给予(间隔4~6h),第二天开始用地高辛维持量。慢性心衰可直接用慢饱和法强心治疗,即每天口服地高辛维持量(1/4 饱和量),分 2 次口服,经 5～7d 后达到稳定的血药浓度。必须注意洋地黄的不良反应,密切观察临床表现并定期查心电图和(或)地高辛浓度。用药前应了解患儿近 2 周内洋地黄使用的情况,用药时根据具体情况使用合理剂量,并注意个体化。

(2)洋地黄中毒的治疗:首先应立即停药,并测定患儿血清地高辛、钾、镁浓度及肾功能,建立静脉输液并监测心电图。若中毒较轻,血清钾正常,一般在停药后 12～24h 后中毒症状消失。若中毒较重可:①静滴氯化钾,以每小时 0.3～0.5mmol/kg 的速度缓慢滴注,浓度≤0.3％,总量不超过 2mmol/kg;有Ⅱ度以上房室传导阻滞者禁用。②苯妥英钠(大仑丁)1～2mg/kg,缓慢注射(>20min)。

3.利尿剂　利尿剂可改善心力衰竭的临床症状,是心衰治疗的重要措施之一。利尿剂主要通过作用于肾小管不同部位,阻止钠和水的再吸收而产生利尿作用,可减轻水肿,减少血容量,降低回心血量;降低左室充盈压,减轻心脏前负荷。使用利尿剂应根据病情轻重、利尿剂的作用机制及效应力,合理选择或联合应用。急性、重症心衰可静脉用袢利尿剂,如呋塞米(速尿),利尿作用强大迅速。慢性心衰可用噻嗪类利尿剂,如氢氯噻嗪(HCT),对改善症状有益。需注意利尿后可能发生电解质失衡,尤其是低钾血症,一般联合保钾利尿剂如螺内酯、氨苯喋啶等口服,必要时补充钾剂并调整利尿药物的种类和剂量。用法用量:①呋塞米(速尿):静脉注射每次 1～2mg/kg,口服每次 1～2mg/kg,每天 2～3 次。②氢氯噻嗪:口服每次 1～2mg/kg,每天 2～3 次。③螺内酯(安体舒通):口服每次 1～2mg/kg,每天 2～3 次。

4.血管紧张素转换酶抑制剂(ACEI)类药物　ACEI 类药物具有阻断肾素－血管紧张素系统及抑制缓激肽分解的作用,从而逆转心肌重构及减轻心脏前后负担,改善心功能,是治疗慢性心力衰竭的基本用药。儿科常用①卡托普利(开搏通):1～6mg/(kg·d),分 2～3 次,从小剂量开始,根据情况调整剂量,一般隔 3～5d 加量,逐渐增加至合适剂量。②贝那普利:长效制剂,初始剂量 0.1mg/kg,每日 1 次口服,每周递增 1 次,每次增加 0.1mg/kg,最大耐受量 0.3mg/(kg·d)。③依那普利:长效制剂,初始剂量 0.05mg/(kg·d),每日 1 次口服,根据患儿情况增量,最大耐受量 0.1mg/(kg·d)。

5.血管紧张素Ⅱ受体拮抗剂　可以阻断来自不同途径的血管紧张素Ⅱ(AngⅡ)作用,用于患者对 ACEI 不耐受或效果不佳者,常用氯沙坦、缬沙坦,口服有效,高选择性。

6.血管扩张药物　通过扩张静脉容量血管和动脉阻力血管,减轻心室前后负荷,提高心输出量;并使室壁应力下降,心肌耗氧减低而改善心功能。

(1)硝普钠:剂量为每分钟 0.2μg/kg,以 5％葡萄糖稀释后静脉点滴,以后每隔 5 分钟,可每分钟增加 0.1～0.2μg/kg,直到获得疗效或血压有所降低。最大剂量不超过每分钟 3～5μg/kg。如血压过低则立即停药,并给去氧肾上腺素(新福林)0.1mg/kg。

(2)硝酸甘油:增加一氧化氮的产生和输送,主要对静脉血管有扩张作用,作用较硝普钠弱,但对肺静脉作用明显。常用剂量 0.25～10μg/(kg·min)。

(3)酚妥拉明:是 α₁ 受体阻滞剂。在组织内产生一氧化氮,使动静脉血管扩张,以扩张小动脉为主,减轻心脏前后负荷,常与多巴胺类药物合用。常用剂量 2～10μg/(kg·min),用 5％葡萄糖稀释后静脉点滴。

7. 非洋地黄类正性肌力药物

(1)β受体激动剂:洋地黄药物治疗效果不好时,可用肾上腺素能受体(β受体)激动剂如多巴胺及多巴酚丁胺。多巴胺和多巴酚丁胺可增加心肌收缩力、扩张血管。常常是多巴胺和多巴酚丁胺各 $7.5\mu g/(kg \cdot min)$ 联合应用,取得较好效果,一般主张短期内使用。常用于低输出量性急性心衰及心脏手术后低心排血量综合征。①多巴胺:常用剂量 $5\sim10\mu g/(kg \cdot min)$。②多巴酚丁胺:$2\sim5\mu g/(kg \cdot min)$。

(2)磷酸二酯酶抑制剂:通过抑制磷酸二酯酶,减少细胞内 cAMP 降解,增加钙浓度,加强心肌收缩力,同时扩张外周血管,减轻心室前后负荷。①氨力农:静脉注射,首剂负荷量 $0.5mg/kg$,继以 $3\sim10\mu g/(kg \cdot min)$ 输入。②米力农:静脉注射,首剂负荷量 $50\mu g/kg$,继以 $0.25\sim1\mu g/(kg \cdot min)$ 输入。

8. β受体阻滞剂 经镇静、洋地黄、利尿、血管扩张药物治疗后,症状改善不明显,可用β受体阻滞剂。β受体阻滞剂可以阻断交感神经系统过度激活,减少心肌耗氧,改善心脏舒张功能,可使β受体密度上调,恢复心脏对β受体激动剂的敏感性,并可抑制心肌肥厚及细胞凋亡和氧化应激反应,改善心肌细胞生物学特性,从而增强心脏功能,是治疗慢性心衰的重要药物。常用:①倍他洛克:初始量为 $0.5mg/(kg \cdot d)$,分 2 次口服,根据情况调整剂量,最大耐受量 $3mg/(kg \cdot d)$,持续至少 6 个月,直至心脏缩小接近正常。②普萘洛尔:$1\sim4mg/(kg \cdot d)$,分 $2\sim3$ 次用。③卡维地洛:为非选择性β受体阻滞剂,并有α受体阻滞作用,故兼有扩血管作用,可降低肺楔压。初始剂量为 $0.1g/(kg \cdot d)$,分 2 次口服,每周递增 1 次,每次增加 $0.1mg/(kg \cdot d)$,最大耐受量 $0.3\sim0.8mg/(kg \cdot d)$,分 2 次口服。

9. 抗心律失常药物 心衰时常伴有心律失常,如室性早搏、室性心动过速等,应抗心律失常治疗,抗心律失常药多有负性肌力作用,可加重心衰。一般认为胺碘酮较安全有效,但用量宜小。

10. 护心药物

(1)1,6-二磷酸果糖(FDP):可调节葡萄糖代谢,促进磷酸果糖激酶活性,刺激无氧糖酵解,增加心肌组织磷酸肌酸及 ATP 含量;改善心肌细胞线粒体能量代谢;稳定细胞膜和溶酶体膜,保持其完整性;通过抑制中性粒细胞氧自由基生成,减轻心衰所致的组织损伤。静滴 FDP 用量每次 $100\sim250mg/kg$,$1\sim2$ 次/d,静注速度为 $10mL/min$,$7\sim10d$ 为一疗程。

(2)肌酸磷酸钠:是一种高效供能物质,外源性肌酸磷酸钠可维持心肌细胞的磷酸水平,稳定细胞膜,保护心肌细胞免受氧自由基的过氧化损害。婴幼儿 $1g/d$,年长儿 $2g/d$。

(3)中成药:如参麦注射液或黄芪注射液,每日 $10\sim20mL$ 加入葡萄糖中静脉点滴。

(4)辅酶 Q_{10}(Co-Q_{10}):能增强线粒体功能,改善心肌的能量代谢,改善心肌的收缩力。口服剂量为 $1mg/(kg \cdot d)$,大多数患者在 3 个月内显效。

(5)能量合剂:ATP20mg+维生素 C $100\sim200mg/(kg \cdot d)$,加入葡萄糖液中滴注。

(6)其他:γ脑钠肽等。

11. 肾上腺皮质激素 用于急性重症心衰。可改善心肌代谢,降低周围血管张力,降低毛细血管通透性,解除支气管痉挛改善通气。常用地塞米松静滴,每次 $0.3\sim1mg/kg$,短期使用。

12.病因治疗　手术根治先天性心脏病,抗生素控制感染性心内膜炎,纠正贫血,抗心律失常治疗,治疗甲状腺功能亢进、心肌炎、心肌病、风湿性心脏病等。并注意去除诱因。

13.心脏移植　心脏移植是心衰终末期的治疗方法。对各种心脏病所致心衰,药物不能控制时,均可做心脏移植,改善生命质量,延长生命。近年来小儿心脏移植的治疗效果显著提高,5年存活率超过80%,10年存活率超过60%。供体来源困难、排斥反应及费用昂贵是其重要缺点。

(三)治疗方案的选择

1.所有心衰患儿都要作病因治疗及对症治疗。

2.急性心衰的治疗重点是循环重建和挽救生命,慢性心衰还应包括提高运动耐量、改善生活质量。

3.心脏移植是心衰终末期的治疗方法。

第五章　小儿呼吸系统疾病

第一节　急性上呼吸道感染

急性上呼吸道感染(AURI)简称上感,俗称"感冒",是小儿最常见的疾病。系由各种病原引起的上呼吸道炎症,主要侵犯鼻、咽、扁桃体及喉部。一年四季均可发病。若炎症局限在某一组织,即按该部炎症命名,如急性鼻炎、急性咽炎、急性扁桃体炎、急性喉炎等。急性上呼吸道感染主要用于上呼吸道局部感染定位不确切者。

一、病因

各种病毒和细菌均可引起,以病毒感染为主,可占原发性上呼吸道感染的90%以上,主要有鼻病毒、呼吸道合胞病毒、流感病毒、副流感病毒、腺病毒、单纯疱疹病毒、柯萨奇病毒、埃可病毒、冠状病毒、EB病毒等。少数可由细菌引起。由于病毒感染,上呼吸道黏膜失去抵抗力而继发细菌感染,最常见致病菌为A组溶血性链球菌、肺炎链球菌、流感嗜血杆菌、葡萄球菌等。近年来肺炎支原体亦不少见。

婴幼儿时期由于上呼吸道的解剖生理特点及免疫特点易患本病。营养障碍性疾病,如维生素D缺乏性佝偻病、锌或铁缺乏症,以及护理不当、过度疲劳、气候改变和不良环境因素等,给病毒、细菌的入侵造成了有利条件,易致反复上呼吸道感染或使病程迁延。

二、临床表现

本病多发于冬春季节,潜伏期1~3d,起病多较急。由于年龄大小、体质强弱及病变部位的不同,病情的缓急、轻重程度也不同。年长儿症状较轻,而婴幼儿症状较重。

(一)一般类型上感

1.症状

(1)局部症状:流清鼻涕、鼻塞、打喷嚏,也可有流泪、微咳或咽部不适。患儿多于3~4d内不治自愈。

(2)全身症状:发热、烦躁不安、头痛、全身不适、乏力等。部分患儿有食欲缺乏、呕吐、腹泻、腹痛等消化系统的症状。有些患儿病初可出现脐部附近阵发性疼痛,多为暂时性,无压痛。可能是发热引起反射性肠痉挛或蛔虫骚动所致。如腹痛持续存在,多为并发急性肠系膜淋巴结炎,应注意与急腹症鉴别。

婴幼儿起病急,全身症状为主,局部症状较轻。多有发热,有时体温可达39～40℃,热程2d至1周不等,起病1～2d由于突发高热可引起惊厥,但很少连续多次,热退后,惊厥及其他神经症状消失,一般情况良好。

年长儿以局部症状为主,全身症状较轻,无热或轻度发热,自诉头痛、全身不适、乏力。极轻者仅鼻塞、流稀涕、喷嚏、微咳、咽部不适等,多于3～4d内自愈。

2.体征　检查可见咽部充血,咽后壁滤泡肿大,如感染蔓延至鼻咽部邻近器官,可见相应的体征,如扁桃体充血肿大,可有脓性分泌物,下颌淋巴结肿大、压痛。肺部听诊多数正常,少数呼吸音粗糙或闻及痰鸣音。肠病毒感染者可见不同形态的皮疹。

(二)两种特殊类型上感

1.疱疹性咽峡炎　由柯萨奇A组病毒引起,多发于夏秋季节,可散发或流行。临床表现为骤起高热、咽痛、流涎,有时呕吐、腹痛等。体查可见咽部充血,在咽腭弓、腭垂、软腭或扁桃体上可见数个至十数个2～4mm大小灰白色的疱疹,周围有红晕,1～2d后疱疹破溃形成小溃疡。病程1周左右。

2.咽—结合膜热　由腺病毒3、7型引起,多发生于春夏季,可在集体儿童机构中流行。以发热、咽炎和结膜炎为特征。临床表现为多呈高热、咽痛、眼部刺痛、结膜炎,有时伴有消化系统的症状。体查可见咽部充血、有白色点块状分泌物,周边无红晕,易于剥离,一侧或两侧滤泡性眼结膜炎,颈部、耳后淋巴结肿大。病程1～2周。

三、并发症

婴幼儿上呼吸道感染波及邻近器官,引起中耳炎、鼻窦炎、咽后壁脓肿、颈部淋巴结炎,或炎症向下蔓延,引起气管炎、支气管炎、肺炎等。年长儿若患A组溶血性链球菌性咽峡炎可引起急性肾小球肾炎、风湿热等。

四、实验室检查

病毒感染者血白细胞计数在正常范围内或偏低,中性粒细胞减少,淋巴细胞计数相对增高。病毒分离、血清反应、免疫荧光、酶联免疫等方法,有利于病毒病原体的早期诊断。细菌感染者血白细胞可增高,中性粒细胞增高,在使用抗菌药物前进行咽拭子培养可发现致病菌。链球菌引起者可于感染2～3周后血中(ASO)滴度增高。

五、诊断和鉴别诊断

根据临床表现不难诊断,但应与以下疾病相鉴别。

(一)流行性感冒

由流感病毒、副流感病毒所致,有明显的流行病史。局部症状轻,全身症状重,常有发热、头痛、咽痛、四肢肌肉酸痛等,病程较长。

(二)急性传染病早期

上呼吸道感染常为急性传染病的前驱症状,如麻疹、流行性脑脊髓膜炎、脊髓灰质炎、猩红热、百日咳、伤寒等,应结合流行病史、临床表现及实验室资料等综合分析,并观察病情演变

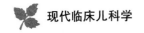

加以鉴别。

（三）急性阑尾炎

上呼吸道感染同时伴有腹痛应与急性阑尾炎鉴别，本病腹痛常先于发热，腹痛部位以右下腹为主，呈持续性，有肌紧张和固定压痛点，白细胞及中性粒细胞增高。

六、治疗

（一）一般治疗

1.注意适当休息，多饮水，发热期间宜给流质或易消化食物。

2.保持室内空气新鲜及适当的温度、湿度。

3.加强护理，注意呼吸道隔离，预防并发症。

（二）抗感染治疗

1.抗病毒药物应用　病毒感染时不宜滥用抗生素。常用抗病毒药物：

（1）利巴韦林：具有广谱抗病毒作用，10～15mg/(kg·d)，口服或静脉滴注，或 2mg 含服，1 次/2h，6 次/d，疗程为 3～5d。

（2）双嘧达莫（潘生丁）：有抑制 RNA 病毒及某些 DNA 病毒的作用，3～5mg/(kg·d)，疗程为 3d。

（3）双黄连针剂：60mg/(kg·d)，加入 5% 或 10% 的葡萄糖液中静脉滴注，采用其口服液治疗也可取得良好的效果。

局部可用 1% 的利巴韦林滴鼻液，4 次/d；病毒性结膜炎可用 0.1% 的阿昔洛韦滴眼，1 次/1～2h。

2.抗生素类药物　如果细菌性上呼吸道感染、病情较重、有继发细菌感染或有并发症者可选用抗生素治疗，常用者有青霉素、复方新诺明和大环内酯类抗生素，疗程 3～5d。如证实为溶血性链球菌感染或既往有风湿热、肾炎病史者，青霉素疗程应为 10～14d。

（三）对症治疗

1.退热　高热应积极采取降温措施，通常可用物理降温如冷敷、冷生理盐水灌肠、温湿敷或 35%～50% 的乙醇（酒精）溶液擦浴等方法，或给予阿司匹林、对乙酰氨基酚、布洛芬制剂口服或 20% 的安乃近肌内注射或滴鼻，吲哚美辛栓（小儿退热栓）肛门塞入，均可取得较好的降温效果。非超高热最好不用糖皮质激素类药物治疗。

2.高热惊厥者可给予镇静、止惊等处理。

3.咽痛者可含服咽喉片。

4.鼻塞者可在进食前或睡前用 0.5% 的麻黄素液滴鼻。用药前应先清除鼻腔分泌物，每次每侧鼻孔滴入 1～2 滴，可减轻鼻黏膜充血肿胀，使呼吸道通畅，便于呼吸和吮乳。

七、预防

1.加强锻炼，以增强机体抵抗力和防止病原体入侵。

2.提倡母乳喂养，经常到户外活动，多晒阳光，防治营养不良及佝偻病。

3.患者应尽量不与健康小儿接触，在呼吸道发病率高的季节，避免去人多拥挤的公共场所。

4.避免发病诱因,注意卫生,保持居室空气新鲜,在气候变化时注意增减衣服,避免交叉感染。

5.对反复呼吸道感染的小儿可用左旋咪唑每日 2.5mg/kg,每周服 2d,3 个月 1 疗程。或用转移因子,每周注射 1 次,每次 4U,连用 3～4 月。中药黄芪每日 6～9g,连服 2～3 个月,对减少复发次数也有一定效果。

第二节　反复呼吸道感染

一、定义和诊断标准

呼吸道感染是儿童尤其婴幼儿最常见的疾病,据统计发展中国家每年每个儿童患 4.2～8.7 次的呼吸道感染,其中多数是上呼吸道感染,肺炎的发生率则为每年每 100 个儿童 10 次。反复呼吸道感染是指 1 年内发生呼吸道感染次数过于频繁,超过一定范围。根据反复感染的部位可分为反复上呼吸道感染和反复下呼吸道感染(支气管炎和肺炎),对于反复上呼吸道感染或反复支气管炎国外文献未见有明确的定义或标准,反复肺炎国内外较为一致的标准是 1 年内患 2 次或 2 次以上肺炎或在任一时间框架内患 3 次或 3 次以上肺炎,每次肺炎的诊断需要有胸部 X 线的证据。我国儿科学会呼吸学组于 1987 年制订了反复呼吸道感染的诊断标准,并于 2007 年进行了修订,如表 5—1。

表 5—1　反复呼吸道感染判断条件

年龄(岁)	反复上呼吸道感染(次/年)	反复下呼吸道感染(次/年)	
		反复气管支气管炎	反复肺炎
0～2	7	3	2
3～5	6	2	2
6～14	5	2	2

注:①两次感染间隔时间至少 7d 以上。②若上呼吸道感染次数不够,可以将上、下呼吸道感染次数相加,反之则不能。但若反复感染是以下呼吸道为主,则应定义为反复下呼吸道感染。③确定次数须连续观察 1 年。④反复肺炎指 1 年内反复患肺炎≥2 次,肺炎须由肺部体征和影像学证实,两次肺炎诊断期间肺炎体征和影像学改变应完全消失。

二、病因和基础疾病

小儿反复呼吸道感染病因复杂,除了与小儿时期本身的呼吸系统解剖生理特点以及免疫功能尚不成熟有关外,微量元素和维生素缺乏、环境因素、慢性上气道病灶等是反复上呼吸道感染常见原因。对于反复下呼吸道感染尤其是反复肺炎患儿,多数存在基础病,我们对北京儿童医院 106 例反复肺炎患儿回顾性分析发现其中 88.7％存在基础病变,先天性或获得性呼吸系统解剖异常是最常见的原因,其次为呼吸道吸入、先天性心脏病、哮喘、免疫缺陷病和

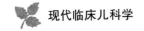

原发纤毛不动综合征等。

(一)小儿呼吸系统解剖生理特点

小儿鼻腔短,后鼻道狭窄,没有鼻毛,对空气中吸入的尘埃及微生物过滤作用差,同时鼻黏膜嫩弱又富于血管,极易受到损伤或感染,由于鼻道狭窄经常引起鼻塞而张口呼吸。鼻窦黏膜与鼻腔黏膜相连续,鼻窦口相对比较大,鼻炎常累及鼻窦。小儿鼻咽部较狭小,喉狭窄而且垂直,其周围的淋巴组织发育不完善,防御功能较差。婴幼儿的气管、支气管较狭小,软骨柔软,缺乏弹力组织,支撑作用薄弱,黏膜血管丰富,纤毛运动较差,清除能力薄弱,易引起感染,并引起充血、水肿、分泌物增加,易导致呼吸道阻塞。小儿肺的弹力纤维发育较差,血管丰富,间质发育旺盛,肺泡数量较少,造成肺含血量丰富而含气量相对较少,故易感染,并易引起间质性炎症或肺不张等。同时,小儿胸廓较短,前后径相对较大呈桶状,肋骨呈水平位,膈肌位置较高,使心脏呈横位,胸腔较小而肺相对较大,呼吸肌发育不完善,呼吸时胸廓活动范围小,肺不能充分地扩张、通气和换气,易因缺氧和CO_2潴留而出现面色青紫。以上特点容易引起小儿呼吸道感染,分泌物容易堵塞且感染容易扩散。

(二)小儿反复呼吸道感染的基础病变

1. 免疫功能低下或免疫缺陷病 小儿免疫系统在出生时发育尚未完善,随着年龄增长逐渐达到成人水平,故小儿特别是婴幼儿处于生理性免疫低下状态,是易患呼吸道感染的重要因素。新生儿外周血 T 细胞数量已达成人水平,其中 CD4 细胞数较多,但 CD4 辅助功能较低且具有较高的抑制活性,一般 6 个月时 CD4 的辅助功能趋于正常。与细胞免疫相比,体液免疫的发育较为迟缓,新生儿 B 细胞能分化为产生 IgM 的浆细胞,但不能分化为产生 IgG 和 IgA 的浆细胞,有效的 IgG 类抗体应答需在生后 3 个月后才出现,2 岁时分泌 IgG 的 B 细胞才达成人水平,而分泌 IgA 的 B 细胞 5 岁时才达成人水平。婴儿自身产生的 IgG 从 3 个月开始增多,1 岁时达成人的 60%,6～7 岁时接近成人水平。IgG 有 IgG1、IgG2、IgG3 和 IgG4 四个亚类,在正常成人血清中比率为 70%、20%、6% 和 4%,其中 IgG1、IgG3 为针对蛋白质抗原的主要抗体,而 IgG2、IgG4 为抗多糖抗原的重要抗体成分,IgG1 在 5～6 岁,IgG3 在 10 岁左右,IgG2 和 IgG4 在 14 岁达成人水平。新生儿 IgA 含量极微,1 岁时仅为成人的 20%,12 岁达成人水平。另外,婴儿期非特异免疫如吞噬细胞功能不足,铁蛋白、溶菌酶、干扰素、补体等的数量和活性不足。

除了小儿时期本身特异性和非特异性免疫功能较差外,许多研究表明反复呼吸道感染患儿(复感儿)与健康对照组相比多存在细胞免疫、体液免疫或补体某种程度的降低,尤其是细胞免疫功能异常在小儿反复呼吸道感染中起重要作用,复感儿外周血 CD3$^+$ 细胞、CD4$^+$ 细胞百分率及 CD4$^+$/CD8$^+$ 比值降低,这种异常标志着辅助性 T 细胞功能相对不足,不利于对病毒等细胞内微生物的清除,也不利于抗体产生,因只有在抗原和辅助性 T 细胞信号的协同作用下,B 细胞才得以进入增殖周期。在 B 细胞应答过程中,辅助性 T 细胞(Th)除提供膜接触信号外,还分泌多种细胞因子,影响 B 细胞的分化和应答特征。活化的 Th1 细胞可通过分泌白细胞介素 2(IL-2),使 B 细胞分化为以分泌 IgG 抗体为主的浆细胞;而活化的 Th2 细胞则通过分泌白细胞介素 4(IL-4),使 B 细胞分化为以分泌 IgE 抗体为主的浆细胞。活化的抑制性 T 细胞(Ts)可通过分泌白细胞介素 10(IL-10)而抑制 B 细胞应答,就功能分类而言,

CD8T 细胞属于抑制性 T 细胞。反复呼吸道感染患儿 CD8 细胞百分率相对升高必然会对体液免疫反应产生不利影响,有报道复感儿对肺炎链球菌多糖抗原产生抗体的能力不足。分泌型 IgA(SIgA)是呼吸道的第一道免疫屏障,能抑制细菌在气道上皮的黏附及定植,直接刺激杀伤细胞的活性,可特异性或非特异性地防御呼吸道细菌及病毒的侵袭,因此对反复呼吸道感染患儿注意 SIgA 的检测。IgM 在早期感染中发挥重要的免疫防御作用,且 IgM 是通过激活补体来杀死微生物的。补体系统活化后可通过溶解细胞、细菌和病毒发挥抗感染免疫作用,补体成分降低或缺陷时,机体的吞噬和杀菌作用明显减弱。

呼吸系统是免疫缺陷病最易累及的器官,因此需要特别注意部分反复呼吸道感染患儿不是免疫功能低下或紊乱,而是存在各种类型的原发免疫缺陷病,最常见的是 B 淋巴细胞功能异常导致体液免疫缺陷病,如 X 连锁无丙种球蛋白血症(XLA),常见变异型免疫缺陷病(CVID)、IgG 亚类缺乏症和选择性 IgA 缺乏症等。106 例反复肺炎患儿发现 6 例原发免疫缺陷病,其中 5 例为体液免疫缺陷病,年龄均在 8 岁以上,反复肺炎病程在 2～9 年,均在 2 岁后发病,表现为间断发热、咳嗽和咳痰,肝脾大 3 例,胸部 X 线合并支气管扩张 3 例,诊断根据血清免疫球蛋白的检查,2 例常见变异性免疫缺陷病反复检查血 IgG、IgM 和 IgA 测不出或明显降低。1 例 X 链锁无丙种球蛋白血症为 11 岁男孩,2 岁起每年肺炎 4～5 次,其兄 3 岁时死于多发性骨结核。查体扁桃体未发育,多次测血 IgG、IgM 和 IgA 含量极低,外周血 B 淋巴细胞明显减少,细胞免疫功能正常。1 例选择性 IgA 缺乏和 1 例 IgG 亚类缺陷年龄分别为 10 岁和 15 岁,经检测免疫球蛋白和 IgG 亚类诊断,这例 IgG 亚类缺陷患儿反复发热、咳嗽 6 年半,每年患肺炎住院 7～8 次。查体:双肺可闻及大量中等水泡音,杵状指(趾)。免疫功能检查 IgG 略低于正常低限,IgG2,IgG4 未测出。肺 CT 提示两下肺广泛支气管扩张。慢性肉芽肿病是一种原发吞噬细胞功能缺陷病,由于遗传缺陷导致吞噬细胞杀菌能力低下,临床表现婴幼儿期反复细菌或真菌感染(以肺炎为主)及感染部位肉芽肿形成,四唑氮蓝(NBT)试验可协助诊断,近年来我们发现多例反复肺炎和曲霉菌肺炎患儿存在吞噬细胞功能缺陷。

继发性免疫缺陷多考虑恶性肿瘤、免疫抑制剂治疗和营养不良引起,目前 HIV 感染已成为获得性免疫缺陷的常见原因,2 例艾滋病患儿年龄分别为 4 岁和 6 岁,病程分别为 3 月和 2 年,均表现为间断发热、咳嗽,1 例伴腹泻和营养不良,2 例有输血史,X 线表现为两肺间质性肺炎,经查血清 HIV 抗体阳性确诊。

2. 先天气道和肺发育畸形　气道发育异常包括喉气管支气管软化、气管性支气管、支气管狭窄和支气管扩张,其中以喉气管支气管软化症最为常见,软化可发生于局部或整个气道,气道内径正常,但由于缺乏足够的软骨支撑这些患儿在呼气时气道发生内陷,气道阻力增加,气道分泌物排出不畅,易于感染,41 例反复肺炎患儿中 16 例经纤维支气管镜诊断为气管支气管软化症,其中 1 例 2 岁男孩,1 年内患"肺炎"5 次,纤支镜检查提示左总支气管软化症。气管性支气管是指气管内额外的或异常的支气管分支,通常来自气管右侧壁,这种异常损害了右上肺叶分泌物的排出或造成气管的严重狭窄。先天性支气管狭窄导致的肺部感染可发生于主干支气管或中叶支气管,而肺炎和肺不张后的支气管扩张发生于受累支气管狭窄部位的远端。

支气管扩张是先天或获得性损害。获得性支气管扩张多是由于肺的严重细菌感染后导致的局部气道损害,麻疹病毒、腺病毒、百日咳杆菌、结核分枝杆菌是最常见的病原,近年发现支原体感染也是支气管扩张的常见病原。支气管扩张分为柱状和囊状扩张,早期柱状扩张损害仅涉及弹性和气道肌肉支撑组织,积极治疗可部分或完全恢复。晚期囊状扩张损害涉及气道软骨,这时支气管形成圆形的盲囊,不再与肺泡组织交流。抗菌药物不能渗入到扩张区域的脓汁和潴留的黏液中,囊状支气管扩张属于不可逆性,易形成反复或持续的肺部感染。

肺发育异常包括左或右肺发育不良、肺隔离症、肺囊肿和先天性囊性腺瘤畸形,均可引起反复肺炎。肺隔离症是一块囊实性成分组成的非功能性肺组织团块异常连接到正常肺,其血供来自主动脉而不是肺血管,通常表现为学龄儿童反复肺炎。支气管源性肺囊肿常位于气管周围或隆突下,囊肿被覆纤毛柱状上皮、平滑肌、黏液腺和软骨,感染可发生于囊肿本身或被囊肿压迫的周围肺。很多患者在婴儿期表现呼吸困难,这些患儿肺炎的发生往往是邻近正常肺蔓延而来,而一旦感染发生由于与正常的支气管树缺乏连接使感染难于清除。先天性囊性腺瘤畸形约 80％ 出生前的经超声诊断,表现为生后不久出现的呼吸窘迫,一小部分表现为由于支气管压迫和分泌物清除障碍引起的反复肺炎。

3. 原发纤毛不动综合征　本病是由于纤毛先天结构异常导致纤毛运动不良,气道黏液纤毛清除功能障碍,表现反复呼吸道感染和支气管扩张,可同时合并鼻窦炎、中耳炎。部分病例有右位心或内脏转位称为 Kartagener 综合征。

4. 囊性纤维化　囊性纤维化属遗传性疾病,遗传缺陷引起跨膜传导调节蛋白功能障碍,气道和外分泌腺液体和电解质转运失衡,呼吸道分泌稠厚的黏液并清除障碍,在儿童典型症状表现为反复肺炎、慢性鼻窦炎、脂肪痢和生长落后。囊性纤维化是欧洲和美洲白人儿童反复肺炎的常见原因,在我国则很少见。

5. 先天性心脏病　先心病的患儿易患反复肺炎有几个原因:心脏扩大的血管或房室压迫气管,引起支气管阻塞和肺段分泌物的排出受阻,导致肺不张和继发感染;左向右分流和肺血流增加,增加了反复呼吸道感染的易感性,其机制尚不清楚;长期肺水肿伴肺静脉充血使小气道直径变小,肺泡通气减少和分泌物排出减少易于继发感染等。

(三)反复呼吸道感染的原因

1. 反复呼吸道吸入　许多原因可以造成反复呼吸道吸入,可能是由于结构或功能的原因不能保护气道,或由于不能把口腔分泌物(食物、液体和口腔分泌物)传送到胃,或由于不能防止胃内容物反流。肺浸润的部位取决于吸入发生时患儿的体位,立位时多发生于中叶或肺底,而仰卧位时则易累及上叶。

吞咽功能障碍可由中枢神经系统疾病、神经肌肉疾病或环咽部的解剖异常引起。闭合性脑损伤或缺氧性脑损伤形成的完全性中枢神经系统功能障碍经常发生口咽分泌物控制不良,通常伴有严重的智能落后和脑性瘫痪。慢性反复发作的癫痫也可导致反复吸入发生。外伤、肿瘤、血管炎、神经变性等引起的脑神经损伤或功能障碍也与吞咽功能受损有关。某些婴儿吞咽反射成熟延迟可以引起环咽肌肉不协调导致反复吸入。神经肌肉疾病如肌营养不良可以有吞咽功能异常,气道保护反射如咳嗽呕吐反射减弱或缺乏,易于反复的微量吸入和感染。上气道的先天性或获得性的解剖损害如腭裂、喉裂和黏膜下裂引起吸入与吞咽反射不协调、气道清除能力下降和喂养困难有关。

食管阻塞或动力障碍也可引起呼吸道反复的微量吸入,血管环是外源性的食管阻塞最常见的原因,经肺增强 CT 和血管重建可确诊。其他较少见原因有肠源性的重复畸形、纵隔囊肿、畸胎瘤、心包囊肿、淋巴瘤和神经母细胞瘤等。食管异物是内源性食管阻塞的最常见原因,最重要的主诉是吞咽困难、吞咽痛和口腔分泌物潴留,部分患儿表现为反复喘鸣和胸部感染。食管蹼和食管狭窄也可引起食管内容物的吸入,表现为反复下呼吸道感染。

气管食管瘘与修复前和修复后的食管运动障碍有关,多数的气管食管瘘在出生后不久诊断,但小的 H 型的瘘可引起慢性吸入导致儿童期反复下呼吸道感染。许多儿童在气管食管瘘修复后仍有吸入是由于残留的问题如食管狭窄、食管动力障碍、胃食管反流和气管食管软化持续存在。胃食管反流的儿童可表现慢性反应性气道疾病或反复肺炎。

2.支气管腔内阻塞或腔外压迫

(1)腔内阻塞:异物吸入是儿科患者腔内气道阻塞最常见的原因。常发生于 6 个月至 3 岁,窒息史或异物吸入史仅见于 40% 的患者,肺炎可发生于异物吸入数日或数周,延迟诊断或异物长期滞留于气道是肺炎反复或持续的原因。例如 1 例 2 岁女孩,临床表现反复发热、咳嗽 4 个月,家长否认异物吸入史,外院反复诊断左下肺炎。查体左肺背部可闻及管状呼吸音及细湿啰音,杵状指(趾)。胸片:左肺广泛蜂窝肺改变,右肺大叶气肿,纤维支气管镜检查为左下异物(瓜子壳)。造成腔内阻塞的其他原因有支气管结核、支气管腺瘤和支气管内脂肪瘤等。

(2)腔外压迫:肿大的淋巴结是腔外气道压迫最常见的原因。感染发生是由于管外压迫导致局部气道狭窄引起黏液纤毛清除下降,气道分泌物在气道远端至阻塞部位的潴留,这些分泌物充当了感染的根源,同时反复抗生素治疗可引起耐药病原菌的感染。

气道压迫最常见原因是结核分枝杆菌感染引起的淋巴结肿大,肿大淋巴结可以发生在支气管旁、隆突下和肺门周围区域。在某些地区真菌感染如组织胞浆菌病或球孢子菌病也可引起气道压迫和继发细菌性肺炎。

非感染原因引起的肺淋巴结肿大也可导致外源性气道压迫。结节病可引起淋巴组织慢性非干酪性肉芽肿样损害,往往涉及纵隔淋巴结。纵隔的恶性疾病如淋巴瘤偶尔可引起腔外气道压迫,但以反复肺炎为主要表现并不常见。

心脏和大血管的先天异常也可导致大气道的管外压迫,压迫导致气道狭窄或引起局部的支气管软化,感染的部位取决于血管压迫的区域。这些异常包括双主动脉弓、由右主动脉弓组成的血管环、左锁骨下动脉来源异常、动脉韧带、无名动脉压迫和肺动脉索,其中最常见的是双主动脉弓包围气管和食管,症状通常始于婴儿早期,除了感染并发症外,可能包括喘息、咳嗽和吞咽困难。肺动脉索为一实体,左肺动脉缺如,供应左肺的异常血管来自右肺动脉,这一血管压迫了右支气管。

3.支气管哮喘　支气管肺炎是哮喘的一个常见并发症,同时也有部分反复肺炎患儿实际上是未诊断的哮喘,这在临床并不少见。造成哮喘误诊为肺炎原因是部分哮喘患儿急性发作时,临床表现不典型,如以咳嗽为主要表现,无明显的喘息症状,由于黏液栓阻塞胸部 X 线表现为肺不张,也有部分原因是对哮喘的认识不够。

4.营养不良、微量元素及维生素缺乏　营养不良能引起广泛免疫功能损伤,由于蛋白质合成减少,胸腺、淋巴结萎缩,各种免疫激活剂缺乏,免疫功能全面降低,尤其是细胞免疫异常,营养不良引起免疫功能低下容易导致感染,反复感染又可引起营养吸收障碍而加重营养不良,造成恶性循环。

钙剂能增强气管、支气管纤毛运动,使呼吸道清除功能增强,同时又可提高肺巨噬细胞的吞噬能力,加强呼吸道防御功能。因此血钙降低必然会影响机体免疫状态导致机体抵抗力下降以及易致呼吸道感染。当患维生素 D 缺乏性佝偻病时,患儿可出现肋骨串珠样改变、赫氏沟、肋骨外翻、鸡胸等骨骼的改变,能使胸廓的生理活动受到限制而影响小儿呼吸,并加重呼吸肌的负担。

微量元素锌、铁缺乏可影响机体的免疫功能并与反复呼吸道感染有关。锌对免疫系统的发育和免疫功能的正常会产生一定的影响。锌参与体内 40 多种酶的合成,并与 200 多种酶活性有关。缺锌可引起体内相关酶的活性下降,导致核酸、蛋白、糖、脂肪等多种代谢障碍。同时缺锌可使机体的免疫器官胸腺、脾脏和全身淋巴器官重量减轻,甚至萎缩,致使 T 细胞功能下降,体液免疫功能受损而削弱机体免疫力而导致反复呼吸道感染。

铁是人体中最丰富的微量元素,婴幼儿正处在生长发育的黄金时期,对铁的需要相对增多,如体内储蓄铁减少,不及时补充,可导致铁缺乏。铁也与多种酶的活性有关,如过氧化氢酶、过氧化物酶、单氨氧化酶等。缺铁时这些酶的活性降低,影响机体的代谢过程及肝内 DNA 的合成,儿茶酚胺的代谢受抑制,并且铁能直接影响淋巴组织的发育和对感染的抵抗力。缺铁性贫血或铁缺乏症儿童的特异性免疫功能(包括细胞和体液免疫功能)和非特异性免疫功能均有一定程度的损害,故易发生反复呼吸道感染。有研究表明反复呼吸道感染患儿急性期血清铁水平明显低于正常,感染发生频度与血清铁下降程度有关,补充铁剂后感染次数明显减少,再感染症状也明显减轻。

铅暴露对儿童及青少年健康可产生多方面危害,除了对神经系统、精神记忆功能、智商及行为能力等方面的影响外,铅暴露对幼儿免疫系统功能也有影响,且随着血铅水平的增高,这种影响越显著;有研究表明铅能抑制某些免疫细胞的生长和分化,削弱机体的抵抗力,使机体对细菌、病毒感染的易感性增加;血铅含量与血 IgA、IgG 水平存在较明显的负相关,因此血铅升高也是反复呼吸道感染的一个原因。

维生素 A 对维持呼吸道上皮细胞的分化及保持上皮细胞的完整性具有重要的作用。正常水平的维生素 A 对维持小儿的免疫功能具有重要的作用。而当维生素 A 缺乏时,呼吸道黏膜上皮细胞的生长和组织修复发生障碍,带纤毛的柱状上皮细胞的纤毛消失,上皮细胞出现角化,脱落阻塞气道管腔,而且腺体细胞功能丧失,分泌减少,呼吸道局部的防御功能下降。此时病毒和细菌等微生物易于侵入造成感染。有研究表明反复呼吸道感染患儿血维生素 A 的水平降低,且降低水平与疾病严重程度呈正相关,回升情况与疾病的恢复水平平行,补充维生素 A 可降低呼吸道感染的发生率。

5.环境因素　环境的变化与呼吸道的防卫有密切关系,尤其是小儿对较大的气候变化的调节能力较差,在北方多见于冬春时,南方多见于夏秋两季气温波动较大时。当白天与夜间温差加大、气温多变、忽冷忽热时,小儿机体内环境不稳定,对外界适应力差,很易患呼吸道感染。此外空气污染程度与小儿的呼吸道感染密切相关,居住在城镇比在农村儿童发病率高,与城镇内汽车尾气、工业污水、废气等对空气污染有关,家庭内化纤地毯、室内装修、油漆和被动吸烟等,有害气体吸入呼吸道,直接破坏支气管黏膜的纤毛上皮,降低呼吸道黏膜抵抗力,易患呼吸道感染。居住人口密集,人员流动多,空气流动差,也会增加发病率。

家庭中有呼吸系统病患者、入托、家里饲养宠物也是易患反复呼吸道感染的环境因素,原因是这些情况下儿童易受生活环境中病原体的传染、过敏原刺激以及脱离家庭进入陌生的环境(托儿所)发生心理、生理、免疫方面的改变和缺少了家里父母的悉心照顾。

6. 上呼吸道慢性病灶　小儿上呼吸道感染如治疗不及时,可形成慢性病灶如慢性扁桃体炎、鼻炎和鼻窦炎,细菌长期处于隐伏状态,一旦受凉、过劳或抵抗力下降时,就会引起反复发病。小儿鼻窦炎症状表现不典型,常因鼻涕倒流入咽以致流涕症状不明显,而以咳嗽为主要症状。脓性分泌物流入咽部或吸入支气管导致咽炎、腺样体炎、支气管炎等疾病。因此慢性扁桃体炎,慢性鼻-鼻窦炎和过敏性鼻炎是部分患儿反复呼吸道感染的原因。

三、诊断思路

对于反复呼吸道感染患儿首先是根据我国儿科呼吸组制订的标准确定诊断,然后区分该患儿是反复上呼吸道感染,还是反复下呼吸道感染(支气管炎、肺炎),或者是二者皆有。

对于反复上呼吸道感染患儿,多与免疫功能不成熟或低下、护理不当、入托幼机构的起始阶段、环境因素(居室污染和被动吸烟)、营养因素(微量元素缺乏,营养不良)有关,部分儿童与慢性病灶有关,如慢性扁桃体炎、慢性鼻窦炎和过敏性鼻炎等,进一步检查包括血常规、微量元素和免疫功能检查,摄鼻窦片,请五官科会诊等。

对于反复支气管炎的学前儿童,多由于反复上呼吸道感染治疗不当,使病情向下蔓延,少数有潜在基础疾病,如先天性喉气管支气管软化症,伴有反复喘息的患儿尤其应与婴幼儿哮喘、支气管异物相鉴别。反复支气管炎的学龄儿童,多与反复上呼吸道感染治疗不当、鼻咽部慢性病灶、咳嗽变应性哮喘和免疫功能低下引起一些病原体反复感染有关;进一步的检查包括血常规、免疫功能、过敏原筛查、病原学检查(咽培养、支原体抗体等)、肺功能、五官科检查(纤维喉镜),必要时行支气管镜检查。

对于反复肺炎患儿多数存在基础疾病,应进行详细检查,首先根据胸部 X 线平片表现区分是反复或持续的单一部位肺炎还是多部位肺炎,在此基础上结合病史和体征选择必要的辅助检查。对于反复单一部位的肺炎,诊断第一步应进行支气管镜检查,对于支气管异物可达到诊断和治疗目的。也可发现其他的腔内阻塞如结核性肉芽肿、支气管腺瘤或某些支气管先天异常如支气管软化、狭窄、开口异常或变异。如果支气管镜正常或不能显示,胸部 CT 增强和气管血管重建可以明确腔外压迫造成支气管阻塞(纵隔肿物、淋巴结或血管环),支气管扩张和支气管镜不能发现的远端支气管腔阻塞以及先天性肺发育异常如肺发育不良、肺隔离症、先天性肺囊肿和先天囊腺瘤样畸形等。

对于反复或持续的多部位的肺炎,如果患儿为婴幼儿,以呛奶、溢奶或呕吐为主要表现,考虑呼吸道吸入为反复肺炎的基础原因,应进行消化道造影、24h 食管 pH 检测。心脏彩超检查可以除外有无先天性心脏病。免疫功能检查除了常规的 CD 系列和 Ig 系列外,应进行 IgG 亚类、SIgA、补体以及 NBT 试验检查。年长儿自幼反复肺炎伴慢性鼻窦炎或中耳炎,应考虑

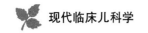

免疫缺陷病、原发纤毛不动综合征或囊性纤维化,应进行免疫功能检查、纤毛活检电镜超微结构检查或汗液试验。反复肺炎伴右肺中叶不张,应考虑哮喘,应进行过敏原筛查、气道可逆性试验或支气管激发试验有助于诊断。有输血史、反复间质性肺炎应考虑 HIV 感染,进行血 HIV 抗体检测。反复肺炎伴贫血应怀疑特发性肺含铁血黄素沉着症,应进行胃液或支气管肺泡灌洗液含铁血黄素细胞检查。

四、鉴别诊断

(一)支气管哮喘

哮喘常因呼吸道感染诱发,因此常被误诊为反复支气管炎或肺炎。鉴别主要是哮喘往往有家族史、患儿多为特应性体质如易患湿疹、过敏性鼻炎,肺部可多次闻及喘鸣音,过敏原筛查阳性,肺功能检查可协助诊断。

(二)特发性肺含铁血黄素沉着症

急性出血等易误诊为反复肺炎,特点为反复发作的小量咯血,往往为痰中带血,同时伴有小细胞低色素性贫血,咯血和贫血不成比例,胸片双肺浸润病灶短期内消失。慢性反复发作后胸片呈网点状或粟粒状阴影,易误诊为粟粒型肺结核。例如,男,4 岁,反复咳嗽 6 月,咯血 1 次。反复诊断为肺炎,入院前 10 天患儿咯血 1 次,查体:面色苍白,双肺可闻及痰鸣音和中等水泡音,胃液含铁血黄素细胞阳性,诊断肺含铁血黄素沉着症。

(三)闭塞性毛细支气管炎并(或)机化性肺炎

闭塞性毛细支气管炎(BO)、闭塞性毛细支气管炎并机化性肺炎(BOOP)多为特发性,感染、有毒气体或化学物质吸入等也可诱发,临床表现为反复咳嗽、喘息、肺部听诊可闻及喘鸣音和固定的中小水泡音。肺功能提示严重阻塞和限制性通气障碍。肺片和高分辨 CT 表现为过度充气,细支气管阻塞及支气管扩张。BOOP 并发肺实变,有时呈游走性。例如,男,4 岁,反复咳喘 1 年。1 年前曾患渗出性多形性红斑,此后反复咳嗽。查体:双肺可闻及中等水泡音及哮鸣音。CT 提示双肺散在毛玻璃影,外周支气管扩张,部分区域过度充气,诊断闭塞性毛细支气管炎。

(四)肺结核

小儿肺结核临床多以咳嗽和发热为主要表现,如纵隔淋巴结明显肿大可压迫气管、支气管出现喘息症状,易于误诊为反复肺炎和肺不张。鉴别主要通过结核接触史、卡介苗接种史和结核菌素试验,以及肺 CT 上有无纵隔和肺门淋巴结肿大等。

五、治疗

小儿反复呼吸道感染病因复杂,因此积极寻找病因,进行针对性的病因治疗是这类患儿的基本的治疗原则。

(一)免疫调节治疗

当免疫功能检查,发现患儿存在免疫功能低下时,可使用免疫调节剂进行免疫调节治疗。所谓免疫调节剂泛指调节、增强和恢复机体免疫功能的药物。此类药物能激活一种或多种免疫活性细胞,增强机体的非特异性和特异性免疫功能,包括增强淋巴细胞对抗原的免疫应答能力,提高机体内 IgA、IgG 水平,从而使患儿低下的免疫功能好转或恢复正常,以达到减少呼吸道感染的次数。目前常用的免疫调节剂有以下几种,在临床中可以根据经验和患儿具体情况选用。

1.细菌提取物

(1)必思添:含有两个从克雷伯肺炎杆菌中提取的糖蛋白,能增强巨噬细胞的趋化作用和使白细胞介素-1(IL-1)分泌增加,从而提高特异性和非特异性细胞免疫及体液免疫,增加 T、B 淋巴细胞活性,提高 NK 细胞、多核细胞、单核细胞的吞噬功能。用法为每月服用 8 天,停 22 天,第 1 个月为 1mg,2 次/d;第 2、3 个月为 1mg,1 次/d,空腹口服,连续 3 个月为 1 疗程。这种疗法是通过反复刺激机体免疫系统,使淋巴细胞活化,并产生免疫回忆反应,达到增强免疫功能的作用。

(2)泛福舒:自 8 种呼吸道常见致病菌(流感嗜血杆菌、肺炎链球菌、肺炎和臭鼻克雷伯杆菌、金黄色葡萄球菌、化脓性和绿色链球菌、脑膜炎奈瑟菌)提取,具有特异和非特异免疫刺激作用,能提高反复呼吸道感染患儿 T 淋巴细胞反应性及抗病毒活性,能激活黏膜源性淋巴细胞,刺激补体及细胞活素生成及促进气管黏膜分泌分泌型免疫球蛋白。实验表明,口服泛福舒后能提高 IgA 在小鼠血清中的浓度及肠、肺中的分泌。用法为每日早晨空腹口服 1 粒胶囊(3.5mg/cap),连服 10 天,停 20 天,3 个月为 1 个疗程。

(3)兰菌净(lantigen B):为呼吸道常见的 6 种致病菌(肺炎链球菌、流感嗜血杆菌 b 型、卡他布兰汉姆菌、金黄色葡萄球菌、A 组化脓性链球菌和肺炎克雷伯菌)经特殊处理而制成的含有细菌溶解物和核糖体提取物的混悬液,抗原可透过口腔黏膜,进入白细胞丰富的黏膜下层,通过刺激巨噬细胞,释放淋巴因子,激活 T 淋巴细胞和促进 B 淋巴细胞成熟,并向浆细胞转化产生 IgA。研究证实,舌下滴入兰菌净可提高唾液分泌型 IgA(SIgA)水平,尤适用于婴幼儿 RRI。用法为将药液滴于舌下或唇与牙龈之间,<10 岁 7 滴/次,早晚各 1 次,直至用完 1 瓶(18mL),≥10 岁 15 滴/次,早晚各 1 次,直至用完 2 瓶(36mL)。用完上述剂量后停药 2 周,不限年龄再用 1 瓶。

(4)卡介苗:系减毒的卡介苗及其膜成分的提取物,能调节体内细胞免疫、**体液免疫**、刺激单核-吞噬细胞系统,激活单核-巨噬细胞功能,增强 NK 细胞活性,诱生白细胞介素、干扰素来增强机体抗病毒能力,可用于 RRI 治疗。2~3 次/周,0.5mL/次(0.5mg/支),肌注,3 个月为 1 个疗程。

2.生物制剂

(1)丙种球蛋白(IVIG):其成分 95% 为 IgG 及微量 IgA、IgM。IgG 除能防止某些细菌(金葡菌、白喉杆菌、链球菌)感染外,对呼吸道合胞病毒(RSV)、腺病毒(ADV)、埃可病毒引起的感染也有效。IVIG 的生物功能主要是识别、清除抗原和参与免疫反应的调节。用于替代治疗性连锁低丙种球蛋白血症或 IgG 亚类缺陷症,血清 IgG<2.5g/L 者,常用剂量为 0.2~0.4g/(kg·次),1 次/月,静滴。也可短期应用于继发性免疫缺陷患儿,补充多种抗体,防治感染或控制已发生的感染。但选择性 IgA 缺乏者禁用。另外需注意掌握适应证,避免滥用。

(2)干扰素(IFN):能诱导靶器官的细胞转录出翻译抑制蛋白(TIP)-mRNA 蛋白,它能指导合成 TIP,TIP 与核蛋白体结合使病毒的 mRNA 与宿主细胞核蛋白体的结合受到抑制,

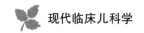

因而妨碍病毒蛋白、病毒核酸以及复制病毒所需要的酶合成,使病毒的繁殖受到抑制。其还具有明显的免疫调节活性及增强巨噬细胞功能。1 次/d,10 万～50 万 U/次,肌注,3～5d 为 1 个疗程。也可用干扰素雾化吸入防治呼吸道感染。

(3)转移因子:是从健康人白细胞、脾、扁桃体提取的小分子肽类物质,作用机制可能是诱导原有无活性的淋巴细胞合成细胞膜上的特异性受体,使之成为活性淋巴细胞,这种致敏淋巴细胞遇到相应抗原后能识别自己,排斥异己而引起一系列细胞反应,致敏的小淋巴细胞变为淋巴母细胞,并进一步增殖、分裂,并释放出多种免疫活性介质,以提高和触发机体的免疫防御功能,改善机体免疫状态。1～2 次/周,2mL/次,肌内注射或皮下注射,3 个月为 1 个疗程。转移因子口服液含有多种免疫调节因子,与注射制剂有相似作用,且无明显不良反应,更易被患儿接受。

(4)胸腺素:从动物(小牛或猪)或人胚胸腺提取纯化而得。可使由骨髓产生的干细胞转变成 T 淋巴细胞,它可诱导 T 淋巴细胞分化发育,使之成为效应 T 细胞,也能调节 T 细胞各亚群的平衡,并对白细胞介素、干扰素、集落刺激因子等生物合成起调节作用,从而增强人体细胞免疫功能,用于原发或继发细胞免疫缺陷病的辅助治疗。

(5)分泌型 IgA(SIgA):对侵入黏膜中的多种微生物有局部防御作用,当不足时,可补充 SIgA 制剂。临床应用的 SIgA 制剂如乳清液,为人乳初乳所制成,富含 SIgA。SIgA 可防止细菌、病毒吸附、繁殖,对侵入黏膜中的细菌、病毒、真菌、毒素等具有抗侵袭的局部防御作用。5mL/次,2 次/d 口服,连服 2～3 周。

3.其他免疫调节剂

(1)西咪替丁:为 H_2 受体阻断剂,近年发现其有抗病毒及免疫增强作用。15～20mg/(kg·d),分 2～3 次口服,每 2 周连服 5 日,3 个月为 1 个疗程。

(2)左旋咪唑:为小分子免疫调节剂,可激活免疫活性细胞,促进 T 细胞有丝分裂,长期服用可使 IgA 分泌增加,增强网状内皮系统的吞噬能力,因此能预防 RRI。2～3mg/(kg·d),分 1～2 次口服,每周连服 2～3d,3 个月为 1 个疗程。

(3)卡慢舒:又名羧甲基淀粉,可使胸腺增大,胸腺细胞增多,选择性刺激 T 细胞,提高细胞免疫功能,增加血清 IgG、IgA 浓度。3 岁以下 5mL/次;3～6 岁 10mL/次;7 岁以上 15mL/次,口服,3 次/d,3 个月为 1 个疗程。

(4)匹多莫德:是一种人工合成的高纯度二肽,能促进非特异性和特异性免疫反应,可作用于免疫反应的不同阶段,在快反应期,它可刺激非特异性自然免疫,增强自然杀伤细胞的细胞毒作用,增强多形性中性粒细胞和巨噬细胞的趋化作用、吞噬作用及杀伤作用;在免疫反应中期,它可调节细胞免疫,促进白介素－2 和 γ－干扰素的产生;诱导 T 淋巴细胞母细胞化,调节 TH/TS 的比例使之正常化;在慢反应期,可调节体液免疫,刺激 B 淋巴细胞增殖和抗体产生。该药本身不具有抗菌活性,但与抗生素治疗相结合,可有效地改善感染的症状和体征,缩短住院日,因此该药不仅可用于预防感染,也可用于急性感染发作的控制。

(二)补充微量元素和各种维生素

铁、锌、钙以及维生素 A、B、C、D 等,可促进体内各种酶及蛋白的合成,促进淋巴组织发育,维持体内正常营养状态和生理功能,增强机体的抗病能力。

（三）去除环境因素,注意加强营养

合理饮食;避免被动吸烟及异味刺激,保持室内空气新鲜,适当安排户外活动及身体锻炼;治疗慢性鼻窦炎和过敏性鼻炎,手术治疗先天性肺囊性病和先心病等。

（四）合理使用抗病毒药以及抗菌药物

应严格掌握各种抗菌和抗病毒药的适应证、应用剂量和方法,防止产生耐药性或混合感染。避免滥用激素导致患儿免疫功能下降继发新的感染。

第三节　急性支气管炎

急性支气管炎为儿科常见病,常继发于上呼吸道感染之后,也为肺炎的早期表现。气管常同时受累,故诊断应为急性气管、支气管炎。是某些急性传染病如麻疹、百日咳、白喉等的常见并发症。

一、病因

病原体多为病毒、细菌,临床多见为细菌和病毒混合感染。凡能引起上呼吸道感染的病原体均可引起支气管炎。

二、临床表现

起病可急可缓。发病早期常有上呼吸道症状,最常见的症状是发热、咳嗽。体温多波动在38.5℃左右,可持续3～5d。咳嗽初为干咳,以后随分泌物增多而出现咳痰,初期为白色黏痰,随着病情进展渐转成脓痰。婴幼儿晨起时或兴奋时咳嗽加剧,偶有百日咳样阵咳。全身症状表现为精神不振、食欲低下、呼吸急促、呕吐、腹泻等,年长儿全身症状较轻,但可诉有头痛、乏力、咽部不适、胸痛等。体征可有咽部充血,肺部听诊早期为呼吸音粗糙,随病情进展可闻及散在干啰音及粗湿啰音,但啰音的部位多不固定,随着咳嗽及体位改变啰音可减少或消失。

婴幼儿时期有一种特殊类型的支气管炎,称为哮喘性支气管炎,是指婴幼儿时期有哮喘表现的支气管炎。多发生在2岁以下,体质虚胖以及有湿疹或过敏史的小儿。患儿除有急性支气管炎临床表现外,往往伴有哮喘症状及体征,如呼气性呼吸困难,三凹征阳性,口唇发绀,双肺可闻哮鸣音及少量湿性啰音,以哮鸣音为主,肺部叩诊呈鼓音。本病有反复发作倾向,每次发作症状、体征类同,但一般随年龄增长而发作减少,仅有少数至年长后发展为支气管哮喘。

三、辅助检查

胸片显示正常,或者肺纹理增强,肺门阴影增深。病毒感染者周围血白细胞总数正常或偏低,细菌感染或混合感染者周围血白细胞总数及中性粒细胞均可增高。

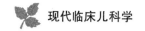

四、诊断与鉴别诊断

根据临床症状与体征主要为发热、咳嗽,及肺部不固定粗的干、湿啰音,诊断不难。婴幼儿急性支气管炎病情较重时与肺炎早期不易鉴别,应按肺炎处理。哮喘性支气管炎应与支气管哮喘鉴别,后者多见于年长儿,起病急骤,反复发作,用皮质激素等气雾剂可迅速缓解或用肾上腺素皮下注射有效。

五、治疗

(一)一般治疗

同上呼吸道感染,需经常改变体位,使呼吸道分泌物易于排出。

(二)控制感染

对考虑为细菌感染或混合感染者可使用抗生素,首选青霉素类抗生素,如青霉素、氨苄西林、阿莫西林(羟氨苄青霉素),病原菌明确为百日咳杆菌或肺炎支原体、衣原体者选用大环内酯类,如红霉素、罗红霉素、阿奇霉素等。

(三)对症治疗

对频繁干咳者可给镇咳药,而呼吸道分泌物多者一般尽量不用镇咳剂或镇静剂,以免抑制咳嗽反射,影响黏痰咳出。常用止咳祛痰药有复方甘草合剂、急支糖浆、川贝枇杷露。对痰液黏稠者可行超产雾化吸入[含 α - 糜蛋白酶、庆大霉素、利巴韦林、肾上腺皮质激素等],亦可用 10％氯化铵,每次 0.1～0.2mL/kg 口服。对哮喘性支气管炎,可口服氨茶碱,每次 2～4mg/kg,每 6 小时 1 次,伴有烦躁不安者可与异丙嗪合用,每次 1mg/kg,每 6 小时 1 次,哮喘严重者可口服泼尼松或用氢化可的松(或地塞米松)加入 10％葡萄糖溶液中静脉滴注,疗程 1～3d。

六、预防

与上呼吸道感染的预防相同。对反复发作者可用气管炎疫苗,在发作间歇期开始注射,每周 1 次,每次 0.1mL,若无不良反应,以后每次递增 0.1mL,至每次 0.5mL 为最大量,10 次为 1 疗程。效果显著者可再用几个疗程。

第四节　急性毛细支气管炎

急性毛细支气管炎是 2 岁以下婴幼儿特有的一种呼吸道感染性疾病,尤其以 6 个月内的婴儿最为多见,是此年龄最常见的一种严重的急性下呼吸道感染。以呼吸急促、三凹征和喘鸣为主要临床表现。主要为病毒感染,50％以上为呼吸道合胞病毒(RSV),其他副流感病毒、腺病毒亦可引起,RSV 是本病流行时唯一的病原。寒冷季节发病率较高,多为散发性,也可成为流行性。发病率男女相似,但男婴重症较多。早产儿、慢性肺疾病及先天性心脏病患儿为高危人群。

一、诊断

（一）表现

1.症状

（1）2岁以内婴幼儿，急性发病。

（2）上呼吸道感染后2～3d出现持续性干咳和发作性喘憋，咳嗽和喘憋同时发生，症状轻重不等。

（3）无热、低热、中度发热，少见高热。

2.体征

（1）呼吸浅快，60～80次/min，甚至100次/min以上；脉搏快而细，常达160～200次/min。

（2）鼻扇明显，有三凹征；重症面色苍白或发绀。

（3）胸廓饱满呈桶状胸，叩诊过清音，听诊呼气相呼吸音延长，呼气性喘鸣。毛细支气管梗阻严重时，呼吸音明显减低或消失，喘憋稍缓解时，可闻及弥漫性中、细湿啰音。

（4）因肺气肿的存在，肝脾被推向下方，肋缘下可触及，合并心力衰竭时肝脏可进行性增大。

（5）因不显性失水量增加和液体摄入量不足，部分患儿可出现脱水症状。

（二）辅助检查

1.胸部X线检查　可见不同程度的梗阻性肺气肿（肺野清晰，透亮度增加），约1/3的患儿有肺纹理增粗及散在的小点片状实变影（肺不张或肺泡炎症）。

2.病原学检查　可取鼻咽部洗液做病毒分离检查，呼吸道病毒抗原的特异性快速诊断，呼吸道合胞病毒感染的血清学诊断，都可对临床诊断提供有力佐证。

二、鉴别诊断

患儿年龄偏小，在发病初期即出现明显的发作性喘憋，体检及X线检查在初期即出现明显肺气肿，故与其他急性肺炎较易区别。但本病还需与以下疾病鉴别：

（一）婴幼儿哮喘

婴儿的第一次感染性喘息发作，多数是毛细支气管炎。毛细支气管炎当喘憋严重时，毛细支气管接近于完全梗阻，呼吸音明显降低，此时湿啰音也不易听到，不应误认为是婴幼儿哮喘发作。如有反复多次喘息发作，亲属有变态反应史，则有婴幼儿哮喘的可能。婴幼儿哮喘一般不发热，表现为突发突止的喘憋，可闻及大量哮鸣音，对支气管扩张药及皮下注射小剂量肾上腺素效果明显。

（二）喘息性支气管炎

发病年龄多见于1～3岁幼儿，常继发于上感之后，多为低至中等度发热，肺部可闻及较多不固定的中等湿啰音、喘鸣音。病情多不重，呼吸困难、缺氧不明显。

（三）粟粒性肺结核

有时呈发作性喘憋，发绀明显，多无啰音。有结核接触史或家庭病史，结核中毒症状，PPD试验阳性，可与急性毛细支气管炎鉴别。

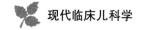

（四）可发生喘憋的其他疾病

如百日咳、充血性心力衰竭、心内膜弹力纤维增生症、异物吸入等。

①因肺脏过度充气，肝脏被推向下方，可在肋缘下触及，且患儿的心率与呼吸频率均较快，应与充血性心力衰竭鉴别。②急性毛细支气管炎一般多以上呼吸道感染症状开始，此点可与充血性心力衰竭、心内膜弹力纤维增生症、异物吸入等鉴别。③百日咳为百日咳鲍特杆菌引起的急性呼吸道传染病。人群对百日咳普遍易感。目前我国百日咳疫苗为计划免疫接种，发病率明显下降。百日咳典型表现为阵发、痉挛性咳嗽，痉咳后伴1次深长吸气，发出特殊的高调鸡啼样吸气性吼声俗称"回勾"。咳嗽一般持续2～6周。发病早期外周血白细胞计数增高，以淋巴细胞为主。采用鼻咽拭子法培养阳性率较高，第1周可达90％。百日咳发生喘憋时需与急性毛细支气管炎鉴别，典型的痉咳、鸡啼样吸气性吼声、白细胞计数增高以淋巴细胞为主、细菌培养百日咳鲍特杆菌阳性可鉴别。

三、治疗

该病最危险的时期是咳嗽及呼吸困难发生后的48～72h。主要死因是过长的呼吸暂停、严重的失代偿性呼吸性酸中毒、严重脱水。病死率为1％～3％。

（一）对症治疗

吸氧、补液、湿化气道、镇静、控制喘憋。

（二）抗生素

考虑有继发细菌感染时，应想到金黄色葡萄球菌、大肠杆菌或其他院内感染病菌的可能。对继发细菌感染的重症患儿，应根据细菌培养结果选用敏感抗生素。

（三）并发症的治疗

及时发现和处理代谢性酸中毒、呼吸性酸中毒、心力衰竭及呼吸衰竭。并发心力衰竭时应及时采用快速洋地黄药物，如毛花苷C。对疑似心力衰竭的患儿，也可及早试用洋地黄药物观察病情变化。

1.监测心电图、呼吸和血氧饱和度，通过监测及时发现低氧血症、呼吸暂停及呼吸衰竭的发生。一般吸入氧气浓度在40％以上即可纠正大多数低氧血症。当患儿出现吸气时呼吸音消失，严重三凹征，吸入氧气浓度在40％仍有发绀，对刺激反应减弱或消失，血二氧化碳分压升高，应考虑做辅助通气治疗。病情较重的小婴儿可有代谢性酸中毒，需做血气分析。约1/10的患者有呼吸性酸中毒。

2.毛细支气管炎患儿因缺氧、烦躁而导致呼吸、心跳增快，需特别注意观察肝脏有无在短期内进行性增大，从而判断有无心力衰竭的发生。小婴儿和有先天性心脏病的患儿发生心力衰竭的机会较多。

3.过度换气及液体摄入量不足的患儿要考虑脱水的可能。观察患儿哭时有无眼泪，皮肤及口唇黏膜是否干燥，皮肤弹性及尿量多少等，以判断脱水程度。

（四）抗病毒治疗

利巴韦林、中药双黄连。

1.利巴韦林 常用剂量为每日10～15mg/kg，分3～4次。利巴韦林是于1972年首次合成的核苷类广谱抗病毒药,最初的研究认为,它在体外有抗 RSV 作用,但进一步的试验却未能得到证实。目前美国儿科协会不再推荐常规应用这种药物,但强调对某些高危、病情严重患儿可以用利巴韦林治疗。

2.中药双黄连　北京儿童医院采用双盲随机对照方法的研究表明,双黄连雾化吸入治疗 RSV 引起的下呼吸道感染是安全有效的方法。

(五)呼吸道合胞病毒(RSV)特异治疗

1.静脉用呼吸道合胞病毒免疫球蛋白(RSV－IVIG)　在治疗 RSV 感染时,RSV－IVIG 有两种用法:①一次性静脉滴注 RSV－IVIG1 500mg/kg。②吸入疗法,只在住院第 1 天给予 RSV－IVIG 制剂吸入,共 2 次,每次 50mg/kg,约 20min,间隔 30～60min。两种用法均能有效改善临床症状,明显降低鼻咽分泌物中的病毒含量。

2.RSV 单克隆抗体　用法为每月肌内注射 1 次,每次 15mg/kg,用于整个 RSV 感染季节,在 RSV 感染开始的季节提前应用效果更佳。

(六)支气管扩张药及肾上腺糖皮质激素

1.支气管扩张药　过去认为支气管扩张药对毛细支气管炎无效,目前多数学者认为,用 β 受体兴奋药治疗毛细支气管炎有一定的效果。综合多个研究表明,肾上腺素为支气管扩张药中的首选药。

2.肾上腺糖皮质激素　长期以来对糖皮质激素治疗急性毛细支气管炎的争议仍然存在,目前尚无定论。但有研究表明,糖皮质激素对毛细支气管炎的复发有一定的抑制作用。

四、疗效分析

1.病程　一般为 5～15d。恰当的治疗可缩短病程。

2.病情加重　如果经过合理治疗病情无明显缓解,应考虑以下方面:①有无并发症出现,如合并心力衰竭者病程可延长。②有无先天性免疫缺陷或使用免疫抑制剂。③小婴儿是否输液过多,加重喘憋症状。

五、预后

预后大多良好。婴儿期患毛细支气管炎的患儿易于在病后半年内反复咳喘,随访 2～7 年有 20％～50％发生哮喘。其危险因素为过敏体质、哮喘家族史、先天小气道等。

第五节　腺病毒肺炎

腺病毒肺炎是小儿发病率较高的病毒性肺炎之一,其特点为重症患者多,病程长,部分患儿可留有后遗症。腺病毒上呼吸道感染及肺炎可在集体儿童机构中流行,出生 6 个月至 2 岁易发本病,我国北方发病率高于南方,病情亦较南方为重。

一、病因

病原体为腺病毒。我国流行的腺病毒肺炎多数由 3 型及 7 型引起,但 11、5、9、10、21 型

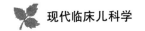

亦有报道。临床上 7 型重于 3 型。

二、病理

腺病毒肺炎病变广泛,表现为灶性或融合性、坏死性肺浸润和支气管炎,两肺均可有大片实变坏死,以两下叶为主,实变以外的肺组织可有明显气肿。支气管、毛细支气管及肺泡有单核细胞及淋巴细胞浸润,上皮细胞损伤,管壁有坏死、出血,肺泡上皮细胞显著增生,细胞核内有包涵体。

三、临床表现

潜伏期为 3～8d,起病急骤,体温在 1～2d 内升高至 39～40℃,呈稽留不规则高热,轻症者 7～10d 退热,重者持续 2～3 周。咳嗽频繁,多为干咳,同时出现不同程度的呼吸困难及阵发性喘憋。疾病早期即可呈现面色灰白、精神萎靡、嗜睡,伴有食欲下降、恶心、呕吐、腹泻等症状,疾病到第 1～2 周可并发心力衰竭,重症者晚期可出现昏迷及惊厥。

肺部体征常在高热 4～7d 后才出现,病变部位出现湿啰音,有肺实变者出现呼吸音减低,叩诊呈浊音,明显实变期闻及管状呼吸音。肺部体征一般在病程第 3～4 周渐渐减少或消失,重症者至第 4～6 周才消失,少数病例可有胸膜炎表现,出现胸膜摩擦音。

部分患儿皮肤出现淡红色斑丘疹,肝、脾肿大,DIC 时表现皮肤、黏膜、消化道出血症状。

四、辅助检查

早期胸部 X 线摄片无变化,一般在 2～6d 出现,轻者为肺纹理增粗或斑片状炎症影,重症可见大片状融合影,累及节段或整个肺叶,以两下肺为多见,轻者 3～6 周,重者 4～12 周病变才逐渐消失。部分病儿可留有支气管扩张、肺不张、肺气肿、肺纤维化等后遗症。

周围血象在病变初期白细胞总数大多减少或正常,以淋巴细胞为主,后期有继发感染时白细胞及中性粒细胞可增多。

五、诊断

主要根据典型的临床表现、抗生素治疗无效、肺部 X 线摄片显示典型病变来诊断。病原学确诊要依据鼻咽洗液病毒检测、双份血清抗体测定,目前采用免疫荧光法及免疫酶技术作快速诊断有助于及时确诊。

六、治疗

对腺病毒肺炎尚无特效治疗方法,以综合治疗为主。对症治疗、支持疗法有镇静、退热、吸氧、雾化吸入,纠正心力衰竭,维持水、电解质平衡。若发生呼吸衰竭应及早进行气管插管,并使用人工呼吸机。有继发感染时应适当使用抗生素,早期患者可使用利巴韦林(三氮唑核苷)。

腺病毒肺炎病死率为 5%～15%,部分患者易遗留迁延性肺炎、肺不张、支气管扩张等后遗症。

第六节　金黄色葡萄球菌肺炎

金黄色葡萄球菌肺炎是儿科临床常见的细菌性肺炎之一,病情重,易发生并发症。由于耐药菌株的出现,治疗亦较为困难。全年均可发病,以冬春季为多。近年来发病率有下降。

一、病因与发病机制

病原菌为金黄色葡萄球菌,具有很强的毒力,能产生溶血毒素、血浆凝固酶、去氧核糖核酸分解酶、杀白细胞素。病原菌由人体体表或黏膜进入体内,由于上述毒素和酶的作用,使其不易被杀灭,并随血液循环播散至全身,肺脏极易被累及。尚可有其他迁徙病灶,亦可由呼吸道感染后直接累及肺脏导致肺部炎症。

二、病理

金黄色葡萄球菌肺炎好发于胸膜下组织,以广泛的出血坏死及多个脓肿形成为特点。细支气管及其周围肺泡发生的坏死使气道内气体进入坏死区周围肺间质和肺泡,由于脓性分泌物充塞细支气管,成为活瓣样堵塞,使张力渐增加而形成肺大泡(肺气囊肿)。邻近胸膜的脓肿破裂出现脓胸、气胸或脓气胸。

三、临床表现

本病多见于婴幼儿,病初有急性上呼吸道感染的症状,或有皮肤化脓性感染。数日后突然高热,呈弛张型,新生儿或体弱婴儿可低热或无热。病情发展迅速,有较明显的中毒症状,面色苍白,烦躁不安或嗜睡,呼吸急促,咳嗽频繁伴气喘,伴有消化道症状如食欲下降、腹泻、腹胀,重者可发生惊厥或休克。

患儿有发绀、心率增快。肺部体征出现较早,早期有呼吸音减低或散在湿啰音,并发脓胸、脓气胸时表现呼吸音减低,叩诊浊音,语颤减弱。伴有全身感染时因播散的部位不同而出现相应的体征。部分患者皮肤有红色斑丘疹或猩红热样皮疹。

四、辅助检查

实验室检查白细胞总数及中性粒细胞均增高,部分婴幼儿白细胞总数可偏低,但中性粒细胞百分比仍高。痰液、气管吸出物及脓液细菌培养获得阳性结果,有助于诊断。

X线摄片早期仅为肺纹理增多,一侧或两侧出现大小不等、斑片状密度增深影,边缘模糊。随着病情进展可迅速出现肺大泡、肺脓肿、胸腔积脓、气胸、脓气胸。重者可有纵隔积气、皮下积气、支气管胸膜瘘。病变持续时间较支气管肺炎为长。

五、诊断与鉴别诊断

根据病史起病急骤、有中毒症状及肺部X线检查显示,一般均可作出诊断,脓液培养阳性可确诊病原菌。临床上需与肺炎链球菌、溶血性链球菌及其他革兰阴性杆菌引起的肺部化脓

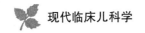

性病变相鉴别,主要依据病情和病程及病原菌培养阳性结果。

六、治疗

金黄色葡萄球菌肺炎一般的治疗原则与支气管肺炎相同,但由于病情均较重,耐药菌株增多,应选用适当的抗生素积极控制感染并辅以支持疗法。及早、足量使用敏感的抗生素,采用静脉滴注以维持适当的血药浓度,选用青霉素 P_{12} 或头孢菌素如头孢唑啉加用氨基糖苷类药物,用药后应观察 3～5d,无效再改用其他药物。对耐甲氧西林或耐其他药物的菌株(MRSA)宜选用万古霉素。经治疗症状改善者,需在热降、胸片显示病变吸收后再巩固治疗 1～2 周才能停药。

并发脓胸需进行胸腔闭式引流,并发气胸当积气量少者可严密观察,积气量多或发生高压气胸应即进行穿刺排出气体或闭式引流。肺大泡常随病情好转而吸收,一般不需外科治疗。

七、预后

由于近年来新的抗生素在临床应用,病死率已有所下降,但仍是儿科严重的疾病,体弱儿及新生儿预后较差。

第七节 衣原体肺炎

衣原体是一类专一细胞内寄生的微生物,能在细胞中繁殖,有独特的发育周期及独特的酶系统,是迄今为止最小的细菌,包括沙眼衣原体、鹦鹉热衣原体、肺炎衣原体和猪衣原体四个种。其中,肺炎衣原体和沙眼衣原体是主要的人类致病原。鹦鹉热衣原体偶可从动物传给人,而猪衣原体仅能使动物致病。衣原体肺炎主要是指由沙眼衣原体和肺炎衣原体引起的肺炎,目前也有鹦鹉热衣原体引起肺炎的报道,但较为少见。

衣原体都能通过细菌滤器,均含有 DNA、RNA 两种核酸,具有细胞壁,含有核糖体,有独特的酶系统,许多抗生素能抑制其繁殖。衣原体的细胞壁结构与其他的革兰阴性杆菌相同,有内膜和外膜,但都缺乏肽聚糖或胞壁酸。衣原体都有共同抗原成分脂多糖(LPS)和独特的发育周期,包括具有感染性、细胞外无代谢活性的原体(elementary body,EB)和无感染性、细胞内有代谢活性的网状体(reticular body,RB)。具有感染性的原体可通过静电吸引特异性的受体蛋白黏附于宿主易感细胞表面,被宿主细胞通过吞噬作用摄入胞质。宿主细胞膜通过空泡(vacuole)将 EB 包裹,接受环境信号转化为 RB。EB 经摄入 9～12h 后,即分化为 RB,后者进行二分裂,形成特征性的包涵体,约 36h 后,RB 又分化为 EB,整个生活周期为 48～72h。释放过程可通过细胞溶解或细胞排粒作用或挤出整个包涵体而离开完整的细胞。RB 在营养不足、抗生素抑制等不良条件下并不转化为 EB,从而不易感染细胞,这可能与衣原体感染不易清除有关。这一过程在不同衣原体种间存在着差异,是衣原体长期感染及亚临床感染的生物学基础。

衣原体在人类致病是与免疫相关的病理过程。人类感染衣原体后,诱发机体产生细胞和体液免疫应答,但这些免疫应答的保护作用不强,因此常造成持续感染、隐性感染及反复感染。衣原体在人类致病是与迟发型超敏反应相关的病理过程。有关衣原体感染所造成的免疫病理损伤,现认为至少存在两种情况:①衣原体繁殖的同时合并反复感染,对免疫应答持续刺激.最终表现为迟发型超敏反应(DTH)。②衣原体进入一种特殊的持续体(PB),PB 形态变大,其内病原体的应激反应基因表达增加,产生应激反应蛋白,而应激蛋白可参与迟发型超敏反应,且在这些病原体中可持续检测到多种基因组。当应激条件去除,PB 可转换为正常的生长周期,如 EB。现发现宿主细胞感染愈合后,可像正常未感染细胞一样,当给予适当的环境条件,EB 可再度生长。有关这一衣原体感染的隐匿过程,尚待阐明。

一、沙眼衣原体肺炎

沙眼衣原体(Chlamydia trachomatis,CT)用免疫荧光法可分为 12 个血清型,即 A～K 加 B_6 型,A、B、B_6、C 型称眼型,主要引起沙眼,D～K 型称眼-泌尿生殖型,可引起成人及新生儿包涵体结膜炎(副沙眼)、男性及女性生殖器官炎症、非细菌性膀胱炎、胃肠炎、心肌炎及新生儿肺炎、中耳炎、鼻咽炎和女婴阴道炎。

（一）发病机制

所有沙眼衣原体感染均可趋向于持续性、慢性和不显性的形式。CT 主要是人类沙眼和生殖系统感染的病原,偶可引起新生儿、小婴儿和成人免疫抑制者的肺部感染。分娩时胎儿通过 CT 感染的宫颈可出现新生儿包涵体性结膜炎和新生儿肺炎。CT 主要经直接接触感染,使易感的无纤毛立方柱或移行的上皮细胞(如结膜、后鼻咽部、尿道、子宫内膜和直肠黏膜)发生感染。常引起上皮细胞的淋巴细胞浸润性急性炎症反应。一次感染不能产生防止再感染的免疫力。

（二）临床表现

活动性 CT 感染妇女分娩的婴儿有 10%～20%出现肺炎。出生时 CT 可直接感染鼻咽部,以后下行至肺引起肺炎,也可由感染结膜的 CT 经鼻泪管下行到鼻咽部,再到下呼吸道。大多数 CT 感染表现为轻度上呼吸道症状,而症状类似流行性感冒,而肺炎症状相对较轻,某些患者表现为急性起病伴一过性的肺炎症状和体征,但大多数起病缓慢。上呼吸道症状可自行消退,咳嗽伴下呼吸道症状感染体征可在首发症状后数日或数周出现,使本病有一个双病程的表现。CT 肺炎有非常特征性的表现,常见于 6 个月以内的婴儿,往往发生在 1～3 月龄,通常在生后 2～4 周发病。但目前已经发现有生后 2 周即发病者。常起病隐匿,大多数无发热,起始症状通常是鼻炎,伴鼻腔黏液分泌物和鼻塞。随后发展为断续的咳嗽,也可表现为持续性咳嗽、呼吸急促,听诊可闻及湿啰音,喘息较少见。一些 CT 肺炎病例主要表现为呼吸增快和阵发性单声咳嗽。有时呼吸增快为唯一线索,约半数患儿可有急性包涵体结膜炎,可同时有中耳炎、心肌炎和胸腔积液。

与成熟儿比较,极低出生体重儿的 CT 肺炎更严重,甚至是致死性的,需要长期辅以机械通气,易产生慢性肺部疾病,从免疫力低下的 CT 下呼吸道感染患者体内,可在感染后相当一段时间仍能分离到 CT,现发现毛细支气管炎患者 CT 感染比例较多,CT 是启动抑或加重了毛细支气管炎症状尚待研究。已发现新生儿 CT 感染后,在学龄期发展为哮喘。对婴幼儿

CT 感染 7～8 年再进行肺功能测试,发现大多数表现为阻塞性肺功能异常。CT 与慢性肺部疾病间的关系有待阐明。

(三)实验室检查

CT 肺炎患儿外周血的白细胞总数正常或升高,嗜酸性粒细胞计数增多,超过 $400/\mu l$。

CT 感染的诊断是从结膜或鼻咽部等病损部位取材涂片或刮片(取材要带柱状上皮细胞,而不是分泌物)发现 CT 或通过血清学检查确诊。新生儿沙眼衣原体肺炎可同时取眼结膜刮屑物培养和(或)涂片直接荧光法检测沙眼衣原体。经吉姆萨染色能确定患者有否特殊的胞质内包涵体,其阳性率分别为:婴儿中可高达 90％,成人包涵体结膜炎为 50％,但在活动性沙眼患者中仅有 10％～30％。对轻症患者做细胞检查无帮助。

早在 20 世纪 60 年代已经开展了 CT 的组织细胞培养,采用组织培养进行病原分离是衣原体感染诊断的金标准。一般都是将传代细胞悬液接种在底部放有玻片的培养瓶中,待细胞长成单层后,将待分离的标本种入。经在 CO_2 温箱中孵育并进行适当干预后再用异硫氰酸荧光素标记的 CT 特异性单克隆抗体进行鉴定。常用来观察细胞内形成特异的包涵体及其数目、CT 感染细胞占细胞总数的百分率或折算成使 50％ 的组织细胞出现感染病变的 CT 量(TCID50)等指标。研究发现,因为取材木杆中的可溶性物质可能对细胞培养有毒性作用。用以取样的拭子应该是塑料或金属杆,如果在 24h 内不可能将标本接种在细胞上,应保存在 $4℃$ 或置 $-70℃$ 储存待用。用有抗生素的培养基作为衣原体转运培养基能最大限度地提高衣原体的阳性率和减少其他细菌过度生长。培养 CT 最常用的细胞为用亚胺环己酮处理的 McCoy 或 Hela 细胞。离心法能促进衣原体吸附到细胞上。培养 48～72h 用 CT 种特异性免疫荧光单克隆抗体和姬姆萨或碘染色可查到胞浆内包涵体。

血清抗体水平的测定是目前应用最广泛的诊断衣原体感染的依据。

1. 衣原体微量免疫荧光法(micro－immunofluoresxence,MIF) 衣原体最敏感的血清学检测方法,最常作为回顾性诊断。该试验先用鸡胚或组织细胞培养衣原体,并进一步纯化抗原,将浓缩的抗原悬液加在一块载玻片上,按特定模式用抗原进行微量滴样。将患者的血清进行系列倍比稀释后加在抗原上,然后用间接免疫荧光方法测定每一种衣原体的特异抗原抗体反应。通用的诊断标准是:①急性期和恢复期的两次血清抗体滴度相差 4 倍,或单次血清标本的 IgM 抗体滴度≥1∶16 和(或)单次血清标本的 IgG 抗体滴度>1∶512 为急性衣原体感染。②IgM 滴度>1∶16 且 1∶16<IgG<1∶512 为既往有衣原体感染。③单次或双次血清抗体滴度<1∶16 为从未感染过衣原体。

2. 补体结合试验 可检测患者血清中的衣原体补体结合抗体,恢复期血清抗体效价较急性期增高 4 倍以上有确诊意义。

3. 酶联免疫吸附法(ELISA) 可用于血清中 CT 抗体的检测,由于衣原体种间有交叉反应,不主张单独应用该方法检测血清标本。

微量免疫荧光法(micro－immunofluoresxence,MIF)检查衣原体类抗体是目前国际上标准的且最常用的衣原体血清学诊断方法,由于可检测出患儿血清中存在的高水平的非母体 IgM 抗体,尤其适用于新生儿和婴儿沙眼衣原体肺炎的诊断。由于不同的衣原体种间可能存在着血清学交叉反应,血清标本应同时检测三种衣原体的抗体并比较抗体滴度,以滴度最高的作为感染的衣原体种,但是不能广泛采用这种检查法。新生儿肺炎患者 IgM 增高,而结膜炎患儿则无 IgM 抗体增高。

分子生物学方法正成为诊断 CT 感染的主要技术手段之一,采用荧光定量聚合酶链反应技术(real time PCR)和巢式聚合酶链反应技术(nested PCR)是诊断 CT 感染的新途径,可早期快速、特异地检测出标本中的 CT 核酸。

(四)影像学表现

胸片和肺 CT 表现为肺气肿伴间质或肺泡浸润影,多为间质浸润和肺过度充气,也可见支气管肺炎或网状、结节样阴影,偶见肺不张。

(五)诊断

根据患儿的年龄、相对特异的临床症状以及 X 线非特异性征象,并有赖于从结膜或鼻咽部等分离到 CT 或通过血清学检查等实验室手段确定诊断。

临床病例:女,1 个月 20 天,生后 2 周出现眼结膜炎,28 天起咳嗽、呛奶,无发热,应用多种抗生素无效,查体一般情况好,双肺可闻及中小水泡音,血常规 WBC18.0×10⁹/L,L78%,N22%,血清沙眼衣原体 IgM 阳性,IgG 阴性,予红霉素治疗一周,血象正常。胸部影像学变化见图5-1。

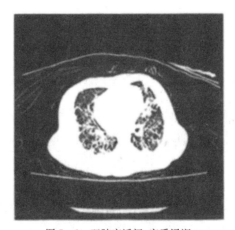

图5-1　双肺广泛间、实质浸润

(六)鉴别诊断

RSV 肺炎:多见于婴幼儿,大多数病例伴有中高热,持续 4～10d,初期咳嗽、鼻塞,常出现气促、呼吸困难和喘憋,肺部听诊多有细小或粗、中啰音。少数重症病例可并发心力衰竭。胸片多数有小点片状阴影,可有不同程度的肺气肿。

粟粒性肺结核:多见于婴幼儿初染后 6 个月内,特别是 3 个月内,起病可急可缓,缓者只有低热和结核中毒症状,多数急性起病,症状以高热和严重中毒症状为主,常无明显的呼吸道症状,肺部缺乏阳性体征,但 X 线检查变化明显,可见在浓密的网状阴影上密度均匀一致的粟粒结节,婴幼儿病灶周围反应显著及易于融合,点状阴影边缘模糊,大小不一而呈雪花状,病

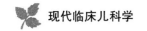

变急剧进展可形成空洞。

白色念珠菌肺炎：多发生在早产儿、新生儿、营养不良儿童、先天性免疫功能缺陷，及长期应用抗生素、激素以及静脉高营养患者，常表现为低热、咳嗽、气促、发绀、精神萎靡或烦躁不安，胸部体征包括叩诊浊音和听诊呼吸音增强，可有管音和中小水泡音。X线检查有点状阴影、大片实变，少数有胸腔积液和心包积液，同时有口腔鹅口疮，皮肤或消化道等部位的真菌病。可同时与大肠埃希菌、葡萄球菌等共同致病。

（七）治疗

治疗药物主要为红霉素，新生儿和婴儿的用量为红霉素每日 40mg/kg，疗程 2～3 周，或琥乙红霉素每日 40～50mg/kg，分 4 次口服，连续 14d；如果对红霉素不能耐受，度过新生儿期的小婴儿应立即口服磺胺类药物，可用磺胺异噁唑每日 100mg/kg，疗程 2～3 周；有报道应用阿莫西林、多西环素治疗，疗程 1～2 周；或有报道用氧氟沙星，疗程 1 周。但国内目前不主张此类药物用于小儿。

现发现，红霉素疗程太短或剂量太小，常使全身不适、咳嗽等症状持续数日。单用红霉素治疗的失败率是 10%～20%，一些婴儿需要第 2 个疗程的治疗。有研究发现阿奇霉素短疗程 20mg/(kg·d)，每日顿服连续 3d 与红霉素连续应用 14d 的疗效是相同的。

此外，要强调呼吸道管理和对症支持治疗也很重要。

由于局部治疗不能消灭鼻咽部的衣原体，不主张对包涵体结膜炎进行局部治疗，这种婴儿仍有发生肺炎或反复发生结膜炎的危险。对 CT 引起的小婴儿结膜炎或肺炎均可用红霉素治疗 10～14d，红霉素用量为每日 50mg/kg，分 4 次口服。

对确诊为衣原体感染患儿的母亲（及其性伴）也应进行确定诊断和治疗。

（八）并发症和后遗症

衣原体能在宿主细胞内长期处于静止状态。因此多数患者无症状，如果未治疗或治疗不恰当，衣原体结膜炎能持续数月，且发生轻的瘢痕形成，但能完全吸收。慢性结膜炎可以单独发生，也可作为赖特尔（Reiter）综合征的一部分，赖特尔（Reiter）综合征包括尿道炎、结膜炎、黏膜病和反应性关节炎。

（九）预防

为了防止孕妇产后并发症和胎儿感染应在妊娠后 3 个月做衣原体感染筛查，以便在分娩前完成治疗。对孕妇 CT 生殖道感染应进行治疗。产前进行治疗是预防新生儿感染的最佳方法。红霉素对胎儿无毒性，可用于治疗。新生儿出生后，立即涂红霉素眼膏，可有效预防结膜炎。

美国 CDC 推荐对于 CT 感染孕妇可口服阿奇霉素 1 次 1g 或阿莫西林 500mg，po，tid，连续 7d 作为一线用药，也可红霉素 250mg，qd，连续 14d，或乙酰红霉素 800mg，qd，连续 14d 是一种可行的治疗手段。

二、肺炎衣原体肺炎

肺炎衣原体（Chlamydia pneumoniae，CP）仅有一个血清型，称 TWAR 型，是 1986 年从患急性呼吸道疾病的大学生呼吸道中分离到的。目前认为 CP 是一个主要的呼吸道病原，CP 感染与哮喘及冠心病的发生存在着一定的关系。CP 在体内的代谢与 CT 相同,在微生物学特征上与 CT 不同的是,其原体为梨形,原体内没有糖原,主要外膜蛋白上没有种特异抗原。

CP 可感染各年龄组人群,不同地区 CP 感染 CAP 的比例是不同的,在 2%～19% 波动,与不同人群和选用的检测方法不同有关。大多数研究选用的是血清学方法,儿童下呼吸道感染率的报道波动在 0～18%。一个对 3～12 岁人群采用培养方法的 CAP 多中心研究发现 CP 感染率为 14%,而(MP)感染率是 22%,其中小于 6 岁组 CP 感染率是 15%,大于 6 岁组 CP 感染率是 18%,有 20% 的儿童同时存在 CP 和 MP 感染。有报道 CP 感染镰状细胞贫血患者 10%～20% 出现急性胸部综合征,10% 支气管炎症和 5%～10% 儿童出现咽炎。

(一)发病机制

CP 广泛存在于自然界,但迄今感染仅见于人类。这种微生物能在外界环境生存 20～30h,动物实验证明:要直接植入才能传播,空气飞沫传播不是 CP 有效的传播方式。临床研究报道发现,呼吸道分泌物传播是其主要的感染途径,无症状携带者和长期排菌状态可能促进这种传播。其潜伏期较长,传播比较缓慢,平均潜伏期为 30d,最长可达 3 个月。感染没有明显的季节性,儿童时期其感染的性别差异不明显。现已发现,在军队、养老院等同一居住环境中出现人之间的 CP 传播和 CP 感染暴发流行。在某些家庭内 CP 的暴发流行中,婴幼儿往往首先发病,并占发患者数中的多数,甚至有时感染仅在幼儿间传播。初次感染多见于 5～12 岁小儿,但从抗体检查证明整个青少年期和成人期可以有新的或反复感染,老年期达到顶峰,其中 70%～80% 血清为阳性反应。血清学流行病学调查显示学龄儿童抗体阳性率开始增加,青少年达 30%～45%,提示存在无症状感染。大约在 15 岁前感染率无性别差异。15 岁以后男性多于女性。流行周期为 6 个月到 2～3 年,有少数地方性流行报道。大概成年期感染多数是再感染,同时可能有多种感染。也有研究发现:多数家庭或集体成员中仅有一人出现 CP 感染,这说明不易发生传播。

在 CP 感染的症状期及无症状期均可由呼吸道检出 CP。已经证明在症状性感染后培养阳性的时间可长达 1 年,无症状性感染时常见抗体反应阳性。尚不清楚症状的存在是否会影响病原的传播。

与 CT 仅侵犯黏膜上皮细胞不同,CP 可感染包括巨噬细胞、外周血细胞、动脉血管壁内皮细胞及平滑肌在内的几种不同的细胞。CP 可在外周血细胞中存活并可通过血液循环及淋巴循环到达全身各部位。CP 感染后,细胞中有关炎细胞因子 IL-1、IL-8、IFN-a 等以及黏附因子 ICAM-1 表达增多,并可诱导白细胞向炎症部位趋化,既可有利于炎症反应的局部清除,同时也会造成组织的损伤。

(二)临床表现

青少年和年轻成人 CP 感染可以为流行性,也可为散发性,CP 以肺炎最常见。青少年中约 10% 的肺炎、5% 的支气管炎、5% 的鼻窦炎和 1% 的喉炎和 CP 感染有关。Saikku 等在菲律宾 318 名 5 岁以下的急性下呼吸道感染患者中,发现 6.4% 为急性 CP 感染,3.2% 为既往感染。Hammerschlag 等对下呼吸道感染的患者,经培养确定 5 岁以下小儿 CP 感染率为 24%,5～18 岁为 41%,最小的培养阳性者仅为 14 个月大。CP 感染起病较缓慢,早期多为上呼吸道感染症状,类似流行性感冒,常合并咽喉炎、声音嘶哑和鼻窦炎,无特异性临床表现。1～2

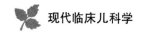

周后上感症状逐渐减轻而咳嗽逐渐加重,并出现下呼吸道感染征象,肺炎患者症状轻到中等,包括发热、不适、头痛、咳嗽,常有咽炎,多数表现为咽痛、发热、咳嗽,以干咳为主,可出现胸痛、头痛、不适和疲劳。听诊可闻及湿啰音并常有喘鸣音。CP 肺炎临床表现相差悬殊,可从无症状到致死性肺炎。儿童和青少年感染大部分为轻型病例,多表现为上呼吸道感染和支气管炎,肺炎患者较少。而成人则肺炎较多,尤其是在已有慢性疾病或 CP(TWAR)重复感染的老年患者。CP 在免疫力低下的人群可引起重症感染,甚至呼吸衰竭。

CP 感染的潜伏期为 15～23d,再感染的患者呼吸道症状往往较轻,且较少发展为肺炎。

与支原体感染一样,CP 感染也可引起肺外的表现,如结节性红斑、甲状腺炎、脑炎和 Gullain－Barre 综合征等。

CP 可激发哮喘患者喘息发作,囊性纤维化患者病情加重,有报道从急性中耳炎患者的渗液中分离出 CP,CP 往往与细菌同时致病。有 2％～5％的儿童和成人可表现为无症状呼吸道感染,持续 1 年或 1 年以上。

(三)实验室检查

诊断 CP 感染的特异性诊断依据组织培养的病原分离和血清学检查。CP 在经亚胺环己酮处理的 HEP－2 和 HL 细胞培养基上生长最佳。标本的最佳取材部位为鼻咽后部,如检查 CT 那样用金属丝从胸水中也分离到该病原。有报道经胰酶和(或)乙二胺四乙酸钠(EDTA)处理后的标本 CP 培养的阳性率高。已有从胸水中分离到 CP 的报道。

用荧光抗体染色可能直接查出临床标本中的衣原体,但不是非常敏感和特异。用 EIA 法可检测一些临床标本中的衣原体抗原,因 EIAs 采用的是多克隆抗体或属特异单克隆抗体,可同时检测 CP 和 CT。而微量免疫荧光法(MIF),可使用 CP 单一抗原,而不出现同时检测其他衣原体种。急性 CP 感染的血清学诊断标准为:

患者 MIF 法双份血清 IgG 滴度 4 倍或 4 倍以上升高或单份血清 IgG 滴度≥1∶512;和(或)IgM 滴度≥1∶16 或以上,在排除类风湿因子所致的假阳性后可诊断为近期感染;如果 IgG≥1∶16 但≤1∶512 提示曾经感染。这一标准主要根据成人资料而定。肺炎和哮喘患者的 CP 感染研究显示有 50％测不到 MIF 抗体。不主张单独应用 IgG 进行诊断。IgG 滴度 1∶16 或以上仅提示既往感染。IgA 或其他抗体水平需双份血清进行回顾分析才能进行诊断,不能提示既往持续感染。

MIF 和补体结合试验方法敏感性在各种方法不一致,CDC 建议应严格掌握诊断标准。

由于与培养的结果不一致,不主张血清酶联免疫方法进行 CP 感染诊断,有关 CP 儿童肺炎和哮喘儿童 CP 感染的研究发现,有 50％儿童培养证实为 CP 感染,而并无血清学抗体发现。而且,单纯应用血清学方法不能进行临床微生物评价。

采用各种聚合酶链反应技术(PCR)如荧光定量 PCR 和 Nested PCR 等可早期快速并特异地进行 CP 感染的诊断,已有不少关于其应用并与培养和血清学方法进行对比的研究,有研究报道以 16SrRNA 特异靶序列为目的基因的荧光定量 PCR 方法诊断 CP 感染具有较好的特异性,操作较为简单,且能将标本中的病原体核酸量化,但目前尚无此 PCR 商品药盒。

(四)影像学表现

开始主要表现为单侧肺泡浸润,位于肺段和亚段,可见于两肺的任何部位,下叶及肺的周边部多见。以后可进展为双侧间质和肺泡浸润。胸部 X 线表现多较临床症状重。胸片示肺叶浸润影,并可有胸腔积液。

（五）诊断及鉴别诊断

临床表现上不能与 MP 等引起的非典型肺炎区分开来,听诊可发现啰音和喘鸣音,胸部影像常较患儿的临床表现重,可表现为轻度、广泛的或小叶浸润,可出现胸腔积液,可出现白细胞稍高和核左移,也可无明显的变化。培养是诊断 CP 感染的特异方法,最佳的取材部位是咽后壁标本,也可从痰、咽拭子、支气管灌洗液、胸水等标本中取材进行培养。

CP 感染的表现与 MP 不好区分,CP 肺炎患者常表现为轻到中度的全身症状,如发热、乏力、头痛、咳嗽、持续咽炎,也可出现胸腔积液和肺气肿,重症患者常出现肺气肿。

MP 肺炎:多见于学龄儿童及青少年,婴幼儿也不少见,潜伏期 2～3 周,症状轻重不等,主要特点是持续剧烈咳嗽,婴幼儿可出现喘息,全身中毒症状相对较轻,可伴发多系统、多器官损害,X 线所见远较体征显著,外周血白细胞数大多数正常或增高,血沉增快,血清特异性抗体测定有诊断价值。

（六）治疗

与肺炎支原体肺炎相似,但不同之处在于治疗的时间要长,以防止复发和清除存在于呼吸道的病原体。体外药物敏感试验显示四环素、红霉素及一些新的大环内酯类(阿奇霉素和克拉红霉素)和喹诺酮类(氟氧沙星)抗生素有活性,对磺胺类耐药。首选治疗为红霉素,新生儿和婴儿的用量为红霉素每日 40mg/kg,疗程 2～3 周,一般用药 24～48h 体温下降,症状开始缓解。有报道单纯应用一个疗程,部分病例仍可复发,如果无禁忌,可进行第二疗程治疗。也可采用克拉霉素和阿奇霉素治疗,其中阿奇霉素的疗效要优于克拉霉素,用法为克拉霉素疗程 21d,阿奇霉素疗程 5d,也可应用利福平、罗红霉素、多西环素进行治疗。

有研究发现,选用红霉素治疗 2 周,甚至四环素或多西环素治疗 30d 者仍有复发病例。可能需要 2 周以上长期的治疗,初步资料显示 CP 肺炎患儿服用红霉素悬液 40～50mg/(kg·24h),连续 10～14d,可清除鼻咽部病原的有效率达 80% 以上。克拉霉素每日 10mg/kg,分 2次口服,连续 10d;或阿奇霉素每日 10mg/kg,口服 1 日,第 2～5 日阿奇霉素每日 5mg/kg,对肺炎患者的鼻咽部病原的清除率达 80% 以上。

（七）预后

CP 感染的复发较为常见,尤其抗生素治疗不充分时,但较少累及呼吸系统以外的器官。有再次治疗出现持续咳嗽的患者。

（八）预防

CP 肺炎按一般呼吸道感染预防即可。

三、鹦鹉热衣原体肺炎

鹦鹉热衣原体(Chlamydia psittaci,CPs),CPs 和 CT 沙眼衣原体仅有 10% 的 DNA 同源。可通过 CPs 包涵体不含糖原、包涵体形态和对磺胺类药物的敏感性与 CT 沙眼衣原体相鉴别。CPs 有多个不同的种,可感染大多数的鸟类和包括人在内的哺乳动物,目前认为 CPs 菌株至少有 5 个生物变种,单克隆抗体测定显示鸟生物变种至少有 4 个血清型,其中鹦鹉和火

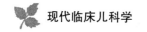

鸡血清型是美国鸟类感染的最重要血清型。

（一）发病机制

虽然原先命名为鹦鹉热（psittacosis），实际上所有的鸟类，包括家鸟和野鸟均是CPs的天然宿主。对人类威胁最大的是家禽加工厂（特别是火鸡加工厂）、饲养鸽子和笼中宠鸟。近几年在美国通过对家禽喂含四环素的饲料和对进口鸟在检疫期用四环素治疗，这种感染率已经降低。这种病原体可存在于鸟排泄物、血、腹腔脏器和羽毛内。引起人类感染的主要机制大概是由于吸入干的排泄物，吸入粪便气溶胶、粪尘和含病原的动物分泌物是感染的主要途径。作为感染源的鸟类可无症状或表现拒食、羽毛竖立、无精打采和排绿水样便。受染的鸟类可以是无症状或仅有轻微症状，但在感染后仍能排菌数月。易患鹦鹉热的高危人群包括养鸟者、鸟的爱好者、宠物店的工作人员。人类感染常见于长期或密切接触者，但据报道约20%的鹦鹉热患者无鸟类接触史。但是在家禽饲养场发生鹦鹉热流行时，也有仅接触死家禽、切除死禽内脏者发病。已有报道人类发生反复感染者可持续携带病原体达10年之久。

鹦鹉热几乎只是成人的疾病，可能因为小儿接触鸟类或加工厂或在家庭内接触的可能性较少。

病原体吸入呼吸道，经血液循环侵入肝、脾等单核－吞噬细胞系统，在单核吞噬细胞内繁殖后，再血行播散至肺和其他器官。肺内病变常开始于肺门区域，血管周围有炎症反应，并向周围扩散小叶性和间质性肺炎，以肺叶或肺段的下垂部位最为明显，细支气管及支气管上皮引起脱屑和坏死。早期肺泡内充满中性粒细胞及水肿渗出液，不久即被多核细胞所代替，病变部位可产生实变及少量出血，肺实变有淋巴细胞浸润，可出现肺门淋巴结肿大。有时产生胸膜炎症反应。肝脏可出现局部坏死，脾常肿大，心、肾、神经系统以及消化道均可受累产生病变。

有猜测存在人与人之间的传播，但尚未证实。

（二）临床表现

鹦鹉热既可以是呼吸道感染，也可以是以呼吸系统为主的全身性感染。儿童鹦鹉热的临床表现可从无症状感染到出现肺炎、多脏器感染不等。潜伏期平均为15d，一般为5～21d，也可长达4周。起病多隐匿，病情轻时如流感样，也可突然发病，出现发热、寒战、头痛、出汗和其他许多常见的全身和呼吸道症状，如不适无力、关节痛、肌痛、咯血和咽炎。发热第一周可达40℃以上，伴寒战和相对缓脉，常有乏力、肌肉关节痛、畏光、鼻出血，可出现类似伤寒的玫瑰疹，常于病程1周左右出现咳嗽，咳嗽多为干咳，咳少量黏痰或痰中带血等。肺部很少有阳性体征，偶可闻及细湿啰音和胸膜摩擦音，双肺广泛受累者可有呼吸困难和发绀。躯干部皮肤可见一过性玫瑰疹。严重肺炎可发展为谵妄、低氧血症甚至死亡。头痛剧烈，可伴有呕吐，常被疑诊为脑膜炎。

（三）实验室检查

白细胞常不升高，可出现轻度白细胞升高，同时可有门冬氨酸氨基转移酶（谷丙转氨酶）、碱性磷酸酶和胆红素增高。

有报道25%鹦鹉热患者存在脑膜炎，其中半数脑脊液蛋白增高（400～1 135mg/L），未见脑脊液中白细胞增加。

（四）影像学表现

CPs肺炎胸片常有异常发现,肺部主要表现为不同程度的肺部浸润,如弥漫性支气管肺炎或间质性肺炎,可见由肺门向外周放射的网状或斑片状浸润影,多累及下叶,但无特异性。单侧病变多见,也可双侧受累,肺内病变吸收缓慢,偶见大叶实变或粟粒样结节影及胸膜渗出。可出现胸腔积液。肺内病变吸收缓慢,有报道治疗7周后有50%的患者病灶不能完全吸收。

（五）诊断

由于临床表现各异,鹦鹉热的诊断困难。与鸟类的接触史非常重要,但20%的鹦鹉热患者接触史不详。尚无人与人之间传播的证据。出现高热、严重头痛和肌痛症状的肺炎患者,结合患者有鸟接触史等阳性流行病学资料和血清学检查确定诊断。

从胸水和痰中可培养出病原体,CPs与CP、CT的培养条件是相同的,由于其潜在的危险,鹦鹉热衣原体除研究性实验室外一般不能培养。

实验室检查诊断多数是靠特异性补体结合性抗体检测。特异性补体结合试验或微量免疫荧光试验阳性,恢复期（发病第2~3周）血清抗体效价比急性期增高4倍或单次效价为1：32或以上即可确定诊断。诊断的主要方法是血清补体结合试验,是种特异性的。

补体结合（complement fixation,CF）抗体试验不能区别是CP还是CPs,如小儿抗体效价增高,更多可能是CP感染的血清学反应。

CDC认为鹦鹉热确诊病例需要符合临床疾病过程、鸟类接触病史,采用以下三种方法之一进行确定：呼吸道分泌物病原学培养阳性；相隔2周血CF抗体4倍上升或MIF抗体4倍以上升高；MIF单份血清IgM抗体滴度大于或等于16。

可疑病例必须在流行病学上与确诊病例密切相关,或症状出现后单份CF或MIF抗体在1：32以上。

由于MIF也用于诊断CP感染,用MIF检测可能存在与其他衣原体种或细菌感染间的交叉反应,早期针对鹦鹉热采用四环素进行治疗,可减少抗体反应。

（六）鉴别诊断

1.MP肺炎 多见于学龄儿童及青少年,婴幼儿也不少见,潜伏期2~3周,症状轻重不等,主要特点是持续剧烈咳嗽,婴幼儿可出现喘息,全身中毒症状相对较轻,可伴发多系统、多器官损害,X线所见远较体征显著,外周血白细胞数大多数正常或增高,血沉增快,血清特异性抗体测定有诊断价值。

2.结核病 小儿多有结核病接触史,起病隐匿或呈现慢性病程,有结核中毒症状,肺部体征相对较少,X线所见远较体征显著,不同类型结核有不同特征性影像学特点,结核菌素试验阳性、结核菌检查阳性,可较早出现全身结核播散病灶等明确诊断。

3.真菌感染 不同的真菌感染的临床表现多样,根据患者有无免疫缺陷等基础疾患、长期应用抗生素、激素等病史、肺部影像学特征、病原学组织培养、病理等检查,经试验和诊断性治疗明确诊断。

（七）治疗

CPs对四环素、氯霉素和红霉素敏感,但不主张四环素在8岁以下小儿应用。新生儿和婴儿的用量为红霉素每日 40mg/kg,疗程 2～3 周。也有采用新型大环内酯类抗生素,应注意鹦鹉热的治疗显效较慢,发热等临床症状一般要在 48～72h 方可控制,有报道红霉素和四环素这两种抗生素对青少年的用量为每日 2g,用 7～10d 或热退后继续服用 10d。复发者可进行第二个疗程,发生呼吸衰竭者,需氧疗和进一步机械呼吸治疗。

多西环素 100mg,bid,或四环素 500mg,qd,在体温正常后再继续服用 10～14d,对危重患者可用多西环素 4.4mg/(kg·d)每 12h 口服 1 次,每日最大量是 100mg。对 9 岁以下不能用四环素的小儿,可选用红霉素 500mg,po,qd。由于初次感染往往并不能产生长久的免疫力,有治疗 2 个月后病情仍复发的报道。

(八)预后

鹦鹉热患者应予隔离,痰液应进行消毒;应避免接触感染的鹦鹉等鸟类或禽类可预防感染;加强国际进口检疫和玩赏鸟类的管理。未经治疗的死亡率是 15%～20%,若经适当治疗的死亡率可降至 1% 以下,严重感染病例可出现呼吸衰竭,有报道孕妇感染后可出现胎死宫内。

(九)预防

病原体对大多数消毒剂、热等敏感,对酸和碱抵抗。严格鸟类管理,应用鸟笼,并避免与病鸟接触;对可疑鸟类分泌物应进行消毒处理,并对可疑鸟隔离观察 30～45d;对眼部分泌物多、排绿色水样便或体重减轻的鸟类应隔离;避免与其他鸟类接触,不能买卖。接触的人应严格防护,穿隔离衣,并戴 N95 型口罩。

参考文献

[1]龚四堂.小儿内科疾病诊疗流程[M].北京:人民军医出版社,2013.

[2]陈国兵,吴谨准,杨运刚,等.儿童急性呼吸窘迫综合征21例临床分析[J]中国实用儿科杂志,2015(03):230—232.

[3]黄星原,夏光.儿科疾病并发症鉴别诊断与治疗[M].北京:科技文献出版社,2009.

[4]余时娟,李禄全.新生儿真菌性败血症23例临床分析[J].临床儿科杂志,2014(09):816—820.

[5]朱兴旺.极低胎龄早产儿低血压研究进展[J].临床儿科杂志,2015(01):83—86.

[6]徐发林.新生儿重症医学[M].郑州:郑州大学出版社,2014.

[7]闫红,胡宛如,张乾忠,等.培门冬酶治疗儿童急性淋巴细胞白血病的临床观察[J]中国实用儿科杂志,2015(05):387—390.

[8]罗小平,刘铜林.儿科疾病诊疗指南[M].北京:科学出版社,2014.

[9]陈蒙,杨军,赵德育.两岁以下儿童肺炎支原体肺炎临床特点分析[J].临床儿科杂志,2014(12):1135—1137.

[10]孙献梅.实用新生儿危重症监护学[M].济南:山东科学技术出版社,2011.

[11]文建国,贾亮花.重视小儿排尿功能障碍的诊治[J].中国实用儿科杂志,2015(04):241—244.

[12]胡亚美.儿科药物治疗学[M].北京:中国医药科技出版社,2011.

[13]陈植,刘小荣,沈颖,等.血浆置换治疗儿科危重症87例分析[J].中国实用儿科杂志,2015(04):300—302.

[14]马燕兰,曾伟.儿科疾病护理指南[M].北京:人民军医出版社,2014.

[15]党西强.儿童难治性尿路感染诊断与治疗策略[J]、中国实用儿科杂志,2015(04):269—273.

[16]韩小梅,崔喜英,杨英伟.儿科疾病病例解析[M].上海:第二军医大学出版社,2010.

[17]代苗英,李少兵,胡金绘,等.两岁以下儿童肺炎支原体肺炎临床特点分析[J].临床儿科杂志,2014(07):644—648.

[18]薛征.儿科疾病[M].北京:科学出版社,2011.

[19]额尔敦高娃,王朝卿,杨顺海.新生儿疾病治疗技术[M].西安:第四军医大学出版社,2012.

[20]庞程程,张智伟,钱明阳,等.儿童常见先天性心脏病介入治疗的并发症分析[J].临床儿科杂志,2014(10):956—960.

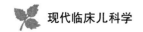
[21]朱宗涵,申昆玲.小儿内科学[M].北京:人民卫生出版社,2009.

[22]邵肖梅,叶鸿瑁,邱小汕.实用新生儿学[M].北京:人民卫生出版社,2010.

[23]王亮,刘平元,崔洁,等.儿童气道异物取出术围术期发生呼吸系统严重并发症的危险因素分析[J].临床儿科杂志,2015(01):48—51.

[24]胡月圆,高喜容,占彩霞,等.新生儿不同病原菌化脓性脑膜炎临床分析[J].临床儿科杂志,2015(01):13—16.

[25]孙锟,沈颖小儿内科学[M].北京:人民卫生出版社,2009.